KB264675

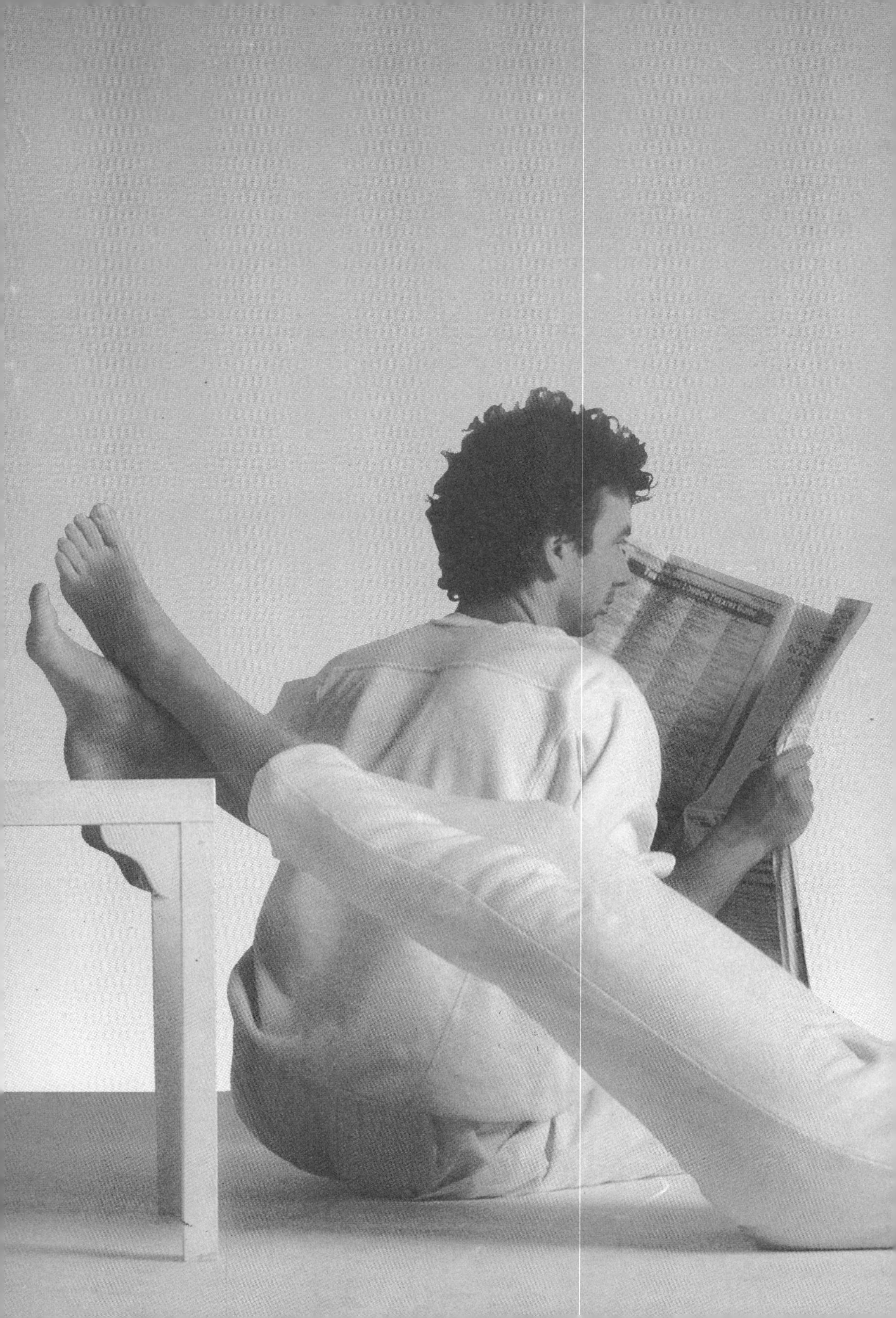

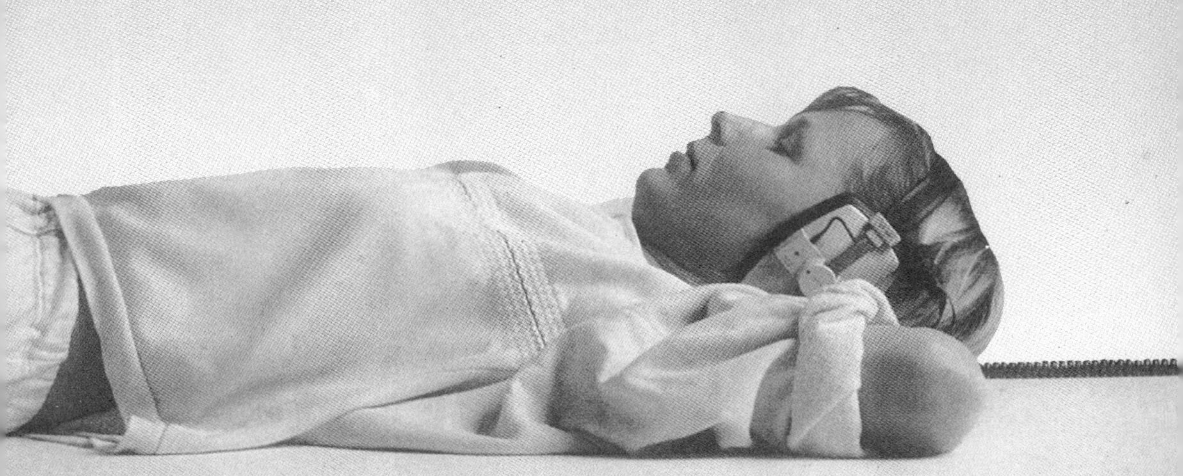

긴장풀기 그리고 긍정적으로 살아가기 —————

스트레스 풀기

알릭스 키르스타 / 박지명 옮김

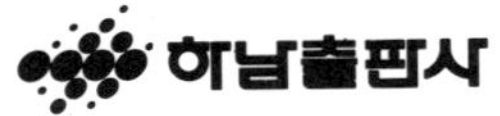

하남출판사

추천사

현대 산업사회의 우리들이 생활의 다양성과 복잡성, 긴박성에 비례해서
피할 수 없이 직면하는 것이 스트레스이다. 이 스트레스는 사람의 마음과
몸에 압박과 자극을 주어서 이것을 극복하지 못하는 사람들은 두통,
신경통, 불면증, 호흡곤란, 소화불량, 식욕부진, 심계항진, 손발저림,
정력감퇴 등 육체적 증상 뿐만 아니라 의욕상실, 불안감, 우울증,
초조감, 신경질 등 정신적 증상까지 겹쳐서 일상생활에 지장을 초래하고
심한 경우는 병원을 찾게 되기도 한다.

어떻게 보면 정도의 차이가 있을지언정 현대인들 모두 이러한 한두
가지 증상을 가지고 있다. 그것은 정신적으로 받는 압박이나 자극이
정신의 변조를 일으키고 그 결과 육체적 변조를 유발하는 형식으로
진행된다. 에너지 차원에서 보면 정신이나 육체 모두가 에너지이기
때문에 지극히 당연한 귀결이라 하겠다. 개인적으로 정신적 수양이나
단련을 쌓은 사람은 이러한 스트레스를 무난히 극복할수 있으나 그렇지
못한 사람들은 병원을 찾는 것이다. 대개는 내과를 찾는데 내과에서는
원인을 알아내기 위하여 갖가지 검사를 하지만 대개는 아무 이상이
없으므로 신경증으로 보고 정신과로 이관한다. 정신과에서는 대개
진정제를 쓰고, 그러면 무력감을 고치려 병원에 왔다가 더욱 무력해진다.
이들의 근본 원인은 머리가 약한 탓이어서 신경과에서는 머리보약을
쓰지만 이와 더불어 심리치료도 필요하다. 즉 환자의 스트레스에 대한
마음가짐, 생활태도와 음식물에 대한 주의 등 상세한 지도가 있어야
한다. 그런데 병원에 입원하기 전에는 이러한 치료가 불가능하다.

이러한 면에서 박지명씨가 번역한 키르스타 씨의 저서는 스트레스에
대한 모든 면과 대응하는 방법에 대해서 모든 사람이 필독해야 할 양서로
적극 추천하는 바이다. 독자들이 이 책을 읽고 스트레스를 해소하고
최선을 다해서 사회에 기여하기를 기원한다.

전 영남대학교 의학대학 신경과 교수
대한 초능력학회 회장
박충서

옮긴이의 글

　우리는 스트레스(stress) 란 말을 많이 사용하고 들어왔다. 그 용어는
캐나다의 의학자인 한스 셀리에 박사가 몇 십년 전 처음 스트레스 학설을
주창한 이래 현대문명을 측정하는 바로미터적 역할과 함께 시대의 커다란
부산물로 등장하게 되었다. 현대문명은 이 스트레스란 말과 함께 절실하게
와 닿을 것이다. 현대문명의 복잡성과 다양성 속에서 생긴 스트레스로부터
벗어나는 일은 선진국가에서와 마찬가지로 우리나라에서도 중요한 문제로
대두되고 있다. 때문에 이 책은 문명의 발전과 함께 계속 요구될 것이다.
　이 책은 스트레스의 원인과 결과를 논리적·세부적으로 분석하고
도식화하여, 심리·생리·사회학적 측면에서 일목요연하게 종합적으로
설명하였으며, 그림과 사진을 넣어서 이해를 도왔다. 또한 섬세하게
일상적인 문제에 대한 방안을 구체적으로 제시하였다. 마음의 안정과 휴식,
육체적 이완, 사회적 처신 등 여러 문제를 포괄적으로 다루어 자기 스스로
자신을 상담하고 진단할 수 있게 하였다. 또한 여러 가지 실천방법들을
동원하여 실제적인 길을 제시하였다. 예를 들면 마사지, 지압, 이완법,
요가, 명상 등 에너지와 기(氣) 를 다루는 방법과 그외 몸과 마음의 통일을
이루는 여러 방법들이 제시되었다. 이것은 요즈음 우리나라에서도
일반인들이 육체건강과 정신건강이 조화롭게 어우러져야 한다고 하여 많이
찾는 관심 분야들이다.
　이 책의 저자 알릭스 키르스타는 영국의 유명한 대중작가이며 자신의
경험과 과학적인 방법으로 스트레스를 거시적으로 다루고 있다. 그녀는
또한 스트레스를 극복하는 고대의 자연적인 방법들을 현대적인 방법과
조화시켜 스트레스로부터 자유로운 길을 제시하였다.
　이제 우리나라에서도 고유의 실천방법들을 부활시키고 현대적인
심리적·생리적 요법들과 접목시켜 보다 체계적이고 과학적인 접근방법으로
스트레스를 극복해야 한다. 또한 잠재적인 창조력을 발전시켜 세계적인
흐름에 부응해야 한다. 우리 옛 문화양식의 풍요로움을 보건대 그 이상의
새로운 문명을 꽃피울 수 있을 것이다.
　끝으로 이 책을 내주신 하남출판사 사장님과 귀중한 추천사를
써주신 전 영남대학교 신경과 박충서교수님, 번역에 많은 도움을 준
김나영씨에게 감사드리며, 지금도 현대병인 스트레스에 직면하고 있는 모든
분들께 이책을 바친다.

심백(心伯) 박 지 명

서 문

"한 인간의 궁극적인 가치는 편안하고 안정된 순간이 아니라, 그가 어떤
도전을 받았을 때나 논쟁에 휩싸였을 때 측정할 수 있는
것이다." …………………………………………………… 마틴 루터 킹

　편안하고 안정되어 있을 때는 스트레스가 문제되지 않는다. 스트레스가
문제되는 것은 어떤 도전이나 논쟁에 직면했을 때이며 이때
육체적·감정적·정신적으로 어떻게 반응하느냐에 따라 승패가 좌우된다.
스트레스는 일상생활의 한 부분이며, 인간이 스트레스에 대해 어떻게
반응하는가의 문제가 인류역사에 있어 항상 중요한 역할을 해왔다.

　우리가 위험에 직면했을 때, 신체가 즉각적으로 반응하고 의식적
노력이나 요구 없이도 기능할 수 있게 하는, '맞서 싸우느냐 아니면
도피하느냐'는 심리반응이 있다. 그러나 산업화된 서구문명이 야기한,
스트레스에 관련된 문제나 도전들에 직면할 때 즉각적으로 반응하는 이
놀랄 만한 능력은 맞서 싸우거나 도망치는 방법 어느 하나를 선택하는
것이 불가능한 경우도 있다. 즉, 쓴웃음을 짓고 참거나 또는 이빨을
갈고, 꾀 피우는 것—— 모든 표현들이 그 심정을 나타내기에
무색하지만—— 이 유일한 방법이 될 때는 그 능력은 쓸모없어지고 만다.
많은 사람들은 과도한 스트레스를 받고 이로 인해 유발되는 질병들이
유행병처럼 퍼져나가고 있다. 심장마비, 고혈압, 불면증, 갱년기 장애,
성질환, 피부병, 소화·배설불량, 천식, 편두통, PMT 등이 그것이다.

　스트레스와 관련된 불행이 고위층의 경영자들에게서만 일어난다고
생각하는 것은 잘못된 것이다. 그 누구도 이 불행에서 예외적인 존재가
될 수 없다. 중역실 뿐만 아니라 공장에서, 타이프 치는 사무실에서, 부엌
싱크대에서, 남녀노소를 가리지 않고 이 불행은 침투하고 있다.

　다행스럽게도 과다 스트레스 환경에 대처하는 태도는 변화하기
시작하고 있으나 전통적인 접근방법으로는 문제의 근본원인을 캐는 데
어려움이 뒤따른다. 증상은 치료할 수 있을지라도 환자를 치유하지는

서 문

못한다. 의사들이 환자의 심리상태가 환자의 신체에 미치는 영향을
무시하듯이 심리학자들은 환자의 심리적 문제에만 관심을 쏟고 신체의
병은 무시하는 것이 일반적인 현상이다. 스트레스로 인한 질병이
유행병처럼 전염되는데도 수백만의 사람들은 오직 신경안정제 처방으로
대처하는 경향이 있다.

　스트레스에 관한 골치 아픈 문제들을 약물로 해결하려는 치료법은
근본적인 해결책이 될 수 없다. 건강에 대한 전체적 접근방식이 이
스트레스 질병을 다루는 영역에서 가장 필요하다. 스트레스가 야기시키는
광범위한 문제들을 해결하는 것은 간단하지 않다. 그러나 스트레스와
대결하기 위하여 먼길을 떠나는 우리들에게 가장 중요한 첫 걸음은
스트레스를 인식하고, 그것이 왜 생기는 것인가를 이해하며, '좋은'
스트레스는 우리에게 유리하게 이용하고, '나쁜' 스트레스는 해소해
나가면서, 가정과 직장, 그리고 사회 환경에서 빚어지는 상황들이
가져다주는 스트레스에 대처하는 것이다. 여기에서 가장 우선시되는 것은
우리가 우리 자신을 돕는 것이다.

　저자 알릭스 키르스타는 이러한 것들을 해낼 수 있는 방법들을
제시하고 있다. 그녀는 이 책을 통해 수기(手技) 요법에서 명상, 식단에서
마사지 요법에 이르기까지 사랑과 일을 통하여, 우리가 스트레스를
이해하고 대처할 수 있게끔 가르쳐주고 있다. 그리고 이 실질적인 정보가
나의 환자들에게 즉각적인 도움을 줄 수 있음을 나는 알고 있다. 이 책이
모든 가정과, 건강을 다루는 모든 전문가들의 책장에 꽂혀 사람들에게
직장에서 스트레스에 시달리는 사람이 자신들뿐만이 아님을 상기시킬
필요가 있다.

미첼 반 스트라텐

차 례

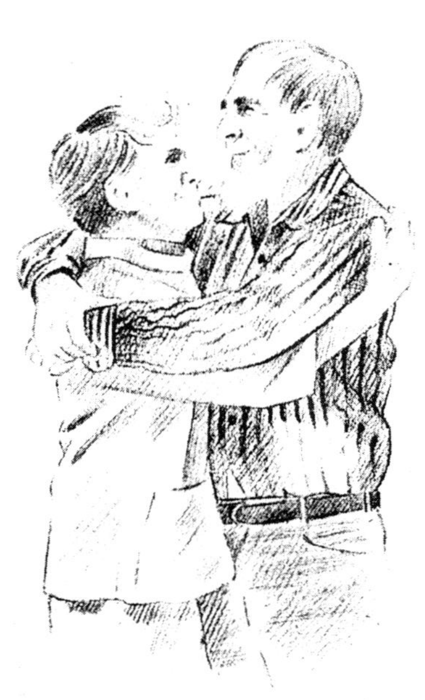

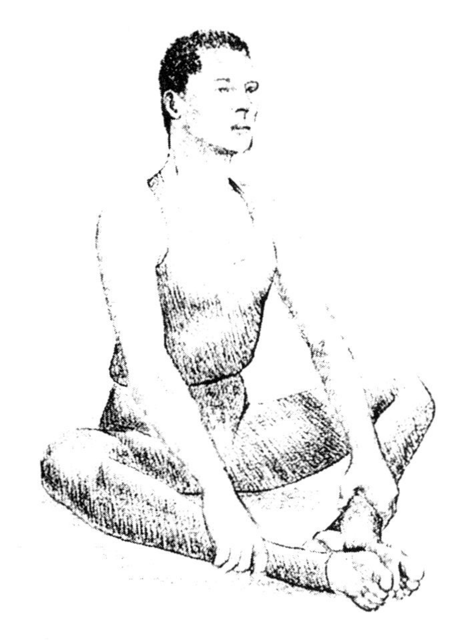

책을 읽기 전에

스트레스는 인류의 탄생과 함께 존재해 왔다. 어떠한 도전이나 자극들에
대한 우리의 반응은 지속적인 생존을 가능케 해주고, 삶에 있어 적극적인
사업과 수동적인 생존을 명확히 구분짓는 힘을 제공하면서 능동적인
추진력을 제공해 왔다. 생활양식의 윤곽을 잡거나 삶의 속도를 정할 때,
그리고 어떠한 리듬으로 삶을 살아갈 것인가를 결정할 때, 스트레스는
생각을 행동—— 그 행동이 사랑을 하는 것이든 오케스트라를 지휘하는
것이든 육상경기를 하는 것이든 화재나 홍수로부터 피하는 것이든
마감시간을 맞이하는 것이든간에 —— 으로 옮기는 데 있어 필요한 자극을
불러일으킬 수 있다.

그러나 오늘날 우리가 마주치는 도전들은 예전보다 훨씬 강도가
높아졌으며, 삶 그 자체도 더 복잡해졌고 자연과는 점점 멀어졌다.
급속히 변화하는 이 시대에 살아남기 위하여 우리는 다른 어떤
시대보다도 치열하게 적응하고 경쟁해야 한다. 적당한 스트레스 사이에서
균형을 잡는 것이 현대를 살아가는 우리에게 필수적이다. 이 점은 큰
스트레스를 받으며 살아가는 사람들에게는 특별한 문제이다. 그들은
일반적으로 현대 생활에서의 이점과 약점이 서로 불가분의 관계임을
인식하고 있다. 사실상 일련의 스트레스 연구가들은 우리들 중의
상당수가 견딜 수 없는 지루함에 대한 자가 대책으로 끊임없는 도전을
요구해, 늘어나는 스트레스 호르몬에 중독되어가고 있는 것이 아닌가라고
생각하고 있다.

스트레스로 인한 피해

미국에서는 직장인들의 단체결근과 그들의 건강관리에 투자하는 비용,
늘어나는 보험료, 감소된 생산력 등으로 산업현장에 들어가는 비용이
연간 750억 달러에 달한다고 한다. 스트레스로 인한 심장질환에 드는
비용만도 약 300억 달러이다. 영국에서도 스트레스와 관련된 병의 치료에
소요되는 비용이 연간 평균 5,500만 파운드에 이르는 것으로 추산되는데
그 금액은 국민총생산액의 2~3%를 깎아먹는다. '스트레스로 인하여
탈진하고 지친'이란 말은 더 이상 상투적인 문구가 아니다. 그것은 이제
기정화된 의학의 실체가 되어버렸다.

그러나 스트레스는 바쁘게 살아가는 사람들만의 문제가 아니다.

책을 읽기 전에

지나치게 단조롭거나 지루할 때, 또는 충분한 자극이나 도전을 받지
못하는 데서 오는 좌절감도 스트레스의 원인이 될 수 있다. 이것은
긴장감이 부족이나 자신의 생활 방식을 바꿔볼 방도가 없어 생긴 분노나
근심의 결과일 수 있다. 지루함, 부러움, 실직의 결과로 나타나는 자신에
대한 가치상실 또한 오늘날 보편화된 스트레스의 원인이다.

많지도 적지도 않은 도전 사이에서 완벽한 균형을 취하는 것은 어려운
일이다. 자신이 겪고 있는 스트레스를 의식하지 못하면 스트레스에
대처하는 일이 더욱더 힘들어진다. 우리는 스트레스의 결과로 생겨나는
증세들을 야망, 완벽주의, 일에 대한 헌신 등의 이름을 붙여 그럴 듯하게
만드는 데 통달해 있다. 그러나 '가면을 쓴 스트레스'는 알아차리기
어렵기 때문에 그만큼 더 우리에게 가까이 있다.

스트레스 문제에 대한 해답

해결책은 무엇인가? 스트레스에 시달리는 이들에게 나타나는 공통점은
바쁜 생활에서 생겨나는 과다 스트레스나 지루함과 좌절감에서 생겨나는
스트레스를 적절하게 조정하지 못하고 있다고 스스로 느끼는 일이다.
주위에 과다한 스트레스를 조절해 내면서 그것의 피해를 입지 않는
이들이 있다면, 그들은 일반적으로 자신의 일이나 다른 활동들에 대해
투철한 사명감을 지니고 있으며, 도전에 직면했을 때 압도당하기보다는
능동적으로 반응하는 사람들임을 알 수 있다. 스트레스를 불러일으키는
원인을 알고 있는 것 같이 보인다. 또한 스트레스에는 하나의 해결책이
있을 수 없으며, 어떤 이에겐 스트레스가 되는 일이 다른 이에게 반드시
똑같이 적용되는 것은 아니라는 것을 알고 있다. 우리는 육체의 건강을
마음의 상태와 따로 떼어 생각할 수 없다. 양자는 서로 밀접하게
연결되어 있다. 몸과 마음의 평정은 대체로 다른 사람들과 어떻게 관계
맺으며 살아가고 교감하는지에 의해, 즉 사회와 그 사회환경과의
사이에서 일어나는 관계에 의해 교대로 결정된다. 스트레스는 삶의
어떠한 영역에서도 일어날 수 있다. 인간과 다른 모든 살아 있는
유기체와의 상호의존성을 무시할 때, 또는 휴식과 움직임, 육체활동과
정신활동, 또는 일과 레저 활동의 상호보완적 주기를 깨뜨릴 때는
언제든지 가능한 것이다.

책을 읽기 전에

이 책이 추구하는 것은 몸과 마음의 균형, 자신과 자신을 둘러싼 주위
환경과의 관계에 대한 이해를 좀더 넓히는 것이다. 실질적인 면에서, 각
장은 스트레스를 받았을 때 이겨내기 위한 방법들과 기술들을 제시해
주며, 삶에 있어 친숙한 여러 가지 상황들에 대해 새로운 태도를 취할 수
있도록 고무하는 것이다.

당신의 생활양식을 개조시켜라

당신은 이 책에서 다루고 있는 스트레스를 없애는 기술들을
일상생활에서 적용할 수 있다. 크게 구분해 보면 이 책의 첫부분은
자신이 어느 정도의 스트레스를 받고 있으며, 또 그것이 자신에게 어느
정도의 영향을 미치는지 알려준다. 두 번째 부분은 생활의 모든 영역에
변화를 주어 스트레스를 받는 상황들을 줄여나가는 방법을 보여준다. 또
어떻게 하면 좀더 자신감을 갖고 자기 자신을 진정시킬 수 있는지를
가르쳐준다. 또한 직장생활에서 받는 스트레스를 줄일 수 있는 방법도
제시해 준다. 기술이 고도로 발달하면서 일하는 모든 방식에 혁명이
일어나 작업환경과 직장생활에서 다른 사람들과의 인간적인 관계보다, 또
고용구조나 일하는 방식에 좀더 융통성 있는 태도를 채택하는 것보다
고도의 기술 자체가 더 핵심적인 것으로 부각되었다. 다음 장에서는
시간관리에 관한 것을 다루는데 일상의 생활을 어떻게 계획하면 시간의
소모 없이 자신이 하고 싶은 모든 일에 적합하게 대처할 수 있는가를
다룬다. 자신의 생활을 잘 통제하는 사람들은 '시간에 쫓기는 스트레스'가
가져오는 압박을 최소화시키기 위하여 그들의 활동을 효과적으로 짜면서,
압력을 더 적게 받는다. 다음 장에서는 집안환경을 좀더 편안하게 만들기
위해서 당신이 취할 수 있는 방식들에 주의를 기울인다. 마지막 장에서는
에너지의 섭취와 소모의 균형이 스트레스를 받는 정도와 스트레스에
대처하는 능력에 얼마나 많은 영향을 끼치는지를 보여주면서 영양섭취와
운동에 관한 것을 다룬다.

이 책에서 약술되어진 생활양식 변화의 대부분은 이행하기 쉬운
것이다. 그리고 아마도 그것들 중의 일부는 일상생활 속에서 이미
자연스럽게 행하고 있는 것도 있을 것이다. 그러나 우리들 중 대다수는
스트레스를 방어해 줄 수 있는 생활양식을 필요로 한다. 효과적인

책을 읽기 전에

스트레스 관리란 단순히 식단을 조정하는 것, 예를 들면 커피나 홍차의 양을 줄이는 것 —— 카페인은 혈액 속의 아드레날린 양에 상당한 영향을 끼친다 —— 을 의미할지도 모른다. 또는 이 책에 기술되어 있는 긴장을 이완시키는 방법들 중의 하나를 채택하여 사용할 수도 있다. 요가, 명상, 그리고 마사지 같은 것은 긴장 이완에 직접적 영향을 끼치며, 도전에 직면했을 때 좀더 적극적이고 자신감 있게 대처할 수 있도록 도와준다. 한편 좀더 격렬한 운동을 선택하여 해방감을 느낌으로써 그동안 축척되어진 긴장과 부정적인 에너지를 제거할 수 있겠다고 느낄지도 모른다. 이 경우에는 육체관리 부분에서 자신에게 적합한 운동을 발견해 낼 수 있을 것이다.

자신을 쉬게 하기

자신을 만성적인 스트레스 과다증세에 노출시키는 것은 자신이 진실로 누구인가에 대해 관심을 기울이지 않는다는 경고이다. 하지만 내면의 가장 진실한 바람을 무시하는 것은 끊임없이 성장해 나갈 수 있는 우리의 본원적 능력을 한정시킨다. 또 진실한 느낌을 놓쳐버리면 개인적 자아표현에 대한 우리의 욕구를 둔화시키며, 좀더 행복하고 좀더 완성된 인간존재로 나아갈 수 있는 자질을 제한한다. 우리가 오랜 기간 품고 살아왔던 믿음들을 재점검해 보거나, 자기 자신이나, 자신의 일, 그리고 다른 사람들과의 관계에 대한 자신의 태도를 바꾸어보는 것은 스트레스를 대하는 태도에 변화를 일으킬지도 모른다. 당신도 실수를 저지르고, 과도한 요구사항을 거절하며, '아니오'라고 말하며, 공공연히 필요로 하는 바를 표현하며, 자신을 위한 시간을 내며, 자신의 필요도 충족시킬 수 있는 권리를 가지고 있음을 인정하는 것 —— 이 모든 것이 자신과 남을 동시에 생각하는 균형 잡힌 태도를 길러나가는 데 있어 중심이 된다. 이것이 살아가기 위한 모든 기술들 중에서 기본이 되는 것이다. 자신에게 휴식을 주기 위하여 이 책에 소개되어 있는 것들을 실행해 나가라. 특히 자신을 혹사시키고 있는 경우에는 더욱 그렇다. 자신이 주인이며, 자신의 삶을 통제하고 있다는 느낌을 회복할 때 받는 보상은 말로 표현하기 어려운 것이다.

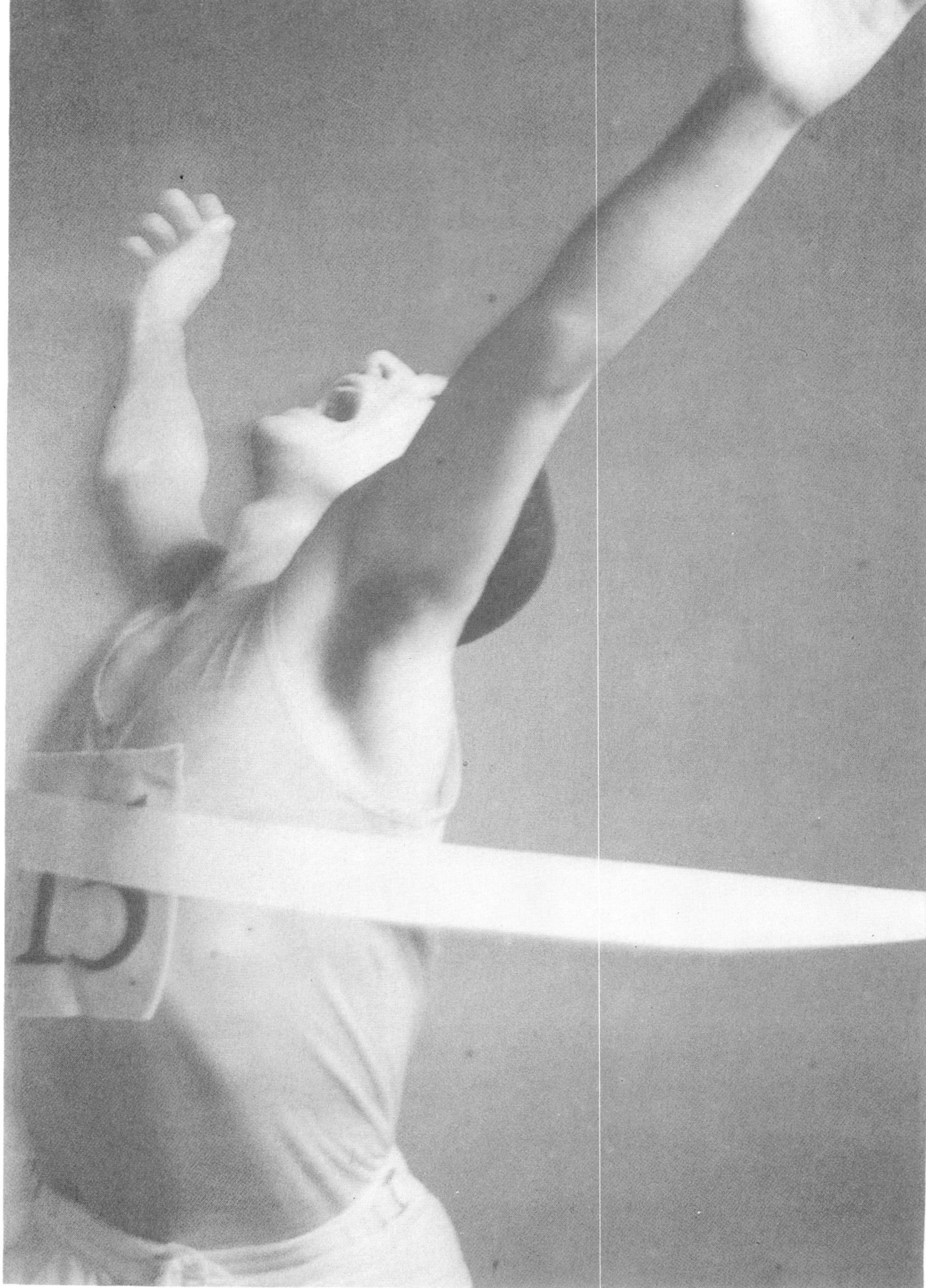

제 1 부

스트레스는 어떻게 생겨나는가?

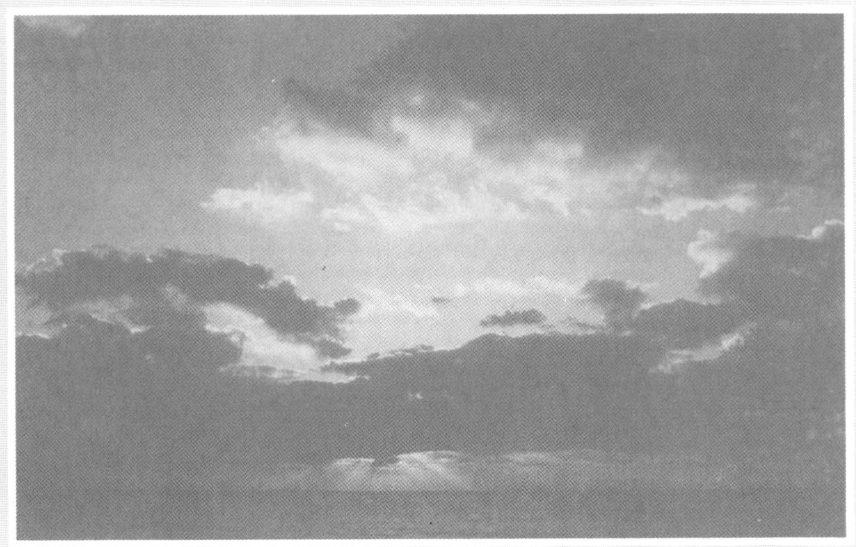

1. 스트레스의 원인

우리는 매일 그 어떤 것으로부터 도전을 받고 있다. 가정에서든 직장에서든, 심지어 아무 것도 하지 않을 때에도 그것들은 몸과 마음을 죄어온다. 육체가 그러한 도전에 부응해야 할 때 스트레스가 생겨난다. 현대사회에는 곳곳에 이러한 도전들이 도사리고 있기 때문에 스트레스를 받지 않는 사람은 거의 없다. 사람마다 경험하는 스트레스의 종류는 다양하다. 그러나 어떤 상황에서든 직면한 모든 도전에 대처할 수 있도록 도와주는 정신적·신체적 작용은 누구나 비슷하게 지녔다.

어떠한 도전에 직면했을 때의 반응은 즉각적이면서도 신속하다. 도전을 받는 순간 신체 내부에서는 일련의 태세가 갖추어져 맞서 싸우는 것과 도망가는 것 중 어느 것이 효과적인가를 판단하여 순간적으로 에너지와 힘을 불어넣어준다. 인간이 진화의 초기 단계에 있었을 때는, 이 순간에 '싸울 것인가 아니면 도망갈 것인가'의 판단이 생사를 결정하였다. 오늘날에도 자신의 능력을 최대한 발휘해야 할 상황에 부딪히면 이것은 똑같이 적용된다. 육상경기를 하거나 사람들 앞에서 공연을 해야 할 때, 그리고 생명을 위협하는 위기에 처했을 때 우리의 몸과 마음에는 원시인들이 야생동물의 침입을 막거나 다른 부족을 침략했던 것과 똑같은 반사작용이 생겨난다.

스트레스의 원인은 달라졌어도 그에 대한 우리의 즉각적인 반응은 변하지 않았다. 물질문명은 인간이 생존해 나갈 수 있느냐 없느냐를 시험하는 새로운 전쟁터이다. 현대인들은 일상생활 속에서 마주치는 온갖 스트레스를 육체적 노력을 통해서 해결할 수 없는 경우에 봉착하게 된다. 그러나 도전들에 대한 신체반응이 때로는 부적절하더라도

싸울 것인가 아니면 도망갈 것인가의 반응에서 생성된 에너지와 긴장에서 벗어날 수만 있다면, 그 자체로는 해로운 것이 아니다. 그렇지만 육체를 자극하는 상황들이 반복되고 지속될 경우에 대응하는 에너지는 제기능을 발휘하지 못한다. 육체에 가해지는 이러한 압력들이 축적되어 결국 병을 불러일으킨다. 이러한 상황을 예방하기 위해서는 운동을 하여 압력을 제거한다든지, 긴장을 완화시키는 기술을 터득하여 이러한 자극을 사전에 막아야 한다.

사람에 따라 사소하고 긍정적인 자극이 건강에 해로운 과다스트레스로 변하기도 한다. 개인의 성격, 행동, 그리고 생활양식 같은 것들은 스트레스를 받는 정도에 중요한 영향을 미친다. 스트레스 중 상당 부분은 적대감, 조급함, 분노, 근심, 두려움과 같은 감정에서 발생하는데, 이 모든 것은 스트레스를 가중시킨다. 불규칙한 식생활, 흡연, 음주, 약물복용 또한 육체의 긴장을 가중시킨다. 스트레스는 직장이나 가정, 혹은 사람들과의 관계에서 비롯된 감정적 마찰 때문에 생겨날 수 있을 뿐만 아니라 출산이나 사별, 결혼, 식습관, 좋지 않은 건강상태, 경제적 불안정 등으로 인해 생길 수도 있다.

'이것이 바로 스트레스다'라고 생각하는 바로 그것이 스트레스이다. 자극이 너무 없어도 지나치게 많을 때 못지 않게 스트레스가 생긴다. 그러나 스트레스는 그것에 대한 자신의 반응을 제대로 조절하지 못할 때에만 문제가 된다. 이러한 사실을 알게 된 것만으로도 스트레스에서 벗어날 수 있는 가능성의 첫발을 내딛는 것이다.

맞서 싸우느냐 아니면 도피하느냐

'맞서 싸우느냐 아니면 도피하느냐'는 것은 뇌와 신경조직, 다양한 호르몬의 상호작용 등으로 신체가 도전이나 위험에 처했을 때 이에 반응하는 양태이다.

이러한 위험에 처했을 때 신체는 '초비상' 상태가 된다. 설령 생사를 위협하는 상황에 직면했다 하더라도 신체는 이 도전에 대응하기 위하여 자신이 동원할 수 있는 모든 에너지를 동원한다. 즉, 도전에 반응하기 위하여 아드레날린과 같은 화학물질이 분비되고 혈압이 높아지고 심장박동수가 빨라진다. 또한 호흡이 가빠지고 혈액이 근육으로 흘러들어 필요한 힘과 에너지, 명석한 사고력 등을 제공한다. 신체의 다른 부위들 또한 이러한 작용의 영향을 받는다. 예를 들면 소화기관의 활동은 멈추고(이것이 스트레스가 각종 궤양들을 유발하는 이유이다), 살갗에는 땀방울이 맺히며, 근육들은 행동할 태세를 취해 수축되는 것 등이다.

자극반응의 측정

심장과 혈관은 자극에 민감하기 때문에 심장박동수를 측정하면 어느 정도의 자극을 받았는지 알 수 있다. 심장에 이상이 없는 건강한 성인의 경우 평상시의 심장박동수는 1분에 60회에서 75회 사이이다.

그런데 육상경기라는 도전에 그의 신경조직 중의 하나인 교감신경이 반응하면 심장박동수는 1분에 190회에서 220회 정도로 급속히 상승한다. 그 육상경기라는 도전이 완전히 끝나면 자율신경조직 중에 부교감신경이 임무를 넘겨받아 모든 기관들의 긴장을 풀어주고 회복시켜주므로, 심장박동수는 정상으로 돌아온다. 그러므로 평상시의 심장박동수가 낮을수록 어떤 도전에 직면했을 때 더 효과적으로 대처할 수가 있다.

자극과 회복

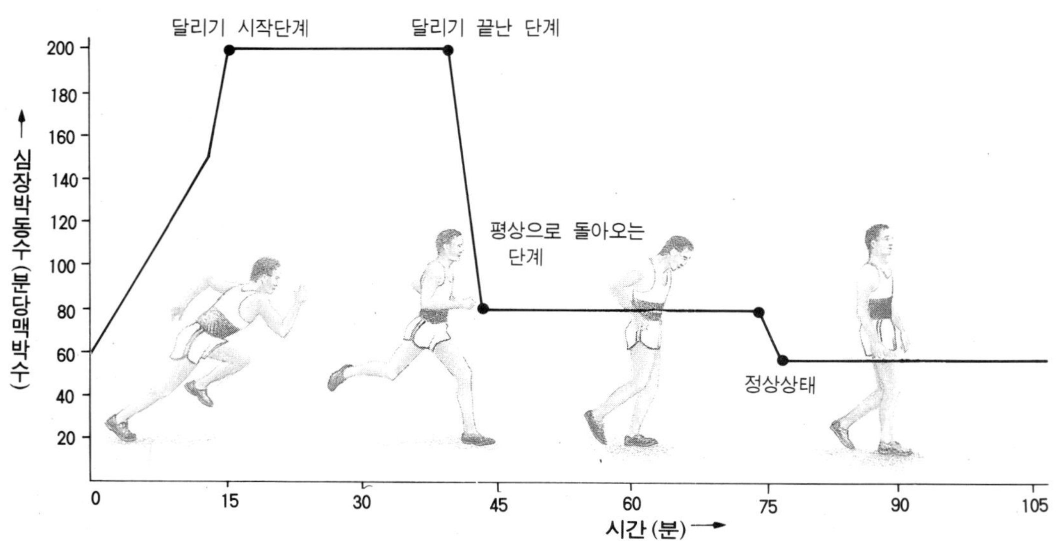

신체의 자극 반응

뇌하수체
이곳에서 부신을
내보내는 ACTH라는
호르몬을 방출한다.

폐
호흡이 가빠지고
얕아진다.

간
코티졸(호르몬)이
순간에너지를
제공하기 위해 간에
있는 글리코겐을
혈당으로 바꾼다.

심장혈관계
아드레날린과
노르아드레날린 같은
스트레스성
화학물질이 분비되어
신체에 에너지를
불어넣기 위하여
핏줄로 흘러들어간다.
심장박동수가
빨라지고 혈관이
팽창되며 혈압이
높아진다.

부신
여기에서는 간에서
활동하는 호르몬이
생성된다.

피부
땀이 많아진다.

방광과 직장
근육이 풀어진다.

소화기관
피부와 위에 있는
혈액이 다른 곳으로
흘러갔으므로
소화작용이 멈춘다.

근육
긴장이 고조된다.

육체반응
자극이 오면 가장 먼저
시상하부(뇌의 밑부분에 있는
세포들의 작은 덩어리)에서
반응한다. 시상하부에서 신체의
모든 자율기능을 통제한다.
그리고 온몸을 통해 많은 변화를
유발시키는 교감신경의 활동을
활성화시켜 신경의 복잡한
연쇄반응작용과 화학적 촉진을
일으킨다.

스트레스의 생성

자율신경조직은 신체에 작용하는 여러 가지 다양한 자극을
근본적으로 구별하지 못한다. 따라서 교통체증으로 도로에서
스트레스를 받을 때나, 미친 황소에게 받혀 스트레스를 받을
때나 신체는 동일하게 반응한다. 스트레스에 맞서 싸우거나
혹은 도망가는 것 자체는 건강하다는 증거이며 스트레스에
직면한 순간에는 도움을 준다. 즉, 그러한 반응으로 인해
산출된 에너지를 쓸 수 있는 것이다. 마치 미친 황소를 만나면
뛰어 달아날 수 있는 것처럼 말이다. 그러나 그 반응이
적절하지 못한 것이거나 그 과정이 너무 오래 지속되면 해로운
스트레스를 받고 신경의 긴장을 초래할 수도 있다. 즉 육체의
건강을 유지해 주는 정상적이고 긍정적인 반사작용들이 오히려
건강을 해치고 비생산적인 것으로 변한다. 이것이 오랫동안
지속되면 중병의 원인이 되기도 한다.

웅집된 에너지를 쓸 수
있는 방법을 알아내면
긴장을 제거시킬 수
있다. 그리고 나서
당신은 여유를 느낄
것이다.

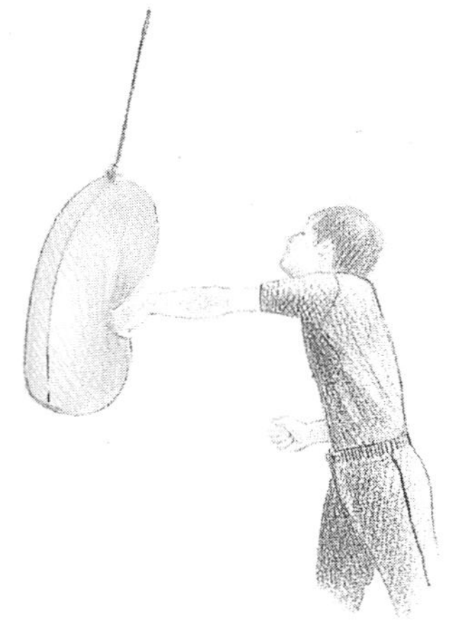

  신체와 정신 사이의 상호 연관작용에 대한 연구에 따르면
스트레스에 대한 심리적인 부담감 때문에 무의식적으로 신체를
스트레스에 몰아넣는다고 한다. 어떤 일에 앞서 생기는 조바심,
근심, 분노, 그리고 공포와 같은 감정들도 구체적인 도전에
직면했을 때 못지않게 충격과 화학반응을 일으킨다. 시상하부는
뇌의 다른 부분에서 메시지를 받아 예상되는 모든 자극에
대처할 수 있도록 신체를 끊임없이 준비시키는 역할을 한다.
이렇게 해서 준비되었다가 소모되지 않는 스트레스성
화학물질과 근육의 긴장이 몸 속에 쌓여간다. 게다가 당신이
만약 '스트레스 중독자(stress addict)'라면, 즉
노르아드레날린과 같은 스트레스성 화학물질에 중독되어 있다면
들뜨고 활기찬 느낌을 갖기 위하여 무의식적으로 더욱 자극적인
일들을 찾아나설 것이다.

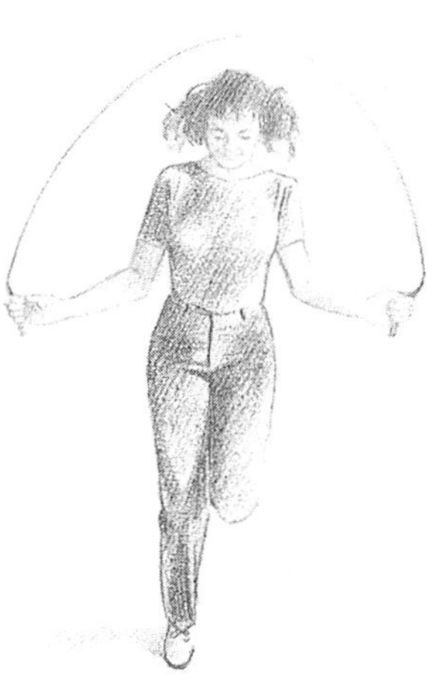

  맞서 싸우거나 도피하는 반응의 문제는 스트레스의 근원을
제거하거나 해결함으로써 해소된다. 그러므로 스트레스를 받는
상황에 직면했을 때에는 그 반응을 통하여 생성된 에너지를 다
써버리든지 아니면 의식적으로 이완운동을 하거나 기술로써 그
반응 자체를 사전에 방지하는 법(도망치는 것)을 배워야 한다.
그럴 때에만 신체는 다시 긴장을 풀고 심장박동수, 혈압,
산소소모, 근육의 긴장상태 등이 정상적인 수준으로 돌아오며,
새로운 피가 근육과 내장, 피부 속으로 흘러들어간다. 자극에서
이완으로의 이러한 전환을 통해 육체 기관들은 재충전되고
정상적으로 기능할 수 있는 것이다.

스트레스 반응

당신이 직면한 도전이 중대한 것이든 사소한 것이든 자극의 초기단계는 똑같다. 그러나 극단적이거나 지속적인 압력을 받으면 육체는 에너지를 확보하기 위한 잇따른 과정들을 촉발시키면서 평소보다 더 많은 양의 스트레스 화학물질을 계속 생산해 낸다. 이것은 신체가 본래 지니고 있는 방어체계를 억누르면서 동시에 조직의 회복속도를 감소시킨다. 이러한 변화가 계속해서 일어나면 신체는 늘어나는 긴장과 압박 속에서 적응하려는 노력을 계속해 나간다. 그러다가 종국에 가서는 신체는 무너져버린다. 여러 가지 질병들은 —— 심지어는 죽음까지도 —— 스트레스가 중단되지 않고 과도하게 지속되었을 때 오는 결과이다.

스트레스하의 신체

폐
호흡이 가빠진다.

간
창자와 살갗, 거기에 저장된 지방과 단백질이 빠져나와 더 많은 에너지를 만들기 위하여 쓰인다.

심장혈관계
유동액의 생성을 정지시키고 심장박동수와 혈압을 높이면서 나트륨 보유량을 늘인다. 심장의 활동이 지나치게 많아지며 불규칙해지거나 또는 지나치게 빨리 뛴다. 혈액이 응고될 가능성이 높아진다.

소화기관
위에서는 더 많은 산을 분비해 내지만 소화기능은 회복될 수 없다. 자극이 계속되면 위벽이 자극받아 산 분비액이 늘어난다.

근육
긴장이 고조된다.

스트레스와 개인의 성격

개인의 성격은 어떤 사건이나 상황에서 어떠한 방식으로
반응하느냐에 가장 중요한 영향을 끼친다. 즉, 개성이라고 할
수 있는 개인의 가치관, 태도, 행동양식들이 궁극적으로는
스트레스를 더 받게도 하고 덜 받게도 한다. 성격을 구성하는
근본 요소는 가치관이다. 이것은 다른 사람들과 비교해 자신을
어떻게 평가하고 세상을 어떻게 보는지를 나타낸다. 또 아주
어릴 때부터 형성된 것이기 때문에 성격요소 중 가장 고정적인
것이며 가장 고치기 어려운 면이다. 행위는 이러한 가치관의
직접적 표현이며 또한 자신의 내면을 반영한다. 그러므로
개인적 스트레스의 상당 부분은 자신이 품고 있는 생각이나
지각작용 때문에 생겨난다. 자신을 낮게 평가하는 것도 커다란
스트레스를 불러들이는 요인이다. 또한 적응할 수 없거나
감당하기 어려운 요구를 기꺼이 받아들인다든지, 우유부단한
행동을 한다든지, 또는 자신의 감정을 잘 표현하지 못할 때도
분노, 공포심, 적대감, 근심 같은 부정적 감정들이 생기고 이런
감정을 표출하지 못하고 속으로 끙끙 앓으면 스트레스를
받는다. 그러나 이러한 시각을 바꿀 수 있다. 그것은 자신을
의기소침하게 만드는 행동양식과 성격을 스스로 얼마나 잘
인식하느냐에 달려 있다.

성격유형

심리학자들은 성격유형을 크게 두 가지로 구분했다. A유형은
끊임없이 육체적 자극을 유발하는 전형적인 행위와 생활양식의
소유자로서 스트레스를 많이 받는 성격이다. A유형의 사람들은
참을성이 없고 야망이 크고 경쟁적이고 공격적이며 자신을
혹사시키면서까지 일을 한다. 그들은 다른 사람들과
자기자신에게 과도한 목표와 요구를 부과한다. 또한 그들은
어떤 일이 생기기도 전에 스트레스를 유발할 수 있는 근심,
걱정을 사서 한다. B유형의 사람들의 성격은 이와 반대이다.
그들은 침착하고 여유가 있으며 공연히 야망을 드러내지 않아
스트레스와 심장병을 얻을 위험이 적다. 그러나 둘 중 어느 한
가지 특성만을 지닌 사람은 거의 없다. 일반적으로 두 가지 중
어느 한쪽의 행동양식이 좀더 두드러질 뿐이다. 간혹 드물지만
양자가 완벽한 균형을 이루는 경우도 있다. 스트레스를 받기
쉬운 상황이 벌어지려고 할 때 미리 알아차리는 것이
스트레스를 막는 데 도움을 준다.

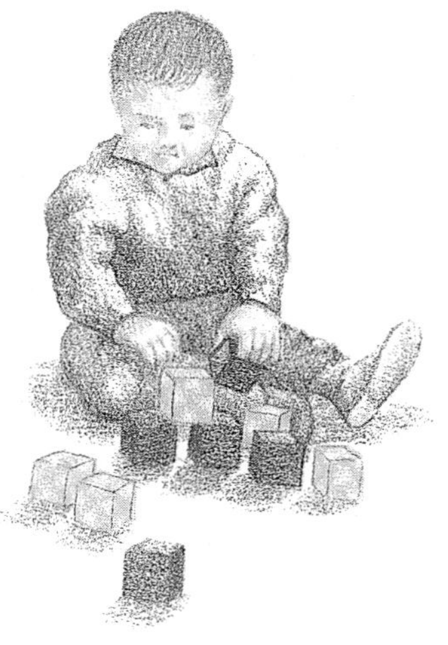

스트레스에 대한 태도를
형성하는 인성적 특성은
대부분이 어린 시절에
길러진다.

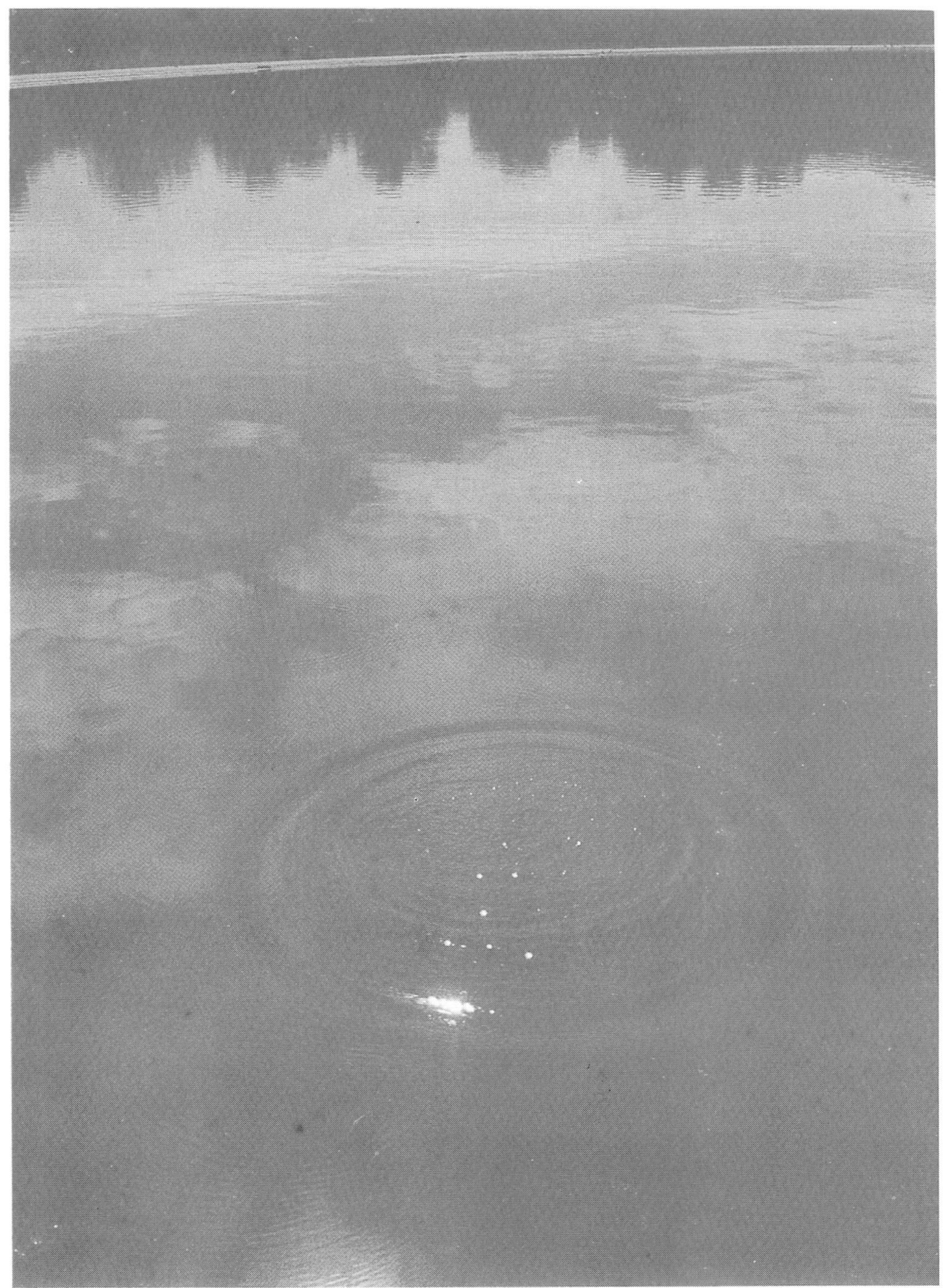

스트레스와 생활양식

실질적으로 삶에서 마주치는 모든 것은 스트레스를 가져다 줄
가능성이 있다. 어떤 상황이 자신에게 어떤 영향을 미치는가는
자신이 그것을 받아들이고 조정해 나가는 능력에 달려 있다.
피할 수 없는 인생의 중대한 위기들이 언젠가는 닥쳐온다.
이혼, 별거, 사별, 시험, 재정적 어려움, 가족간의 불화 등이
그것이다. 그러나 이러한 사건 외에도 자신의 독특한
생활양식으로 인해 초래되는 스트레스의 잠재요인들도 있다.
이러한 것들은 인생의 중요한 계기들에 비하면 훨씬 사소해
보일지 모르지만 반복, 확산되면서 크게 영향을 끼칠 수 있다.
만약 당신이 복잡한 대도시에서 과중하고 경쟁적인 직업에
종사한다면 조그만 시골에서 행복한 결혼생활을 하며 조용하게
살아가는 사람보다 스트레스를 받을 가능성이 더 많다. 이러한
것들이 어떤 영향을 끼칠 것인가는 자신의 생활양식에 얼마나
만족하고 있느냐에 달려 있다. 스트레스는 살면서 어떤 일이
자신의 뜻대로 안 될 때, 혹은 자신이 바라는 대로 생활양식을
결정하거나 수정할 수 없을 때 일어나기 쉽다.

스트레스 주요 요인들

삶에 있어 특별한 문제로 인해
스트레스를 심하게 받는 경우가
있다. 생활방식의 변화,
임무(특히 직장에서)와 관련된
도전들, 근심이나 두려움 같은
감정들, 지루함, 사별이나
별거로 인해 생기는 슬픔 등이
그것이다. 이러한 경우에 주의를
기울여보는 것은 가치 있는
일이다. 그렇게 하여 나중에
이와 비슷한 감정이나 문제들이
발생할 때를 대비해 자신을
준비시킬 수 있다.

스트레스 요인들

변화
미지의 것에 대한 두려움
뿐만 아니라 융통성 없는
태도, 고정관념이나 습관은
변화에 직면했을 때 과도한
스트레스를 유발한다.

임무
자신의 역량을 시험하는
도전과 관련된 스트레스를
받을 경우에는 그 덕을 본다.
안정되어 있던 평상시와는
다른 요구들에 의해 생성된
에너지와 긴장을 전부
써버린다면 건전할 것이다.

근심과 두려움
미리 부정적인 감정을 품는
것은 실지로 어떤 사건이
일어났을 때 자극을 확대,
연장시킬지도 모른다.
그것들은 또한 일어나지도
않을 상황에 맞서도록
긴장시킨다.

심리적 스트레스는 축적되어
건강에 영향을 끼친다.

지루함
활력이나 일에 대한 흥미가
부족하여 실직이나 퇴직을 할
경우 우울증, 무기력증,
스트레스 등을 유발한다.
자신에 대한 회의는
자기비하와 소외감을
일으킨다.

슬픔
사별, 이혼, 별거를 통해
반려자와 헤어지는 것은 깊고
지속적인 심리적 영향을
끼친다. 슬픔과 미움을
속으로 감추거나 인식하지
못한 채 내버려둔다면 정신과
육체의 붕괴를 가져온다.
성격과 대처능력에 따라
얼마나 잘 극복할 수
있을지를 결정한다.

사회 재조절 평가기준

건강과 장수는 정신과 육체에서 일어나는 모든 활동의 균형을 유지하는 데서 비롯된다. 이 평형의 상태를 동종정체(同種靜體, homeostasis)라고 한다. 육체적 자극은 육체의 보편적 적응체계 중에서 필수적인 부분이다. 그것을 통해 육체는 변화에 순응하며 동종정체를 회복하기 위해 애쓴다. 인생에서 너무 큰 변화는 적응하는 데 무리가 되어 질병을 야기시킨다. 사회 재조절 평가기준은 미국 의사인 T.H 홀메스와 R.H 라헤에 의해 고안된 것인데 41개의 긍정적·부정적인 인생 사건들이 나열되어 있고 그것들에 대처해 나가기 위해 필요한 조절량에 따라 점수가 매겨져 있다.

홀메스(Holmes) 라헤(Rahe) 평가기준을 사용하는 법

일 년에 300점 이상의 점수가 나오면 병에 걸린 위험이 대단히 높다. 150~299점이면 그 확률이 30% 가량 감소되며 150점 미만이면 병에 걸릴 확률이 약하다. 그러나 변화가 일어났다고 해서 꼭 병에 걸리는 것은 아니다. 대체로 당신의 성격과 대처능력이 변화의 결과를 결정한다.

홀메스 라헤 평가기준	
인생사건	인생의 변화단위
배우자의 죽음	100
이혼	73
별거	65
투옥	63
가까운 가족의 죽음	63
개인적 상해나 질병	53
결혼	50
직장에서의 해고	47
배우자와의 화해	45
퇴직	45
가족의 건강변화	44
임신	40
성적인 곤란	39
새로운 가족이 생겨남	39
사업재조정	39
재정상태의 변화	38
배우자와의 사이에 새로운 논쟁거리가 생김	35
중요한 저당사건	32
저당물이나 대부금에 대한 자격상실	30
직장에서의 지위의 변화	29
자식이 집을 떠남	29
처가집 혹은 시댁과의 불화	29
두드러진 개인의 성취	28
배우자가 직장에 다니기 시작하거나 그만둠	26
학업을 시작하거나 마침	26
생활조건의 변화	25
개인적 습관의 조정	24
상사와의 불화	23
작업시간이나 그 조건의 변화	20
거주지의 변화	20
학교를 옮김	20
취미활동의 변화	19
교회활동의 변화	19
사회활동의 변화	18
덜 중요한 저당이나 대부	17
잠버릇의 변화	16
가족성원의 재결합에 있어서의 변화	15
식습관의 변화	15
휴가	13
크리스마스	12
사소한 법률위반	11

환경과 화학적 요인들

비좁거나 부적합한 주거공간, 폭력, 소음, 공해 등이 환경적
스트레스 요인 중에서 가장 두드러진 것들이다. 큰 도시에서
살수록 불쾌감과 압박은 심하며 그 영향도 크다. 이런 스트레스
요인들은 살고 있는 지역, 이용하는 교통수단, 환경을 벗어날
수 있는 가능성 등에 따라 달라진다.

　환경이 주는 압력에 —— 당신이 그것에 의지해 살아가든
아니면 굴복하든 —— 대처하는 결정적인 요인은 성격에
좌우된다. 경쟁적이고 야심에 가득찬 A유형의 사람들은
대도시가 갖고 있는 특성을 추구하면서 그 덕을 보는 경향이
있다. 조용한 성격의 소유자들인 B유형의 사람들이 좋아하는
조용하고 한가한 교외의 생활이 오히려 따분하고 안달나는
일일지도 모른다. 만약 최상의 환경에서 살아간다면 아마도
환경적 스트레스를 최소화시킬 것이다.

삶의 불결함

도시에서 사는 사람들은 끊임없이 다양한 종류의 스트레스
세례를 받는다. 혼자만의 조용한 시간을 불가능하게 하는
비좁은 생활조건, 소외감을 불러일으키는 비인간적으로
규격화되고 단절된 주택공간이 종종 가정내의 스트레스와
정신병의 원인이 된다. 먼지, 악취, 가솔린이 연소될 때 나오는
화학적 오염물질, 담배연기 등도 마찬가지로 스트레스를 안겨줄
수 있지만 이런 것들은 극복하기 쉽다. 즉 만원버스나 지하철,
쇼핑센터 그밖의 공공장소에서 사람들에게 시달리는 경우에도
마음의 평정을 유지해, 난폭하게 밀어대는 사람들을 개의치
않을 수만 있다면 스트레스를 덜 받을 수 있다. 지금까지
밝혀진 바에 의하면 가장 많은 사람이 호소하는 스트레스
요인은 소음이다. 그것은 신체의 자율신경 체계를 건드림으로써
반응을 일으킨다. 소음에 계속 시달리면 점차 집중력이
떨어지고 학습기능에도 영향을 끼친다.

　어떤 특정한 환경 속에서 능력을 십분 발휘하고 있다고
자신을 속이지 않도록 유의하자. 많은 사람들은 도시생활이
가져다주는 스트레스와 긴장을 인식하지 못한 채 그것을
즐긴다. 만약 당신이 그것에 순응하지 않거나 그것에 대한
보상을 치르지 않는다면 도시생활을 즐기고 있다 할지라도
종국에 가서는 스트레스를 받을 수 있다. 그러나 도시로부터
멀리 떠나지 않더라도 도시생활이 주는 스트레스를 줄일 수

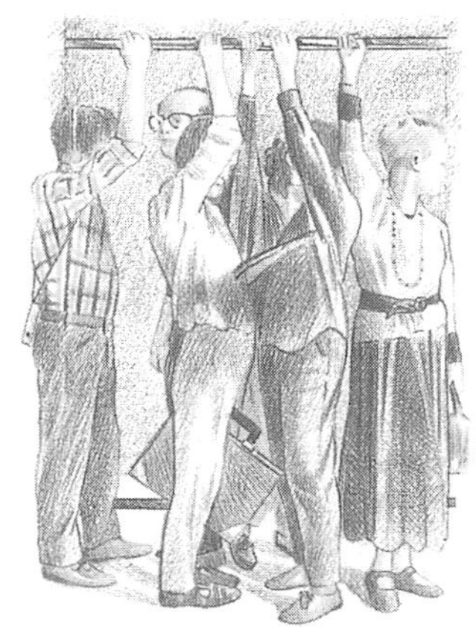

도시생활의 복잡함—
특히 공공 교통수단에서의
비좁음—은 현대생활에
있어 주요한 스트레스
요인이다.

있는 방법들이 있다. 예를 들면 당신의 시간예정표를 바꾸는
것(p. 71~77)도 도시의 소음과 혼잡함을 피할 수 있는
훌륭한 방법이 될 수 있다. 혹은 다른 종류의 직업을 가져볼
수도 있다. 예를 들면 출퇴근 시간에 겪는 스트레스를
극소화시키기 위하여 집에서 일하는 직업을 갖거나 혹은 집에서
가까운 거리에 있는 직장에서 일하는 것이다(p. 55~65).

스트레스의 화학적 요인들

공기 중에 떠다니는 화학물질만이 환경에서 해로운 스트레스를
유발시키는 것은 아니다. 식탁에도 파괴적인 물질들이 음식으로
포장되어 오른다. 우리들이 먹는 음식, 음료수, 약 등에 들어
있는 화학물질들이 스트레스의 원인이 된다.

커피, 홍차, 청량음료에 들어 있는 카페인과 그밖의
자극물질들이 스트레스 호르몬의 생성을 부추긴다. 처음에
나타나는 효과는 정신이 더 또렷해지는 것이다. 그러나 오래지
않아 이러한 물질들은 조급함이나 격한 감정을 불러온다. 많은
양의 설탕과 단음식을 먹으면 저혈당(Hypoglycaemia)이 될 수
있으며, 그것은 피로와 신경질의 또 다른 원인이 된다. 식염은
신경의 긴장, 분비액의 생성중지, 혈압상승을 가져올 수 있다.

담배에 들어 있는 니코틴은 완전한 스트레스 반응을
야기시키는 부신을 직접적으로 자극한다. 적당히 마시는 알콜은
몸과 마음의 긴장을 풀어주지만 지나치면 간을 손상시키고 뇌의
지각기능을 저하시키면서 진정제 역할을 한다. 어떤
아이들에게는 지나친 활동이 음식중독증으로 연결될 수 있다.

이 모든 잠재적인 문제들에 대한 해답은 당신의 삶에
있어서(p. 34~35) 그것들의 중요성을 따져보아
필요하다면 당신의 생활방식을 바꾸어 그것들의 영향을
최소화하는 것이다.

스트레스 요인이 될 것 중에서 가장 확실하게 개선할 수 있는
것은 식단이지만(p. 88~89) 그밖에 화학적 스트레스
요인들을 제거해야 하는 영역들이 있다. 직장에서 사용하는
유해 화학물질을 체크해 보라. 사무실 또한 공장만큼이나
위험한 곳이다. 하나의 예를 들자면 카본지 이외의 복사용지는
밀봉된 곳에 주의깊게 보관하여야 한다.

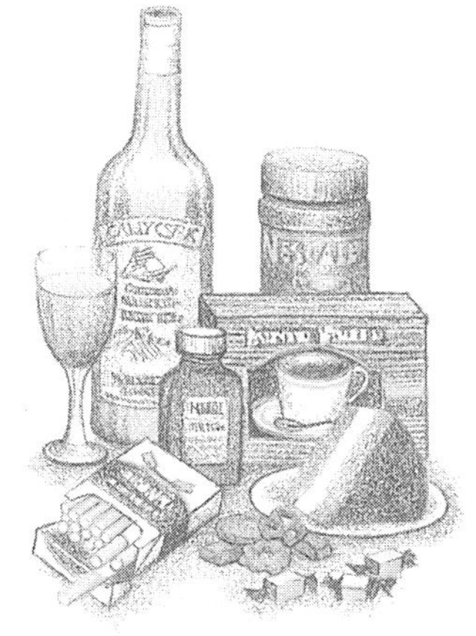

약과 음식물들을 지나치게
복용하거나 섭취할 경우
스트레스를 악화시킬 수
있다. 만약 자신의
식습관에 대해 자신할 수
없다면 적당한 양을
취하는 것이 최선이다.

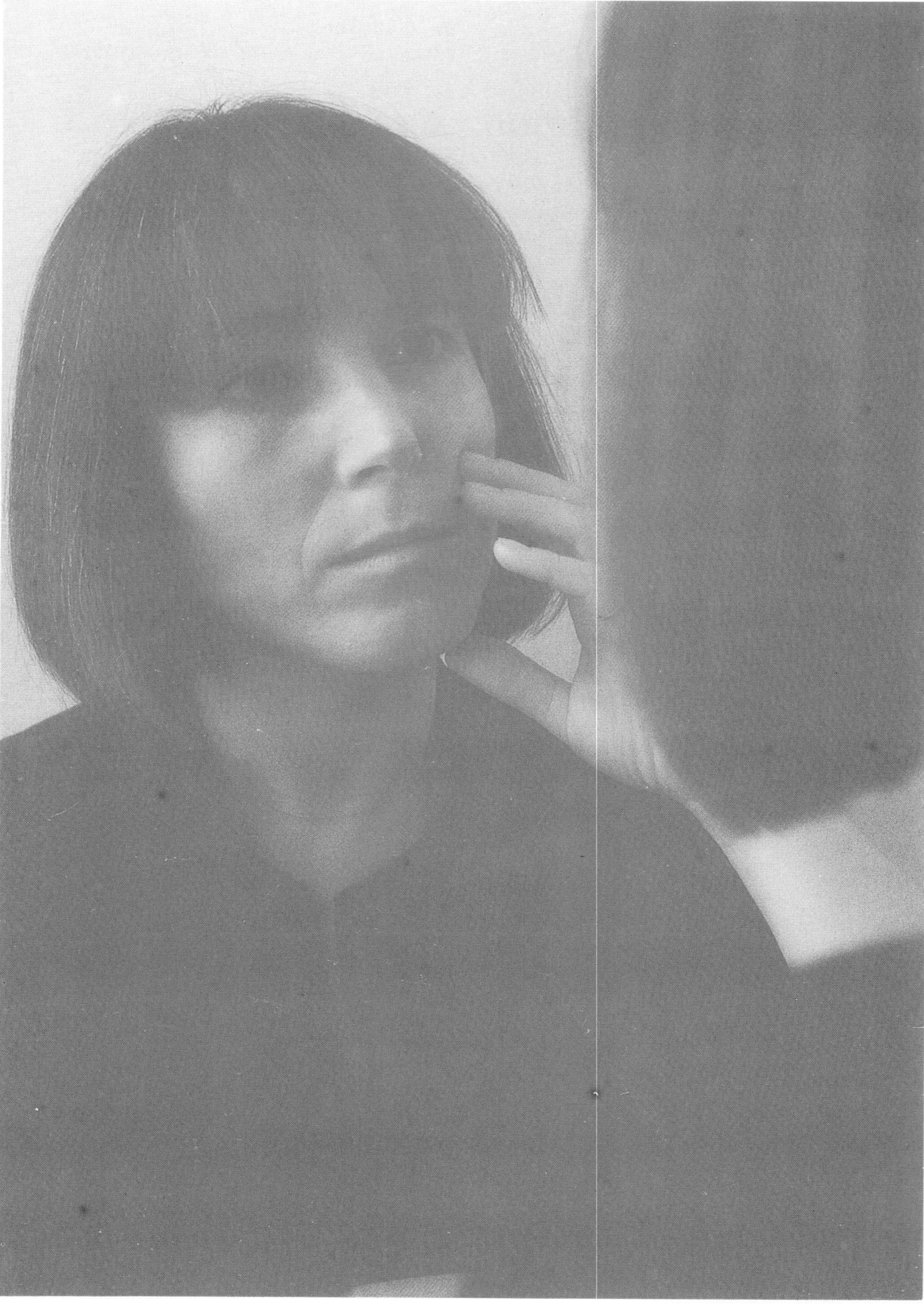

2. 스트레스와 당신

스트레스에 효과적으로 대처하기 전에 먼저 자신이 스트레스에 어떻게 반응하는지를 알아야만 한다. 그러나 이것은 말처럼 쉽지 않다. 스트레스의 영향은 당장 드러나는 것이 아니어서 인식하지 못하는 경우가 종종 있다.

몸과 마음은 환경에 대한 적응력이 뛰어나다. 주위의 압력에 쉽게 적응할수록 감당하는 능력 이상으로 자신을 몰아세우려는 경향은 더욱 커진다. 스트레스가 지각작용을 왜곡시켜 우리는 이러한 과정을 알아차리지 못한다. 이 상태가 계속되면 과로는 물론 심지어는 몸과 마음의 쇠약을 불러올 수 있다. 스트레스를 많이 받을수록 사람들은 그 사실을 알지 못한다. 그러므로 자신이 스트레스에 어떻게 반응하는지를 아는 것이 가장 중요하다.

스트레스에 반응하는 방식에 따라 건강을 해칠 수 있는 성격유형은 두 가지로 나눌 수 있다.

A유형의 사람들은 (p. 20) 스트레스가 자신들에게 끼치는 영향을 검토해 보지 않는다. 오히려 그들은 스트레스의 덕을 보는 경우이다. 스트레스 때문에 신체에서는 평상시보다 더 많은 양의 노르아드레날린이 생성되는데, 이것은 자신감과 관련된 스트레스 호르몬이다. 노르아드레날린에 의해 몸과 마음이 붕뜬 상태가 되는데 의사들은 이것을 '스트레스 중독'이라 한다. 중독자들은 고의로 스트레스를 많이 받는 상황들을 만들어 그것을 탐닉한다. 이 사람들은 스트레스에 덜미를 잡힌 것이 아니라 스스로 고통을 선택한 것이다.

이에 못지 않게 스트레스와 관련된 병을 얻을 위험이 높은 사람들은 '과잉성취욕자들(B유형)'이다. 과잉성취욕자들은 A유형의 사람들보다는 조용하고 소극적이지만 인생의 압박을 금욕적으로 받아들이는 경향이 있다. 믿음직스럽고 활발하며 무슨 일이든 잘 대처해 나가는 그들은 병과 피로에 굴복하기를 거부하며 그들에게 부과된 사람들의 과도한 요구들을 거절하지 못한다.

완벽주의자들인 그들은 종종 자신이 설정한 기대치에 미달할지도 모른다는 두려움에 내몰린다. 또한 자신의 일보다 다른 사람들의 일을 우선시하는 경향이 있으며 자신의 솔직한 심정들을 잘 털어놓지 못한다. 그들은 스트레스가 불러올지도 모를 위험들을 부정하며, 개인적 한계를 정확히 평가하지 못하고, 약점도 시인하지 않는다.

많은 사람들은 이 두 가지 성격의 특성을 약간씩 갖추고 있다. 사람들은 스트레스와 관련되어 나타나는 증상으로 건강에 어떤 영향을 받기 전까지는 그것을 정상적이고 인생에 있어 피할 수 없는 부분으로 받아들일 수도 있다. 그러나 중요한 것은 그러한 증상들로 건강을 크게 해치기 전에 미리 예방할 수 있는 일차적인 방법을 아는 것이다. 또한 심각한 증상에 부딪치기 전에 우리가 얼마나 심하게 자신을 괴롭히고 있는가를 아는 일이다. 이것은 당신의 신체기능과 감정의 매우 미묘한 부분에 좀더 예민해지는 것을 의미한다.

이 장에서는 스트레스와 관련된 병들에 대한 구체적인 처방을 제공하자는 것이 아니다. 그보다는 스트레스의 신호와 증후들을 분간하는 법을 배움으로써 자신의 스트레스의 윤곽을 인식하게 될 것이다. 그러면 당신은 중병에 걸리기 전에 조치를 취할 수 있다. 이 장의 마지막 부분에는 생활방식의 다양한 유형에 대한 여섯 가지 설문지들이 수록되어 있는데 그것들은 당신만의 스트레스를 독특하게 풀 수 있는 방법을 제시할 것이다.

긴장의 신호

인간의 신체는 놀랄 만큼 스트레스에 잘 대비되어 있다. 그러나
그것은 어느 한계까지만이다. 만약 스트레스에 적응하려는 데에
지나치게 힘이 들면 신체는 순조롭게 기능할 수 없게 된다.
이렇게 되면 다른 기관들이 스트레스를 받는 목표대상이 될 수
있다. 그리하여 신체 여러 곳에 다양한 증상이 나타날 수도
있다. 만성적인 배탈, 두통, 피부발진, 등결림, 불규칙한 호흡,
졸음 등이 그 초기증세들이다. 심리적 증상들은 더 느린 속도로
나타나 분간해 내기가 어렵다. 처음에는 행동에서 긴장했음이
드러난다. 이러한 행동상의 신호들은 자신보다는 주변 사람들이
먼저 알아챈다. 변덕스럽고 납득이 안 가는 행위나 기분의 변동
등은 긴장에 그 원인이 있다. 이 모든 증세들을 심각하게
받아들여야 한다. 그것들을 무시하면 더 악화될 수 있다.

신체적 신호

신체는 다양한 통로를 통해 스트레스를 알린다. 무의식적인
신경반사작용(옆의 그림 참조)이 신체가 스트레스를 받고
있다는 명백한 신호들이다. 이것들 중 많은 부분은 어린 시절에
얻어진 습관으로 평생을 따라다닌다. 이것은 스트레스를 받으면
더 두드러진다. 보다 심각한 신호들은 신체에 스트레스와
관련된 병이 생기는 것이다(옆의 그림 참조). 이것들은
생리학적 체질상 가장 약한 기관이나 계통에 다양하게
나타난다.

기분상의 신호

스트레스는 여러 가지 방법으로 우리 기분에 영향을 끼친다.
기분상의 변화는 표면에 드러나는 때도 있지만 대부분 내면
깊숙이 자리잡고 있다. 신경질과 조바심은 지나치게 활동을
많이 한 상태라는 것을 나타내며 내면의 불안과 공격성이
표면에 드러난 것이다. 안절부절 못하는 것과 욕구불만이
지속되면 적대감과 분노로 발전한다. 이것은 자신을 잘
억제하지 못하거나 일에 대한 성취감이 부족할 때 생겨날 수
있다. 무감각과 지루함은 맥빠진 느낌들이며 생활에서 자극이
적은 까닭에 생겨나기도 한다. 그것들은 명백히 스트레스를
가져다주는 감정들 못지 않은 스트레스를 줄 수 있다. 가장
심각한 것은 가라앉은 감정들인데 우울이나 피곤함 뿐만 아니라
죄책감, 수치심, 무력감, 절망감 등이다. 이것들은 모두 하나로
연결되어 있는 감정들이다.

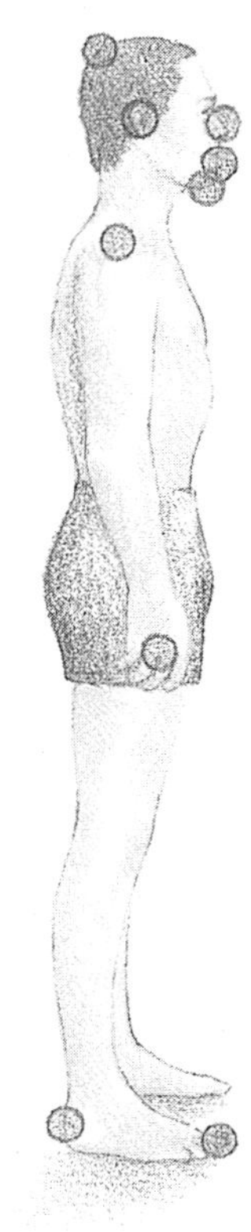

신체는 스트레스를 받았을
때 자동적으로 반응을
보인다. 특히 머리와
발이 예민하게 반응한다.
습관적으로 머리카락이나
귀, 또는 코를
만진다거나, 이빨을 갈고
입술을 깨무는 것, 발로
바닥을 두드리거나 발길질
하는 것 등은 모두 그
신호들이댜(더 자세한
신호들이 다음 페이지
표에 적혀 있음).

행동상의 신호

평상시의 자기와 다른 모든 행위는 스트레스에 거스르는 반작용이라 할 수 있다. A유형의 사람들이 갖는 행동양식상의 특성에는 다음과 같은 것들이 있다. 즉 마감시간 바로 전까지 중요한 업무를 미뤄두었다가 시간이 임박하여 허둥댄다든지, 출근이나 중요한 약속시간에 충분한 시간적 여유를 두지 않는다든지, 한꺼번에 두 가지 이상의 일들을 하려 한다든지, 일하는 동안 무엇을 먹는다든지 하는 것이다.

스트레스에서 오는 행위는 다른 사람들과의 원활한 의사소통을 방해할 수 있다. 너무 빨리, 너무 크게, 혹은 너무 공격적으로 말을 한다든지, 욕을 한다든지, 다른 사람들의 말을 중단시키거나 말을 하고 있는데 끼어든다든지, 사람들이 꼭 필요한 말을 하고 있는 데도 귀 기울이지 않는다든지, 논쟁을 위한 논쟁을 벌인다든지 하는 것들이 스트레스로 인해 다른 사람들과 관계를 잘못 푸는 전형적인 예들이다. 회의나 사회적인 모임 등에서 꾸벅꾸벅 존다든지, 밤잠을 설치며 무슨 일을 하려고 기를 쓴다든지, 매일 들려오던 소리에 신경질적으로 민감하게 반응하는 것들도 또 다른 신호들이다.

침착하게 정상적으로 대처할 수 있는 문제들에 이렇게 화를 낸다거나 과잉반응을 보이는 것은 그 문제에 대한 균형감각을 잃었을 때 발생한다. 심지어 매일 일어나는 상황이나 사건들에 대해서도 냉철히 판단하고, 분별하고, 반발심을 억제하고, 침착하게 대처하는 능력을 상실하기도 한다. 가끔씩 터뜨리는 울화통은, 그것이 분노이든 눈물이든 쌓여 있는 긴장을 푸는 데 효력 있고 건강한 방법일 수 있다. 그러나 오랜 기간에 걸쳐 되풀이되면 과잉반응 행동은 심각한 문제들을 암시하는 것일 수 있다. 계속해서 납득이 안 가게 행동하고 그렇게 느끼는 것은 긴장에 대처하는 능력을 상실해 가고 있다는 심각한 경고이다. 로봇처럼 행동하면서 '기계적인 조종사'가 되어가는 것에 어떠한 감정이나 느낌을 표현하지 못하는 것은 자신을 둘러싼 주위환경과 자신이 단절되었음을 시사한다. 보편적인 증상들은 다음과 같다. 즉 결정을 내릴 수 없거나, 심경에 변화가 일어난다든지, 기억이 안 난다든지, 말문이 막힌다든지, 집중력이 떨어진다든지 하는 것이다. 일상생활에서 일어나는 도전에 직면했을 때 느끼는 불안과 억제는 그 다음에 오는 증상들이다.

스트레스 신호들

신경반사 작용들
손톱 깨물기, 주먹 꽉 쥐기, 입을 꽉 물기, 손가락 빨기, 등 구부리기

스트레스와 관련된 병들
천식, 등결림, 소화장애, 두통, 편두통, 근육의 통증, 성(性)장애, 피부장애

심경변화
불안, 우울, 욕구불만, 습관적 분노나 적대감, 절망감, 좌절감, 조바심, 성급함, 안절부절

행위
적대행위, 잠을 설침, 한꺼번에 여러 가지 일들을 벌임, 감정적 폭발행위들, 업무를 미룸, 과잉반작용, 너무 빠르거나 혹은 너무 크게 이야기함.

이 표에는 가장 보편적인 스트레스 증세들이 소개되어 있다. 아울러 어떤 사람이 평소에는 안 하던 행동이나 기분에 젖어들면 그 사람이 긴장하고 있다는 신호일 가능성이 있다.

감정적 버팀목들

우리 모두는 자신을 지탱하기 위하여 특별한 도움과 위안이
필요하다고 느끼는 순간들이 있다. 그러나 이러한 위안을 얻기
위한 대용품으로 '감정적 버팀목들'을 사용하고, 그것들에
지나치게 의지하게 될 위험이 도사리고 있다. 약, 담배, 술,
그리고 어떤 위안을 주는 음식물들은 중독을 일으키고 건강을
해치는 결과를 가져온다. 그러나 배우자, 가족, 가까운
친구들의 위안은 삶에 있어 좋은 자양분이 된다.

진정한 위안
가깝고 존경스러운 사람들에게서 받는 후원, 격려, 위안 등은
모든 도움 중에서 가장 값진 것이다. 자신과 배우자, 가족,
가까운 친구들과의 관계는 일방적으로 주거나 받는 것이어서는
안 된다. 위안은 상호간에 이루어지는 일이다. 상호신뢰, 존경,
성실, 애정, 사랑 등이 지속적인 우정을 가능케 하는
자질들이다.

그릇된 버팀목들
알코올은 적당히 마시면 긴장을 푸는 데 도움이 된다. 그러나
즐기기 위해 스스로 선택해서 마시는 것과 강제적으로 마시는
것에는 차이가 있다. 자신의 문제에 대처하거나 혹은 능력을
발휘하기 위하여 알코올이 필요하다고 느낄 때가 있다. 그러나
지나치게 술을 마시면 효율적으로 기능할 수도 없고 작업의
능률을 저하시키고 자주 술에 의존하여 알코올 중독에 빠지고
궁극에 가서는 건강을 심하게 해칠 뿐이다. 코카인이나 헤로인
같은 마약들도 두말할 나위 없이 똑같은 결과를 초래한다.
그러나 방심해서는 안 될 약품들은 이것 뿐만 아니다.
정신안정제, 진정제, 수면제 등의 중독 또한 과다 스트레스를
받는 많은 사람들이 당면한 가장 심각한 문제들 중의 하나이다.
이러한 약들의 작용은 금방 눈에 드러나지 않으며 그 영향도
모든 곳에 두루 미친다. 복용량이 늘어갈수록 자신의 진실한
감정들을 놓쳐버리고 자신의 문제에 대한 진정한 원인을
인식하지 못하게 된다. 더 오랫동안 복용하면 정상적으로
생각하고 행동하는 능력이 상실된다. 만약 당신이 마약, 술
또는 진정제 등에 중독되어 가고 있다고 생각한다면 당장
전문가를 찾아가서 도움을 청하라.

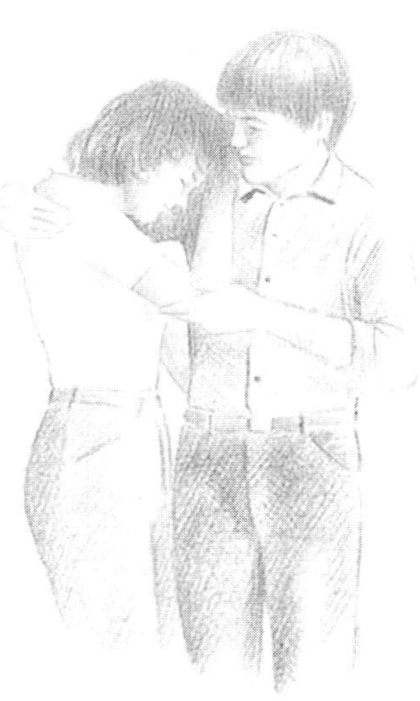

곤경에 빠졌을 때나
긴장했을 때 우리가 받을
수 있는 최상의 위안은
다른 사람의 동정심이다.

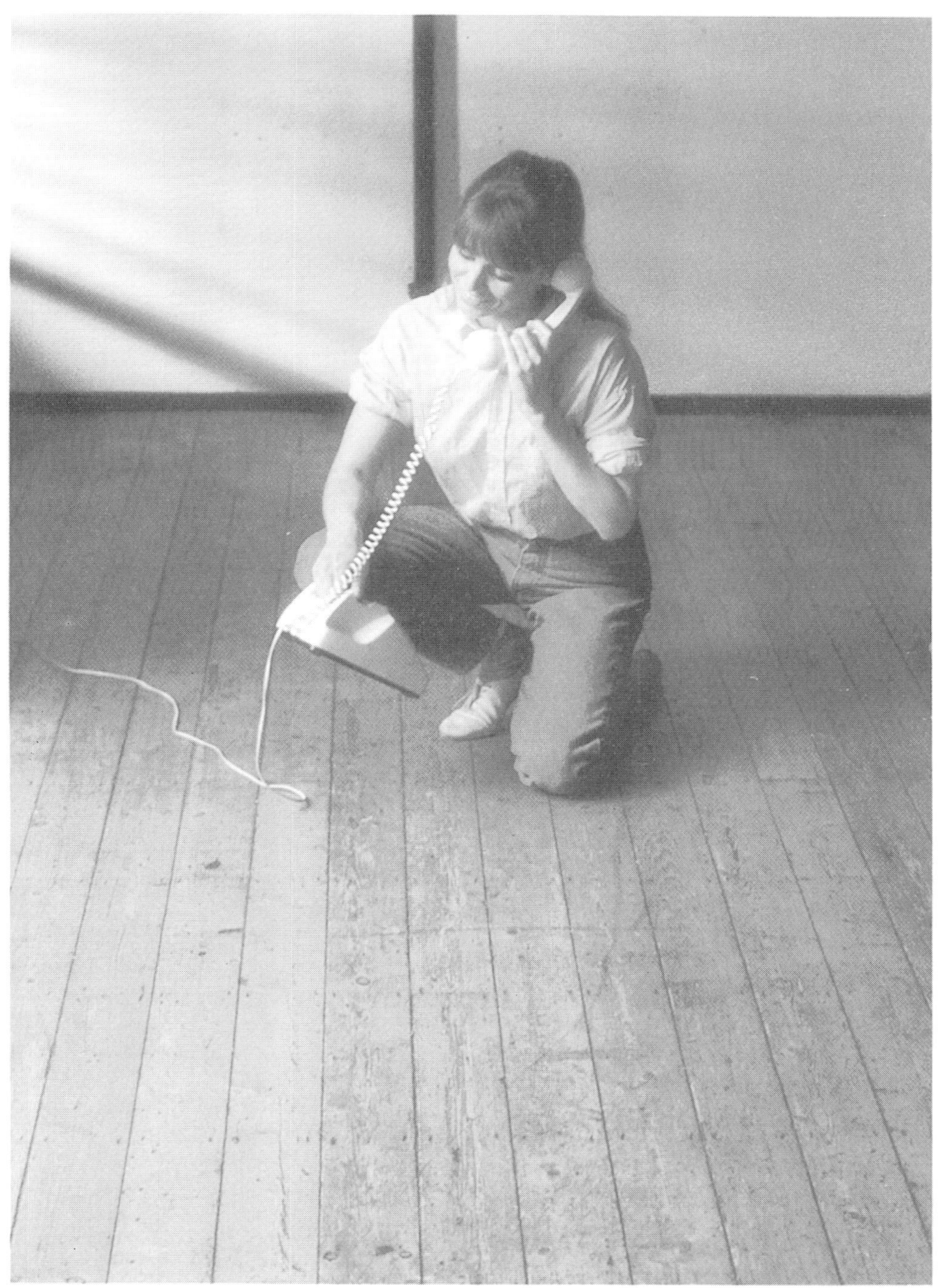

심각한 위기가 끼치는 영향들

건강을 해치지 않고 대처할 수 있는 수준의 스트레스의 양과
유형은 사람에 따라 다르다. 오랜 기간에 걸쳐 압박감이 쌓이면
무자비한 인성이 나타날 수도 있는데 이것은 긴장이 축적되어
빚어진 결과이다. 다행스럽게도 대부분의 사람들은 너무 늦기
전에 위험신호들을 알아차린다. 친구들, 가족 또는 담당의사
등이 그 신호를 알아차려 건강과 업무능력에 심한 타격이 오기
전에 스트레스의 소용돌이를 박차고 나올 수 있게 도와줄
것이다.

쇠약

건전한 압력 하에서 자극은 자동적으로 업무량을 늘려준다. 그
다음에는 건강을 해치지 않을 정도의 피로가 찾아오는데
쉼으로써 회복할 수 있다. 그러나 계속되는 압력 하에서의
자극이 반복되면 업무능률은 기대치에 못 미친다. 목표를
달성하기 위하여 자신을 심하게 몰아붙일수록, 실제로 할 수
있는 일과 할 수 있다고 생각하는 일 사이의 간격을 좁히기
위한 자기 파괴적인 싸움이 일어난다. 더 큰 자극은 에너지원을
고갈시켜 더 이상의 요구가 있으면 몸이 쇠약해지는 단계까지
이른다. 건강에 해로운 많은 증상들 중에서 가장 많이 나타나는
것들은 다음과 같다. 잠을 설침, 만성피로, 기력쇠약, 판단력이
없어짐, 술과 약물에 지나치게 의존함, 병적 기이를 포함한
음식장애, 호흡의 부조화, 까닭 없는 발작 등이다. 쇠약증세로
시달리는 사람들은 신경질적이며 조울증 또는 우울함을
드러낸다. 그러나 쇠약증세로 인해 그들의 업무능력이
떨어졌다는 것을 부인하려 할 것이다.

쇠약 증세들

육체쇠약의 원인은 심장발작, 후두염, 뇌일혈에서부터 신장병,
위장병, 전염병, 호흡기 질환 등 여러 가지일 수 있다.
'신경쇠약'이란 용어는 잘못된 것이다. 우리의 신경은 문자
그대로 무너져내릴 수는 없기 때문이다. 납득이 안 가고
제멋대로이며 반이성적인 행위를 하는 사람은 자신에게는
그것이 지극히 정상적으로 인식되지만 대개가 심각한
심리학상의 장애를 의미한다. 정신적 긴장이 심할 경우 예를
들면 오랫동안 흐느낀다든지 비명을 지르거나 소리지르기,
육체폭력, 자해 또는 심지어는 자살을 시도할 수도 있다.

돌연한 공격과 회복

공포

스트레스의 심각한 위기는 겁에
질린 발작의 형태로 나타날 수
있다. 그 상황에서는 공포가 극
에 달해 자제력을 잃는다. 신체
적 증상들, 특히 호흡을 제대로
할 수 없는 증상도 나타난다.

회복

우선 아무리 당신이 두려움에 떨
더라도 발작이 지속되는 것이 아
니라 순간적인 것임을 명심하
라. 그 두려운 감정과 맞서 싸우
려 하지 말라. 그러면 오히려 사
태를 악화시킬 뿐이다. 우선 긴
장이완 운동을 하라. 테이블 앞
에 차분히 앉아서 양손을 테이블
위에 단단히 올려놓고 '멈춤'이
라고 크게 말하라. 양무릎은 나
란히 하고 몸의 긴장을 풀고 호
흡은 천천히 규칙적으로 하라.
방 안에 있는 어떤 한 물건에 정
신을 집중하라. 그것을 주의깊
게 바라보며 자신에 대해서는 모
든 것을 잊어라. 생각에 빠져 자
신을 잊을 때까지 반복해서 그
물건의 모양을 묘사하라.
편안하고 차분해졌다고 느낄 때
까지 계속해 나간다.

제 위치로 돌아오기

만약 당신이 발작을 일으키기 쉽
다면, 존재의 기술(p. 43~49),
이완법(p. 125~129)을 읽으면
긴장을 푸는 방법에 대한 더 많
은 정보를 얻을 수 있을 것이다.

호흡기 계통의 장애도 심장마비나 후두염의 증상과 똑같이
격렬하고 간헐적인 발작을 촉발시킬 수 있다. 또한 이러한
유형의 쇠약을 알려주는 행동상의 증상들이 있다. 갑자기
직장에 사표를 쓴다든지, 가까운 사람과 절교한다든지, 집에서
멀리 도망간다든지, 자식을 외면한다든지, 마약이나 술에
완전히 빠져든다든지, '이중' 성격이 되어간다든지 하는 것들이
가장 심각한 증상들이다. 이러한 증상들이 나타나면 즉시
병원에 가서 치료를 받아야 한다. 스트레스 근원의 제거,
휴식과 수면, 단기 약물요법 등은 신체적·정신적 건강을 모두
회복시키는 동시에 대개 쇠약한 증상을 해소시킨다.

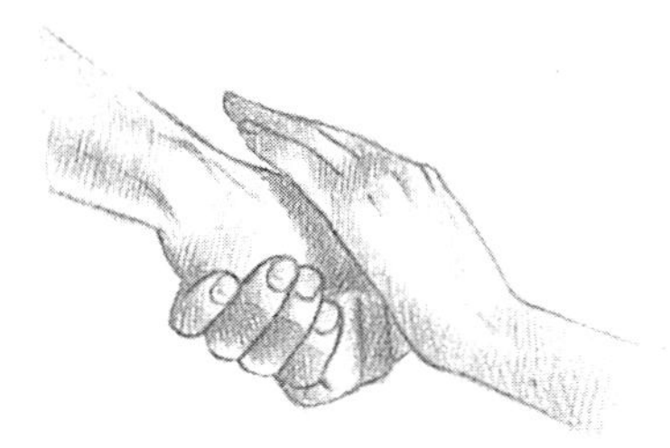

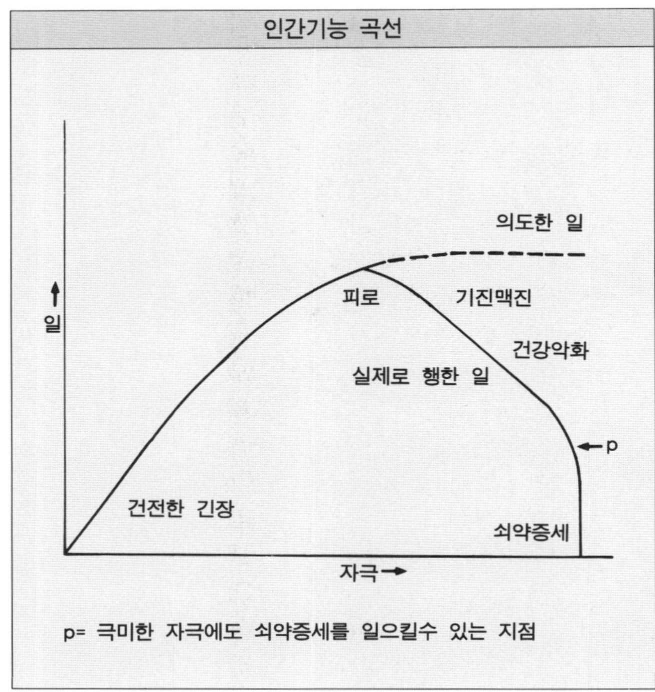

인간기능 곡선은 런던의
차링 십자병원
심장전문의인 페터 닉슨에
의해 고안되었다.
이것은, 처음에는 자극에
의해 이루고자 하는 일이
생활곡선을 그리지만 만약
피로가 몰려온 뒤에도
자신을 계속 몰아세운다면
하향곡선을 그리게 됨을
보여준다. 만약 이
과정이 계속 진행되면
건강의 악화를 가져올 수
있다. 그러나 우리는 이
사실을 의식하지 못한 채
자신의 일이 여전히
의도한 대로 이루어지고
있다고
생각한다(그래프에서
꺾여진 선).

스트레스 책정

다음에 나와 있는 설문지들은 삶의 어느 영역에서 스트레스가
생기는지 진단하기 위하여 고안되었다. 각각의 질문에 적용되는
내용은 이 책을 참조하면 된다. 각각의 질문을 자신에게
해가면서 다음과 같은 점을 명심하라. 즉 스트레스를 일으키는
요소가 외부적인 것일 때는 그 환경을 바꿈으로써 상황을 바로
잡을 수 있지만 그 요인은 자신의 내부에도 있다는 것이다.
그러므로 질문들을 쭉 읽어내려가면서 이 두 가지 종류의
요소들에 대해 잊지 말도록 하라. 만약 자신의 삶의 특정
영역에 집중되어 나타나는 부정적인 감정에 푹 빠져있다면,
긴급시나 장기치료를 위하여도 15장에 있는 발작, 근심에 관한
사항을 읽어보라. 그리고 좀더 거시적으로는 3장
전체 (p. 41~47) 를 읽으면 도움이 될 것이다.

주의 : 스트레스가
축적되어 쌓이게 되면
때때로 두려움, 근심
또는 우울증과 같은
감정들이 발생한다.
이것들은 어느 한가지
이유로 돌리기 어렵다.
만약 당신이 이러한
느낌이나 겁에 질린
발작을 자주 일으킨다면
장기간의 치료를 위해
빨리 p. 175 을 펼친다.

당신의 주위환경	
물건들을 놓기 위한 공간이 결코 충분하지 못하다고 느끼는가?	공간개조 p. 80~81
집이 너무 작거나 비좁지 않은가?	공간개조 p. 80~81 건축공간 p. 81
집안에 작업공간이 더 필요한가?	공간개조 p. 80~81
자신이 충분하지 못하다고 느끼는가?	개인적 공간 p. 80~81
저녁에 집에서 편안하지 못한가?	편안함 창출하기 p. 82 빛과 공기 p. 84 가구와 건강 p. 85
당신의 이웃들은 지나치게 시끄러운가?	소음 p. 183
음침한 겨울 동안 의기소침해지는가?	빛과 공기 p. 84
아침에 깨어날 때 등이 뻐근한가?	가구와 건강 p. 85 등의 통증 p. 170
오랫동안 앉아 있으면 불편한가?	가구와 건강 p. 85

자기자신	
자신이 어찌할 수 없는 주위 상황 속에 갇혀 있다고 느끼는가?	통제하라 p. 45 성장과 변화 p. 46~49
자신이 결점은 많은데 장점은 거의 없다고 느끼는가?	자제하라 p. 44~45
낯선 사람에게 말을 걸기가 걱정되는가?	당당함을 기르라 p. 48~49 말하기 p. 66
종종 다른 사람들이 반대할지도 모른다는 생각에 자신의 견해를 억누를 때가 있는가?	당당함을 기르라 p. 48~49 말하기 p. 66
다른 사람들이 다른 것을 원하기 때문에 자신이 하고 싶은 일을 포기하는가?	당당함을 기르라 p. 48~49 가족과 그룹 p. 55~59
자신의 문제를 털어놓기가 어려운가?	당당함을 기르라 p. 48~49 갈등과 의사소통 p. 52~53 말하기 p. 66
어떤 일이 안고 있는 어려움을 걱정하여 마지막 순간까지 일처리를 미루는가?	당당함을 기르라 p. 48~49 도전에 응하기 p. 68~69 시간편성 p. 74~75
어려운 상황에 직면하면 쉽게 당황하는가?	침착하기 p. 44~45 도전에 응하기 p. 68~69
미래에 대해 걱정하는 데 많은 시간을 보내는가?	통제하라 p. 45 근심과 발작 p. 175
쉽게 화를 내는가?	침착하기 p. 44~45
조금만 화가 나도 울음을 터뜨리는가?	침착하기 p. 44~45 근심과 발작 p. 175
자신이 설정한 목표에 도달하지 못하면 죄책감과 함께 의기소침해지는가?	존재의 기술 p. 43
마음을 편히 갖기가 어려운가?	침착하기 p. 44~45 안절부절 못함 p. 177 이완과 몸 p. 100 이완법 동작의 선택 p. 101 당신에게 적당한 운동은? p. 92~94
자신의 재능이 매우 한정되어 있다고 느끼는가?	나는 무엇을 할 수 있는가? p. 45
자신의 삶에 있어 스트레스를 받을 시간에 대비해 뭔가 준비하기 어렵다고 느끼는가?	스트레스를 받는 부분에 대한 준비 p. 51~52

당신의 관계들	
자기 자신을 위해서는 한 번도 시간을 가져보지 못했는가?	시간분석 p. 72~73 당당함을 기르라 p. 48~49
돈에 대해 많은 논쟁을 벌이는가?	갈등과 의사소통 p. 52~53 돈 p. 58 부부싸움 p. 179 자꾸 보채는 아이 p. 179
집에서 사생활이 없다고 느끼고 있는가?	개인적 공간 p. 80~81
가족들에게 좀더 많은 것을 해주지 못해 죄책감을 느끼는가?	가족과 그룹 p. 55~59
배우자가 자신의 이상에 미치지 못해 실망을 느끼는가?	부부 p. 52~55
관계를 영구히 지속시키는 것이 힘들다고 느끼는가?	부부 p. 52~55
배우자와 성에 대해 이야기하는 것이 어려운가?	성과 스트레스 p. 54
자신의 성적 욕구나 행동 중 어떤 것은 비정상적으로 느끼는가?	정상적인 것과 당신 p. 54
종종 너무 피로하여 사랑을 나눌 수 없다고 느끼는가?	정상적인 것과 당신 p. 54 피로 p. 175 안절부절 못함 p. 177
가족 중의 일부는 자신들의 직분을 다하는 것 같지 않아 기분이 상하는가?	주기,받기 그리고 나누기 p. 56
아이들이 말대답을 하거나 무례하게 굴어 문제라고 생각하는가?	가족과 그룹 p. 55~59 당당함을 기르라 p. 48~49 아이들과의 소란 p. 179
가족들은 당신이 집에서 충분한 시간을 보내지 않는다고 원망하는가?	스트레스 감소 시간표 p. 76~77
친구들을 충분히 만나지 못해 불만인가?	스트레스 감소 시간표 p. 76~77 가족외의 그룹 p. 58 외로움 p. 176
배우자가 당신보다 더 많은 돈을 벌기 때문에 분개하는가?	돈 p. 58 부부싸움 p. 179 일에 대한 만족 p. 64

당신의 직업	
일에 대한 압박감 내지는 자신이 너무 열심히 일한다고 느끼는가?	도전에 응하기 p. 68~69 과중한 업무 p. 185
점심시간이나 저녁에도 정기적으로 일하는가?	시간편성 p. 74~75 과중한 업무 p. 185
휴가를 가져본 적이 없는가?	시간편성 p. 74~75
자신의 작업 환경에 의해 풀이 죽는가?	작업환경 p. 65
승진에 대처하기 어려운가?	도전에 응하기 p. 68~69
상사에게 봉급인상이나 휴가를 부탁할 수가 없다고 느끼는가?	당당함을 기르라 p. 48~49 도전에 응하기 p. 68~69
자신의 직업이 따분하다고 느끼는가?	일상과 다양성 p. 62
자신의 일을 조직하는 것이 어렵다거나 한꺼번에 너무 많은 다른 일들을 맡게 된다고 생각하는가?	일의 조직화 p. 62~63 일의 분석 p. 69 과중한 업무 p. 185
자신이 바쁠 때 일을 다른 누군가에게 맡기기가 어려운가?	당당함을 기르라 p. 48~49
동료들 중 일부와 잘 지내기 어려운가?	말하기 p. 66 도전에 응하기 p. 68~69 직장에서의 불화 p. 185
직장에서의 자기 위치에서는 의사전달 통로가 매우 빈약하다고 생각하는가?	의사소통상의 문제점 풀기 p. 66
직업의 성격상 끊임없는 마감시간의 압력에 시달리는가?	일의 조직화 p. 62~63 시간편성 p. 74~75 과중한 업무 p. 185
끊임없는 방해로 자신이 집중할 수 없다고 생각하는가?	당당함을 기르라 p. 48~49
매우 시끄럽고, 답답하고 또는 냄새나는 곳에서 일하는가?	직장에서 공해와 싸우기 p. 65 소음 p. 183 악취 p. 183
자신의 능력이나 재능이 충분히 인정받고 있지 못하다고 느끼는가?	당당함을 기르라 p. 48~49 말하기 p. 66
쉴 겨를도 없이 냉혹하고 기계적인 업무에 시달려야 하는가?	일상과 다양성 p. 62 일에 대한 만족 p. 64

시간관리	
될 수 있는 한 일은 빨리 해치우려 하는가?	성격유형 p. 20 시간계획 p. 71
중요한 사업에 몰두할 때 시간을 다 바닥내는가?	시간편성 p. 74~75 스트레스 감소 시간표 p. 76~77
정기적으로 약속이나 중요한 마감시간을 잊어버리는가?	시간편성 p. 74~75
하루나 이틀 정도 앞서 자신의 활동들을 계획하지 않는가?	시간편성 p. 74~75
재빨리 말하고 걷는가?	성격유형 p. 20
항상 바쁘다고 느끼는가?	시간편성 p. 74~75
시간이 너무 빨리 흘러간다고 느끼는가?	시간계획 p. 71
출퇴근 시간이 당신을 맥빠지게 하는가?	스트레스 감소 시간표 p. 76~77
항상 러시아워 때 출퇴근하는가?	스트레스 감소 시간표 p. 76~77
당신이 일하는 데만 많은 시간을 보낸다고 배우자가 자주 화내지 않는가?	갈등과 의사소통 p. 52 일의 조직화 p. 62~63 시간분석 p. 72~73
좀체로 놀거나, 풀어지거나, 늘어지거나 혹은 명상을 위한 시간을 내지 않는가?	시간분석 p. 72~73 이완과 몸 p. 100
대부분의 시간을 다른 사람들과 보내며 자신만의 시간은 갖지 않는가?	시간분석 p. 72~73
집에서 아이들과 너무 많은 시간을 보낸다고 느끼는가?	가족과 그룹 p. 55~59 시간분석 p. 72~73
자신이 하고자 하는 일을 끝마치기에 충분한 시간이 전혀 주어지지 않는 것 같아 자주 화를 내는가?	침착하기 p. 44 일의 조직화 p. 62~63 시간편성 p. 74~75 불안, 초조 p. 175
당신의 수첩을 사용해 본 적이 없는가?	시간편성 p. 74~75

식단과 운동	
하루 세끼의 식사를 위해 30분 이상을 소요해 본 적이 있는가?	스트레스 없는 식단 p. 90~91 스트레스 감소 시간표 p. 76~77
종종 다른 일들, 예를 들면 일이나 차를 타고 가면서 무엇인가를 읽으면서, 요리하면서 혹은 TV보기 등의 일을 같이 하면서 음식을 먹는가?	스트레스 없는 식단 p. 90~91 스트레스 감소 시간표 p. 76~77
섭취 후 즉시 힘이 나는 칼로리 높은 음식물을 많이 먹는가?	식단측정 p. 88~89
정규적으로 아래와 같은 음식을 먹는가? 즉 통에 든 음식, 정제된 음식, 인스턴트 음식, 지방이 많거나 튀긴 음식, 오랜 기간 저장돼 있던 야채 등등	스트레스 없는 식단 p. 90~91
하루에 다섯 잔 이상의 커피나 홍차를 마시는가?	음식과 기분 p. 89
하루에 4잔 이상의 와인(포도주), 독한 술, 맥주를 작은 잔에 4잔 이상, 혹은 큰잔으로 2잔 이상을 마시는가?	감정과 버팀목들 p. 30 음식과 기분 p. 86 알코올 중독 p. 176
규칙적으로 식사 중간에 가벼운 음식을 먹는가?	스트레스 없는 식단 p. 90~91
체중이 매우 쉽게 재빨리 불어나는가?	영양과 운동 p. 87 당신에게 적당한 운동은? p. 92~95 과식 p. 176
감기 혹은 바이러스 감염에 많이 걸리는가?	음식보충 p. 89 보통감기 p. 171
담배를 피우는가?	감정적 버팀목들 p. 30 흡연 p. 176
하루 중 얼마를 떼어내어 긴장을 풀기 위한 무엇인가를 전혀 하지 않는가?	이완과 몸 p. 100 이완법 동작의 선택 p. 101 안절부절 못함 p. 177 당신에게 적당한 운동은? p. 92~95 시간의 분석 p. 74~75
좀체로 하루 중 얼마간을 쉬는 데 할애하지 않는가?	스트레스 감소 시간표 p. 76~77
좀체로 하루 중 어느 정도 몸을 움직이는 활동(예를 들면 기운차게 걷기, 어린아이들을 뒤쫓기, 혹은 적당한 육체노동)을 하지 않는가?	좋은 자세를 위한 동작 p. 113~123

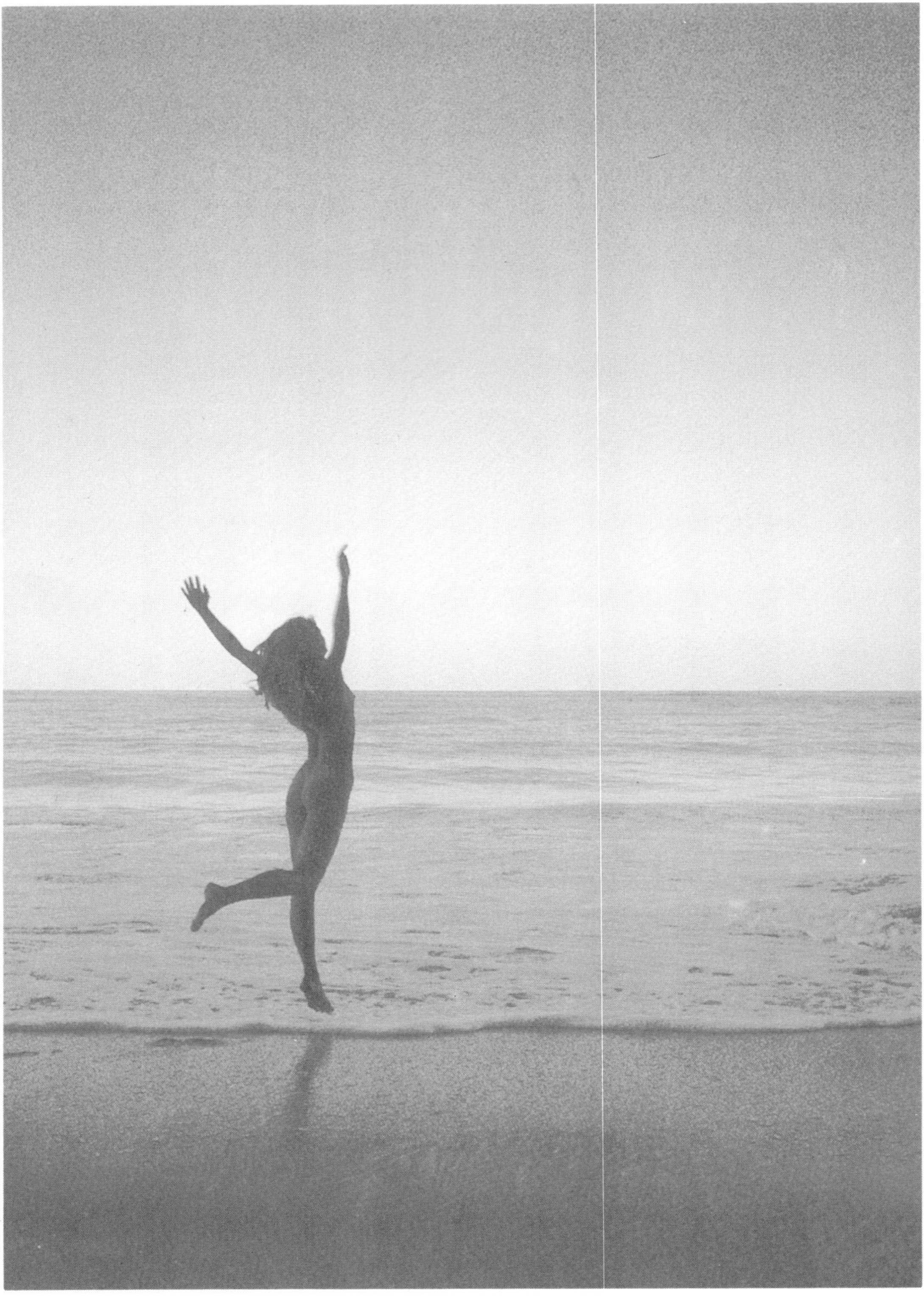

제 2 부

스트레스를 막는 삶의 방식

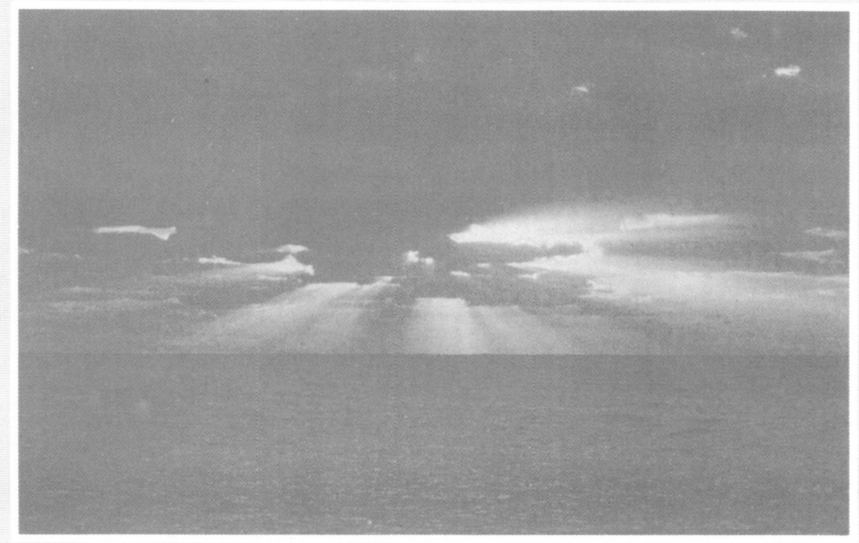

3. 존재의 기술

자신을 어떻게 보느냐 하는 것이 모든 것을 결정한다. 항상 자신감 있고, 자신의 운명은 자신이 결정한다고 생각하는 사람이라면 스트레스는 큰 문제가 되지 않는다. 그러나 자신감이 없고 자신의 인생을 자신이 조정하지 못한다고 느끼는 사람이라면 근심, 두려움, 원한 같은 비극적인 감정의 희생자가 될 수 있다.

심한 스트레스를 받으면 그 원인을 외부로 돌리는 경우가 많다. 외부적 요인들이 삶에 많은 영향을 끼치는 것은 사실이다. 예를 들면 다른 사람들과의 관계, 직장에서의 업무관계 등이다. 그러나 실제로 스트레스의 원인은 자기 자신일 수 있다. 외부적 조건인 다른 사람들과의 관계도 알고 보면 자신의 의지에 의해 이루어진다. 원만한 대인관계를 형성하려면 먼저 자신부터 잘 닦여 있어야 한다. 그러기 위해선 자신의 성격을 파악하는 법과 자신을 인정할 수 있는 자신감을 배워야만 한다.

자신을 알라. 자기 자신을 있는 그대로 파악하고 받아들이지 못하면 자신의 진정한 본성과 요구에 맞지 않는 역할을 떠맡게 될 것이다.

스스로를 매우 높이 평가하는 완벽주의자들이나 자신의 요구는 뒤로 하면서 항상 다른 사람들의 요구를 먼저 염두에 두는 사람들은 각각 야심가이거나 이타주의자여서라기보다는 실패하거나 거부당할지 모른다는 두려움 때문에 그렇게 행동할지 도 모른다.

자신에 대해 안다는 것은 자신의 삶에 변화, 발전의 여지가 있음을 인정하는 것이다. 자신이 처해 있는 현재의 상황에서 완전히 꼼짝달싹 못하고 붙들려 있어야 하는 사람은 아무도 없다. 모든 사람들은 일상생활에서 다른 사람들과 관계를 맺는 데 있어 약간의 선택권이 있다. 이것은 자기 자신을 근본적으로 변화시킬 수 있음을 의미한다. 실질적인 변화의 과정은 대단한 용기와 결심을 필요로 하며, 순간적으로 일어나는 것은 아니다. 때로는 고통스러울 수도 있다. 지금까지 따라다닌 습관이나 결점을 버리기란 매우 힘들다. 그러나 이러한 변화가 가져다주는 이로움들 —— 자신감이 커지고 스트레스는 극소화되는 —— 이 그 과정에서의 어려움을 보상해 줄 것이다.

변화의 과정에서는 자신의 행동에 대한 책임감과 자신을 들여 볼 수 있는 통찰력을 얻게 되며, 자신이 변화시킬 수 있는 것과 없는 것을 구분할 수 있다. 더 나아가서 이것은 자신에게 있는 부정적인 면과 긍정적인 면 모두를 인정하고 받아들이며, 이 양자의 균형 잡힌 통합을 이루려고 노력함을 의미한다.

이러한 노력들로써 좀더 나은 모습으로 성장해 나갈 수 있을 것이다.

자제하라

누구나 좋은 점과 나쁜 점을 동시에 갖고 있기 마련이다.
자신이 완벽하지 못하고 불안정하고 실패할 수도 있는 평범한
사람이라는 것을 깨닫는 것이 자신감을 갖는 첫걸음이다.
건강한 자부심을 갖고 있고 스스로에 대해 긍정적으로 생각하고
있다면 자신의 단점과 장점 모두를 비교, 숙고해 볼 수 있어야
한다. 만약 이것이 어렵다면 친구의 도움을 받는다. 그
친구에게 자신의 성격을 느낀대로 솔직히 말해 달라고 해서
장점과 단점을 모두 파악한 뒤 그것들을 인정하고, 장점에
대해서는 자부심을 갖는다. 장점이야말로 자신감을 갖게 해주는
특별한 것이다. 그러나 장점 중에도 어떤 것은 결점이 되기도
한다. 가령 겸손함이 도리어 자부심을 갖는 것을 방해할 수도
있다.

자신에 대해 긍정적으로 생각하도록 하는 가장 좋은 방법들
중의 하나가 명상이다. 심상화 기법(Visualization
technigue) 이 자신을 가능한 한 가장 밝게 보도록 도와줄 수
있다. (p. 148~149)

침착하기

정신적 안정과 평온하고 조용한 상태는 완벽한 정신 집중을
이루어 자신의 생각과 행동에 더 큰 통제력을 갖는다.
스트레스가 일어날 수 있는 상황에 직면하면 그 상태에서
일어날 수 있는 모든 가능성을 파악할 수 있다. 만약 강하고
침착한 사람이라면 한 발 뒤로 물러서서 좀더 객관적으로,
그리고 이성적으로 판단할 것이다.

그러나 화가 나 있거나 두려움에 떨고 있는 상태, 혹은
좌절해 있을 때에는 평정을 유지하는 것이 힘들기도 하다.
그러나 이러한 감정 또한 인간의 정상적인 감정 중의 일부라고
여기고, 스트레스의 원인이 무엇인지를 안다면 극복하기 쉬워질
것이다. 그리고 가능한 한 그런 부정적인 느낌들은 솔직하게
털어놓아야 한다. 그렇지 않으면 내면에 쌓여 결국 자신에게로
돌아올 것이다. 따라서 그것들을 드러냄으로써, 재빨리
완전하게 해소시켜버려야 한다.

일단 그것을 드러내는 법을 배우고 나서는 파괴적인 생각이나
느낌들이 자리를 잡기 전에 의식적으로 그것들을 털어내도록
한다. 그렇게 하면 스트레스를 차단시킬 수 있다. 사람마다
스트레스를 해소하는 방법은 매우 다양하다.

13장의 명상이나 거꾸로 매달리기, 혹은 리듬에 맞춰
흥얼거리기 등은 좋은 방법들이다. 바닥에 눕거나 손발의 어느

나는 어떤 종류의 사람인가?	
침착, 조용하다	활기차다
A유형	B유형
생각이 깊다	충동적이다
지적이다	실질적이다
앞장선다	뒤따라간다
인습에 얽매	인습에 얽매
인다	이지 않는다
현실적이다	이상적이다
혼자 있는 걸	사교적이다
좋아한다	
조용하다	말이 많다
도시적이다	시골에 산다
신앙심이 깊다	불가지론자이다

당신이 자신은 어떤
종류의 사람인가를 물을
때 이와 같은 성격상의
특성에 대해 생각해
보아라. 당신은 어느
한쪽면의 성격만을 갖지는
않았을 것이다. 어느
한쪽만의 성격으로
이루어진 사람은 거의
없다. 당신에게 해당하는
사항들을 써내려가면
자신의 성격상의 특징과
능력을 매우 손쉽게 알아
볼 수 있을 것이다.

곳에 무게를 집중시키는 것, 중력에 몸을 맡기는 것도 마음을
진정시킨다. 앉아서 할 수 있는 기분전환 운동들도 똑같은
효과를 가져온다. 가만히 앉아서 양손을 테이블 위에 올려놓고
'스톱(Stop)'이라고 큰소리로 말하라. 무릎을 나란히 하고 몸의
긴장을 풀고, 천천히 규칙적으로 숨을 쉬어라. 주변에 있는
어떤 사물에 시선을 집중시켜라. 어떠한 것이라도 상관 없다.
왼손 엄지손가락일 수도 연필일 수도 설탕통일 수도 있다.
세밀한 부분까지 모두 관찰하고 냄새와 감촉도 주의깊게
느끼도록 하라. 자기 자신을 완전히 그 속에 몰입시켜라.
조용히 그 모습과, 그것과 자신의 관계를 되풀이하여 그려보라.
5분이 지난 뒤 침착하고 평온한 자신을 발견할 것이다.

통제하라

비록 직장이나 집, 다른 사람들과의 관계에 있어서 통제권을
갖지 못하는 사람일지라도 어떻게 대응하느냐는 선택할 수
있다. 아무리 불쾌하고 스트레스를 받는 상황일지라도 거기에서
긍정적인 측면을 끌어내도록 하라. 그리고 그 상황으로부터
무엇인가 배우도록 노력하라. 그 상황에서 자신이 다르게
반응할 수 있는데도 충분히 사태파악을 하지 않았기 때문에
꼼짝달싹 못한다고 느낄 수도 있다. 단순히 화내거나 눈물을
흘리거나 걱정하는 것만을 피해도 통제력을 얻을 수 있다.
예전에는 자신이 어떤 식으로 대응했는가를 생각해 보라.
대부분 기계적이며 이성을 잃은 상태에서 행해졌을 것이다. 즉,
결코 일어나지도 않을 상황에 대해 미리 걱정을 사서 했던
것이다. 결국 스트레스 그 자체가 아니라, 스트레스를 대하는
태도가 자신을 피해자로 만들 수 있다.

  스트레스를 받는 사건이 발생하여 화가 나기 시작할 때
통제력 테스트를 하라. 몇 분간 혼자 앉아 자신의 맥박, 숨소리
그리고 근육 긴장에 주의를 기울이고 10초 동안 숨을
들이마셨다가, 크고 힘차게 숨을 내쉬어라. 이것을 몇 차례
계속한 뒤 다시 숨을 정상적으로 쉬며 웃어보아라. 이제 자신의
내면의 반응을 조정할 수 있는 통제권을 얻었으므로 좀더
긍정적으로 행동할 수 있을 것이며 자신에 대해서도 긍정적으로
생각할 수 있을 것이다.

나는 무엇을 할 수 있는가?
요리
계산하기
운전
정원가꾸기
전기휴즈 수선
선반달기
타이프치기
그림그리기와 제도
악기연주
운동

만약 당신이 자신의 성격에 대해 긍정적으로 생각하기가 어렵다면 당신이 할 수 있는 모든 것을 나열해 보라. 가장 간단한 것에서부터 가장 복잡한 것까지 당신은 자신이 할 수 있는 일이 많다는 사실에 놀랄 것이다.

성장과 변화

주위 환경이 성격에 미치는 영향은 광범위하다. 성장하면서 습득한 태도들이 자신의 삶을 통제하는 데 방해가 될 수 있다. 비록 자신에게 다양한 선택권과 대안들이 있더라도 먼저 정해진 역할을 받아들여야 한다.

예를 들면 여자들은 종종 희생을 강요당하여 자신의 욕망을 억눌러야 한다. 더 많은 것을 베풀고 자신이 받아야 할 권리를 부인해야 하면 할수록 그들의 가슴에는 원망이 쌓여간다. 인정을 못 받을 경우에는 특히 그렇다. 자신의 요구를 말했을 때 거절당할지도 모른다는 두려움, 자신의 분노를 드러낼 수 없다는 것, 그리고 다른 사람들로부터 항상 허락을 받아야만 하는 것, 이 모든 것이 자신의 삶에 대해 스스로 통제권을 갖지 못하게 한다.

또 하나의 보편적인 문제점은 도달하기 어려운 목표를 설정해 놓고 그것을 성취하지 못할 경우 좌절하는 것이다. 따라서 진정한 변화를 이루기 위한 첫번째 관문은 자신을 움츠려들게 만드는 스스로의 평가에 도전장을 내는 것이다. 두 번째는 필요할 때 변화를 일으킬 수 있는 용기와 결심이다. 세 번째는 목표를 달성하고 통제권을 가질 수 있는 확실한 기술들을 발전시켜 나가는 것이다.

변화의 힘

매우 사소한 변화라도 그것은 자신에 대한 느낌을 바꾸는 데 도움을 준다. 예를 들면 살을 뺀다거나 옷 입는 방식을 바꾸는 것은 다른 사람들이 자신을 보는 관점을 극적으로 바꾸어놓을 수도 있으며 모양 뿐만 아니라 자부심도 세워준다.

그 밖에도 여러 가지 바람직한 변화들이 있다. 담배 끊기, 술 덜 마시기, 식사량 조절하기, 손톱을 물어뜯거나 병적으로 무서움 타는 것을 고치기, 규칙적인 운동 하기, 새로운 활동을 시도해 보기……. 이러한 것들은 건강상태를 증진시킬 뿐 아니라 공포심과 자기 억제를 극복할 수 있게 한다.

자신의 생활을 솔직하고 날카롭게 분석하여 스스로 자신을 어떻게 생각하고 있는지 되새겨보라. 직장 생활을 진정으로 원해서 하는 것인가, 아니면 습관적으로 지속하고 있는 것인가? 실패할지도 모른다는 두려움 때문에 자주 무엇인가를 시도하려다가 그만두는가? 그것이 스키를 배우는 일이든 대인관계를 청산하는 것이든 말이다. 항상 사람들을 기쁘게 하려고 애쓰는가? 때에 따라서는 공손하지만 단호하게 '아니오'라고 말할 줄 아는 것이 필요하다. 이것은 자신의

나는 무엇을 변화시킬 수 있는가?	
집안환경	**외모**
조명	복장
통풍상태	머리
가구	화장
색깔	몸무게
식단	**레저 관심사**
단음식	운동
지방질음식	스포츠
간식	명상
커피	새로운 취미

당신은 자신의 삶에서 변화시킬 수 있는 것이 거의 없다고 느낄지도 모른다. 그러나 비록 당신이 새로운 직업을 갖는다든지, 새로 이사를 간다든지는 할 수는 없을지라도 당신이 변화시킬 수 있는 것들이 있다. 당신이 먹는 것, 보는 것, 당신이 여가 시간에 하는 것 등이 그것이다. 이것들 중 일부는 변화될 수 없는 것들에 대해 보상을 해줄 것이다. 그리고 후에 나타날 보다 더 큰 변화들에 당신을 준비시킬 것이다.

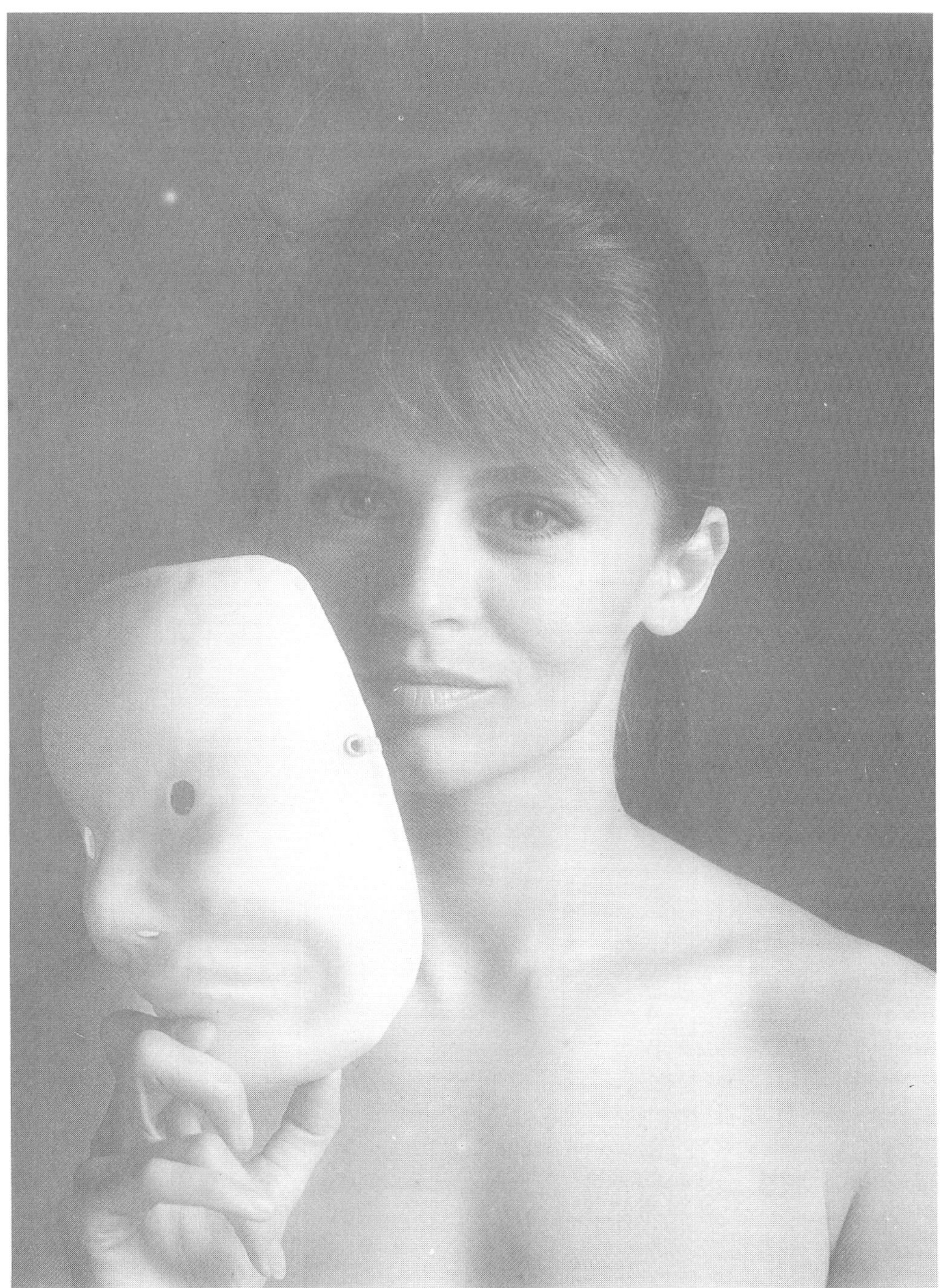

가치와 능력을 깨닫게 해준다. 자신이 설정한 높은 기대치에
도달할 수 없기 때문에 좌절하는가? 완벽주의자가 되기 위한
노력을 줄여라. 자신의 성격이 더 나은 방향으로 변화될 수
있다는 것을 깨닫는 것이 오히려 건강을 유지하고 스스로를
존경할 수 있도록 해준다. 이러한 종류의 변화는 항상 쉬운
것만은 아니다. 아무리 노력해도 고치고자 하는 성격이 다시
나타날 때가 있다. 그러나 꾸준히 계속한다면 새로운 행동은
자연스럽게 내면화되고 마침내는 제2의 천성으로 굳어질
것이다.

신체의 당당함을 기르라

의사소통을 하는 데 있어 약 70% 정도는 말로 이루어지는 것이
아니다. 동작, 표정, 자세 등은 전하고자 하는 바를 상대방에게
알리는 데에 말 못지 않은 효력이 있다. 걷는 모습이나
일어서는 방법 등으로 그 사람이 얼마나 자신감에 차 있는가를
알 수 있다. 구부정한 자세, 시선을 아래로 내려뜨리는 것은
자신감이 없고 남의 눈에 띄고 싶지 않다는 뜻이다. 가슴을 쭉
펴고 똑바로 서서 머리는 꼿꼿이 세우고 눈은 정면을 향하게
하는 것은 자신의 역량을 인정하고 있음을 의미한다. 긴장을 푼
안정된 자세, 당당하고 리듬감 있는 걸음걸이는 자기 목표가
분명하며 그것을 달성할 수 있다는 자신감을 나타내는 것이다.
등을 구부리거나, 주먹을 쥐거나 양손을 맞잡거나 발을 동동
구르는 등 예민하고 두려워하는 듯한 태도는 피하도록 한다.
똑바로 앉아, 어깨를 펴고 양손은 자연스럽게 내리거나
느슨하게 마주 잡는다. 팔장을 느슨하게 끼면 편안하고 자신감
있는 인상을 주지만 너무 꽉 끼면 적대적 혹은 공격적으로 보일
것이다. 손으로 날카롭게 무엇을 끊거나 자르는 시늉을 하거나
손가락을 탁탁 두드리는 동작 또한 참을성 없고 폐쇄적인 듯한
인상을 준다. 무엇인가 간청하듯 양손바닥을 위로 내보이는
몸짓은 수동적이고 정지된 느낌을 준다. 다른 사람들을 바라볼
때의 눈의 위치 또한 중요하다. 아무리 힘들더라도 항상
이야기하는 사람의 눈을 바라보도록 노력하라. 그러나 노려보는
것 같아서는 안 된다. 자칫 잘못하면 도전으로 받아들여진다.
상대방의 눈을 바라보지 않을 때는 시선을 아래로 내려뜨리지
말고 기본 눈높이를 유지하라. 머리는 어느 한쪽으로 비스듬히
기울이지 말아라. 그러면 우유부단해 보이거나 편협해 보인다.

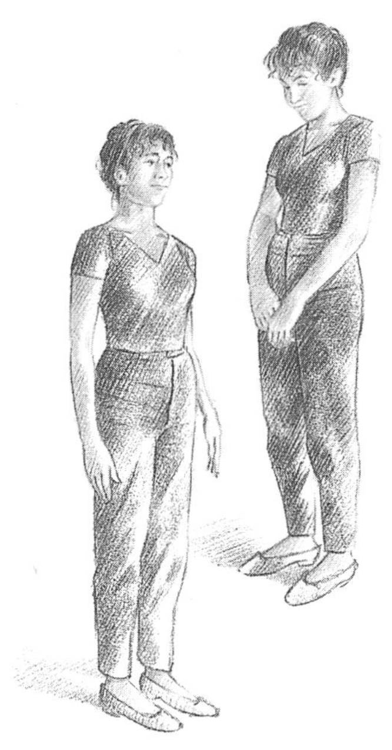

자세는 당신이 얼마나
자신감을 가지고 있는가를
파악할 수 있는 좋은
이정표이다. 똑바로 서
있는(왼쪽 자세) 자세는
앞으로 구부린(오른쪽
자세) 자세보다 훨씬 더
좋은 인상을 준다. 자신
있는 자세는 상대방에게
확신에 찬 느낌을 주게
된다.

말에서 당당함을 기르라

우리가 사용하는 말과 음성은 듣는 이에게 큰 영향을 끼친다.
부드럽고 자연스런 호흡과 긴장되지 않은 표정 등은 안정감
있는 음성을 유지하도록 도와준다.

무슨 말을 하는지 알아들을 수 없을 정도로 빨리 말하거나 귀에
거슬리게 큰소리를 내지 않도록 하라. 화가 나서 목소리를
높인다거나, 다른 사람의 말을 가로막는다거나, 위협적인
언어를 사용하는 것은 상대방에게 적대감을 갖고 있다든가
통제력이 없다는 것을 직접적으로 드러내준다. 그런 태도들은
어떤 상황에서건 삼가해야 한다. 만약 수줍음을 잘 타는
성격이라면 가깝지 않은 사람들에게 매일 먼저 인사를 하고
대화를 시작함으로써 자신감을 길러나간다. 칭찬하는 데
인색하지 말고 그들이 존경을 표하면 공손히 받아들인다.
'나'라는 말을 사용하는 것을 두려워하지 말고, 질문하는
것만큼이나 자신의 의견을 내놓는 습관을 갖도록 하라. 누가
물어보지 않을 때조차 말이다.

자신이 한 말에 다른 사람들이 동의하지 않을 때에도 그것을
개인적 반감으로 해석하지 말아야 한다. 대개의 경우 실제로
그렇지 않다. '왜'라는 질문을 자주 하는 것은 그 이상의 것을
알기 원하거나 필요로 함을 나타낸다. 침착하고 기분좋게
물어본다면(특히 직장상사에게 말할 경우) 위협이나 도전으로
받아들여이지 않을 것이다.

단순히 '왜요?'라고 묻는 대신에 '왜 그렇게 말씀하시죠?'
라든지 '좀더 설명해 주시겠습니까?'라고 말한다면 덜
위협적으로 들릴 것이다. 누군가의 의견에 동의하지 않을
때에도 매우 조용하게 그러나 단호히 말하라. 자신이 한 말에
확신을 가지고 그 사실을 번복하거나 쉽사리 자신의 의견을
취소하지 말라.

어떤 사건에 대한 자신의 감정은 그 자리에서 직접적으로
표현해야 한다. 며칠 혹은 몇 주일 지난 뒤에 털어놓는 것은
좋지 않다. 또한 자신에 대해 이야기하면서 사람을 짜증나게
하는 판에 박힌 말들을 늘어놓거나 기침, 한숨, 코를
쿵쿵대거나, 키득거리는 웃음, 그리고 '당신도 알다시피',
'여러 가지 중에', '나와 함께 하는', '음' 등과 같은 의미 없는
문구들을 자주 사용하지는 않는지 되돌아보라.

나는 충분히 당당한가?
부정적 나는 네가 오늘밤 영화관에 가고 싶어하지 않을 것 같다. **긍정적** 나는 오늘밤 영화보러 갈 것이다 — 당신도 함께 간다면 좋겠다.
불투명 당신은 항상 나에게 잔소리를 해 댄다. **구체적** 어젯밤에 당신은 나에게 네 번이나 설거지를 하라고 말했다.
불투명 당신은 내가 이야기하는 것에 전혀 귀기울이려 하지 않는다. **구체적** 나는 사업운영에 대해 많은 것을 알고 있다. 다음에는 내 의견에 귀기울여야 한다.
불투명 나는 매우 지루하다 **구체적** 나는 당신이 똑같은 이야기를 계속 반복할 때 지루함을 느낀다.

당당해지기 위해서 가장
필요한 것은 긍정적이고
구체적으로 말하는
것이다. 만약 자신이
하고 있는 말에
부정적이라면 사람들은
당신의 말에 동의하지
않을 것이다. 당신이
흐릿하게 나오거나
이야기하고자 하는 것에
대해 예를 들지 않는다면
사람들은 당신이 무엇을
이야기하려고 하는지 모를
것이다.

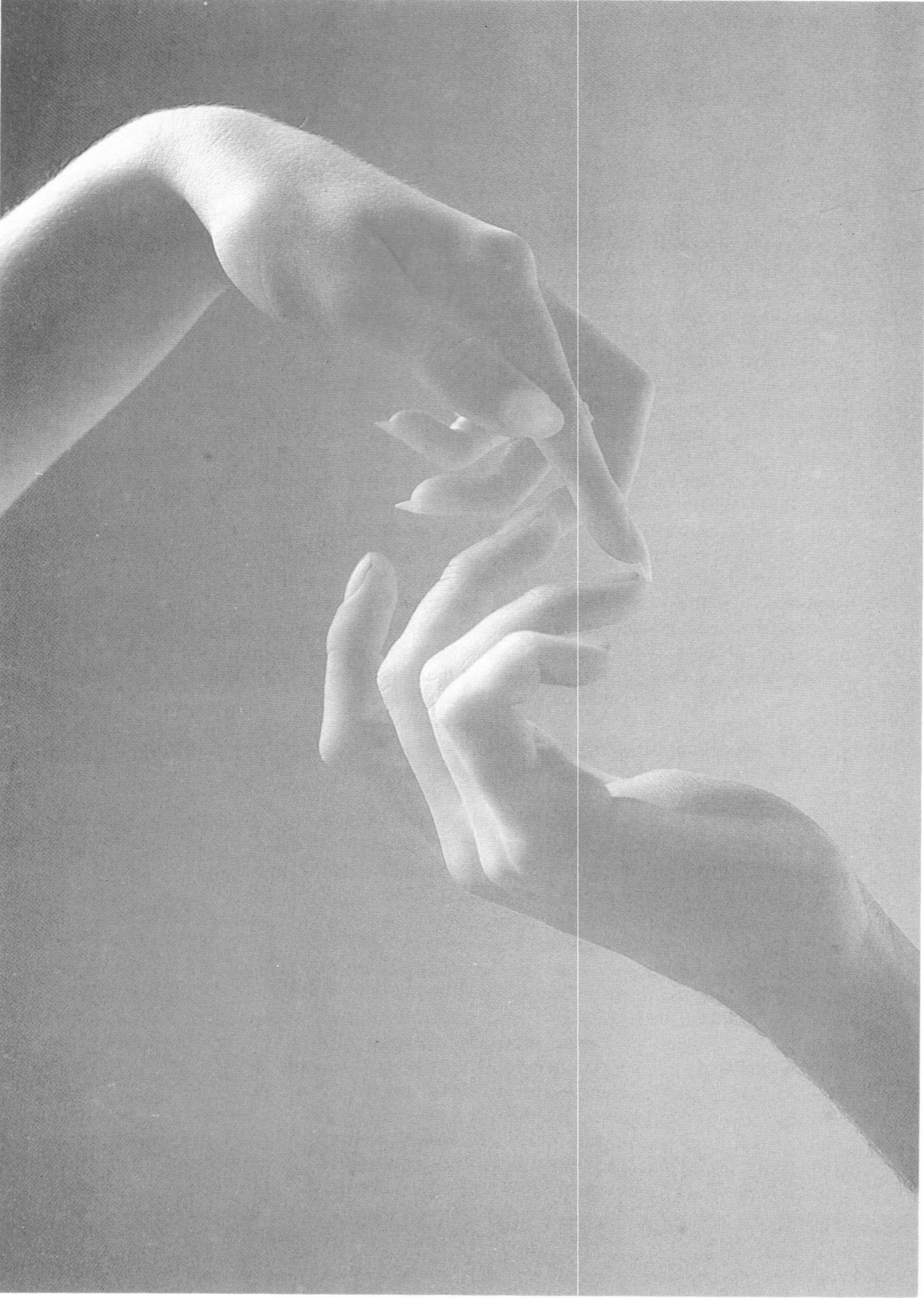

4. 관계를 맺는 기술

친밀감과 사랑이 느껴지는 관계야말로 인간의 모든 바람 중에서 가장 근원적인 것이다. 자기를 표현할 수 있는 능력과 기쁨, 그리고 정서적 안정감은 다른 사람들과 어떤 식으로 관계 맺느냐에 밀접한 관계가 있다.

우리는 많은 기본적인 욕구를 억누르지 않는 한 한순간도 행복하게 살아가기 어렵다. 우리 세대에서 다른 사람들과 지속적이고 행복한 관계를 맺는 것은 어려운 일 중의 하나가 되었다. 과거의 대가족제도와 달리 현대의 핵가족제도는 형제 자매나 친척들과의 유대감을 느슨하게 만들었다. 그러므로 우리는 더욱 자기 자신에게 의존하며 살아가게 된다. 이밖에 다른 유형의 관계들 —— 동성연애자 커플, 한쪽 부모만 있는 가족, 그리고 몇 쌍의 부부나 개인들로 이루어진 '확대가족' —— 또한 성공적으로 지속되기 위해서는 강력한 내부적 준비를 갖추어야 한다.

여성들의 사회적 역할의 변화는 사회관계에도 큰 변화를 가져다주었다. 한편 여성들은 직장 뿐만 아니라 집에서도 일해야 하기 때문에 스트레스에 시달린다(극소수의 남편들만이 가사일을 분담한다). 또한 아이들을 혼자 집에 내버려두는 것에 죄책감을 느낀다. 자신은 원하지 않지만 수입 때문에 직장에 다녀야 한다면 배우자와 아이들과의 관계가 짜증스러울 것이다. 남성들은 자신들의 영역이었던 밥벌이의 역할을 여성들에게 침해당함으로써 스트레스를 받을 수 있다.

관계를 원활히 지속시키기 위해서 변화하는 환경에 적응하고 결혼에 대한 전통적인 가치관과 지침들을 재평가해 볼 필요가 있다. 현대인들은 과거보다 자기 자신과 배우자, 그리고 다른 사람들과의 관계에서 훨씬 더 많은 것을 바란다. 성적 만족, 정서적·지적 성취감, 관심사의 일치, 야심 등이 바로 그것들이다. 이러한 것들이 더 큰 성취감과 충족감을 안겨다 줄 수 있으며 똑같은 능력을 갖춘 사람들과 손잡도록 자극한다. 이러한 협력관계는 성적 매력이나 로맨틱한 사랑만큼이나 우정과 지적 동등에 기초를 두고 있다. 하지만 또한 이러한 것들은 우리가 만족할 수 없을 때보다 더 비관적이고 참을성 없게 만든다. 배우자에게 너무 많은 것을 요구하거나 결혼생활에 대해 비현실적으로 너무 높은 기대를 하는 것은 결혼생활이 깨지는 근본원인이다. 누군가가 우리의 모든 욕구와 바람을 충족시켜주기를 바란다는 것은 비현실적인 일이다. 만약 언제 어떻게 타협해야 할지를 배우지 않는다면 가장 사랑하고 의지하는 배우자에게 참을 수 없는 아픔을 줄 수 있다. 아내나 남편의 모든 바람과 요구를 충족시켜줄 수 없다는 데서 생기는 죄책감과 자신이 부적합한 인간이라고 느끼는 자책은 부담과 고통이 자신에게 되돌아올 수 있다.

다행스럽게도 현대는 최상의 관계를 맺을 수 있는 훌륭한 조건을 제공하고 있다. 과거 그 어느 때보다도 남녀가 서로 터놓고 지낸다. 우리는 자신의 요구들을 공공연히 드러냄으로써 사람들과의 관계에서 더 큰 자유와 능력들을 갖추게 되었다. 아울러 서로 타협의 여지를 찾고, 주고받음에 균형이 이루어졌다. 이러한 수단들을 사용하여 서로의 역량을 보완하고 다른 사람들의 한계를 받아들여 최상의 관계를 맺을 수 있어야 한다.

부부

대부분의 영구적인 관계들은 처음 시작될 당시에는 행복을
가져다준다. 그러나 그것이 항상 원만하게 진행되는 경우는
드물며 자신의 삶과 주위 환경이 변화해감에 따라 관계도
변한다. 성공적인 관계는 자신의 적응능력에 의해 좌우된다.
  어떤 사건이 일어나 개인으로서 또는 배우자로서의 자질을
시험받기 전까지는 상대방에 대해 알아야 할 모든 것을 알 수
있으리라고 거의 기대할 수가 없다. 더군다나 세상에 '전형적인'
부부란 존재하지 않는다. 모든 사람들은 장점과 약점을 동시에
지니고 있으며 부부생활의 성패는 이러한 서로의 장단점을
명확히 알고, 잘 조화시켜 나가는 능력에 의해 결정된다.
자신이 일방적으로 설정한 비현실적인 기대에 상대방이 부응해
주기를 바라는 것은 상대에게 커다란 부담을 준다. 자신이나
자신의 배우자가 막 결혼했을 때처럼 항상 온화하며, 인내심
있고, 이기적이지 않으며 침착할 것이라고 생각하는 것은
비현실적일 뿐만 아니라 공정하지도 않다.
  인간은 누구나 나약하고 유혹에 빠지기 쉬우며 백 퍼센트
완벽한 배우자를 만나는 것, 완벽한 배우자가 되는 것은 모두
어려운 일이다. 지금 당장 상대를 무조건 사랑하고, **상대방의**
실패를 받아들이고, 상대방의 장점에 온 신경을 기울인다면
어떠한 문제라도 쉽게 해결할 수 있을 것이다. 평생 행복하게
지속되는 관계를 갖기 위해서는 자기인식과 노력이 필요하다.
받기보다는 주는 법을 알고, 이해와 요구, 의견에 충돌이
일어났을 때 타협을 이끌어냄으로써 관계 악화를 예방할 수
있다. 두 사람이 서로 몸을 접촉하는 것은 가장 직접적인
의사소통 방법 중 하나이다.

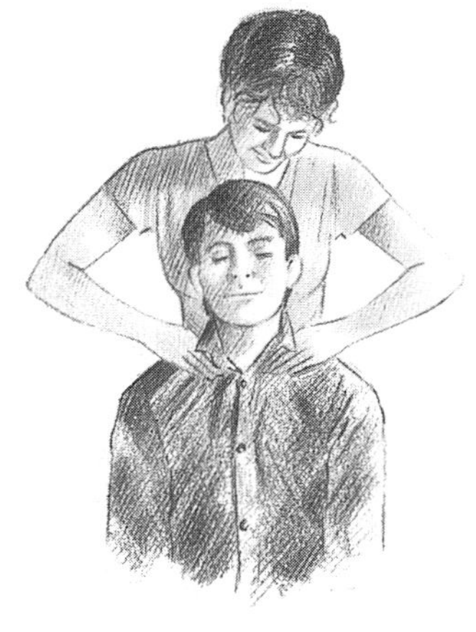

몸을 접촉하여 표현하는
것은 두 사람 사이의
의사전달의 가장 직접적인
형태이다.

갈등과 의사소통

가장 이상적인 관계에서도 갈등은 있다. 만약 당신이
의사소통의 기술을 개발한다면 훨씬 쉽게 갈등을 해결할 수
있을 것이다. 이를 위하여 우선 의사소통을 하기 위한 견고한
토대를 마련하여야 한다. 개인적 이해가 걸려 있는 문제에
대해서는 더 심각해지기 전에 숨김 없이 이야기할 수 있어야
한다.
  논쟁을 시작하기 전에 뒤로 한 걸음 물러서서 상황을
객관적으로 바라볼 수 있는 능력과 긍정적인 사고방식을
길러나가라. 배우자의 입장을 이해하려고 애쓰면 이성적인
타협안을 찾을 수 있을 것이다. 말하는 내용만이 의사전달에
영향을 끼치는 것은 아니다. 목소리, 표정, 움직임 등 말로는

표현되지 않는 신호들이 진정한 느낌들을 드러내준다.
배우자가 보여주는 이러한 신호들에 주의를 기울이고
민감해져라. 그리고 자신의 감정을 분명히 나타내려면 자기
자신을 명확히 표현하라. 벽에 부딪혀 그것을 뛰어넘을 수 없을
것 같을 때 다음과 같은 사실을 명심하라. 자신을 좀더
성공적으로 이끄는 행동과 태도에 대한 선택권은 자신에게 있는
것이다.

스트레스를 받는 부분에 대한 대비

사람과의 관계에서 변화는 언제라도 찾아올 수 있지만 자신의
역할을 재평가하고 수정토록 하는 특별한 변화의 계기가 있다.
당신은 이러한 것들을 예견하고 자신을 준비시킬 수 있다.
그리하여 그것들이 닥쳤을 때 스트레스를 피할 수 있다.
사랑에 빠지고, 구애하고, 데이트하면서 상대에 대해
알아가는 기간이 남녀 사이에서 가장 즐거운 때이다. 약혼과
결혼식, 혹은 같이 살기 시작하면서 생겨나는 스트레스는 쉽게
해결된다. 그것은 주위 사람들과의 관계나 사소한 의견
차이 —— 두 사람이 각각 자신의 생활방식을 상대방과
일치시키려는 데서 생겨나는 것으로 정상적인 것 —— 에 의해
생겨난다. 두 사람의 생활이 정착되면서, 상대방에 대해
짜증나거나 실망스러운 부분들을 하나하나 발견하고 긴장을
하게 될 것이다. 그러나 이러한 것들은 안정된 관계를 가졌다는
마음 든든함에 의해 상쇄될 수 있다. 대다수의 부부들이 더욱
크게 느끼는 스트레스는 집을 사거나 아이들을 갖는 것들이다.
살 집을 찾아다니고 이사하는 데서 오는 긴장과 탈진은
잠깐이지만 저당금을 갚아나가야 하는 재정적 부담감은 세월이
한참 흐르고 난 뒤에야 해소될 수 있다. 살림을 새로
시작한다는 것은 복잡한 스트레스를 불러올 수 있다. 원하지
않는 임신, 또는 불임은 아내와 남편 모두에게 깊은 정신적
상처를 입히고 낙태, 입양, 불임증 치료, 인공수정 등과 같은
일도 감정적인 문제를 불러일으킨다. 출산 후에는 우울증,
극도의 피로, 그리고 성생활이 중단될 위험이 있다.
어린아이들을 돌보는 것은 부모 모두에게 육체적인 피로를
안겨주는데 특히 직장에 나갈 경우에는 더욱 그렇다. 또한
아이를 두고 혼자 행동할 수가 없으므로 생활방식이 변화되며
하고자 하는 활동의 종류도 달라진다.
당신이 적응해야 할 또 다른 것은 나이가 들어 하루 종일
매이고 시달리던 직장을 그만두어 시간이 남게 될 때 일어나는
변화들이다. 그때쯤이면 건강이 나빠져 육체의 힘과 활동은
줄어들고 이제 당신과 다른 사람들과의 관계는 점차 성적

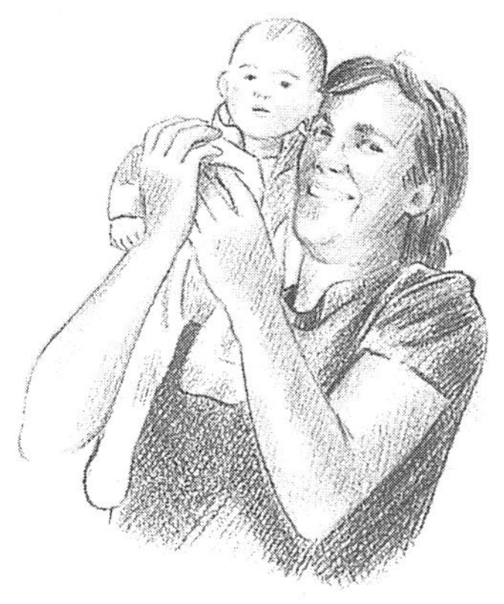

어린아이들을 돌보는 것은
힘은 들지만 매우 보람
있는 일이다.

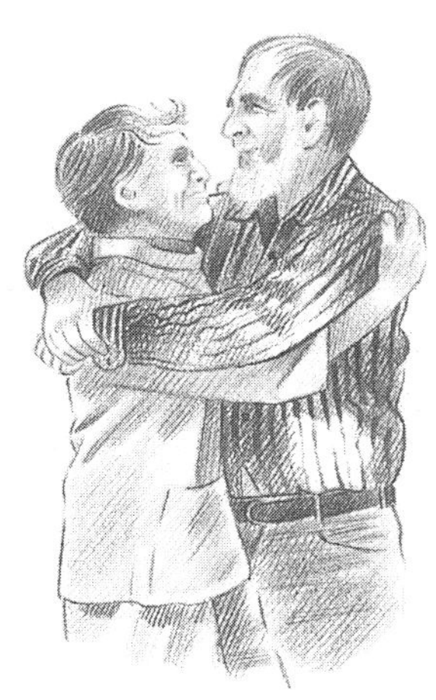

만약 친밀함과 신뢰감을
바탕으로 한 유대관계를
맺고 있다면 노년이 아주
흡족스러울 것이다.

욕구와 육체적 매력보다는 우정으로 기울게 된다.

이러한 시기에는 마음이 맞고 서로 믿는 사람들과의 유대관계가 긴밀할수록 자신의 삶에 있어 가장 충족스러운 때가 될 가능성이 높아진다. 다른 사람들과 함께 하는 관심사와 활동들이 중년까지 지속된다면 자신의 노후 또한 즐거운 것이 될 것이다.

성과 스트레스

성욕은 인간의 여러 가지 욕망 중에서 가장 즐겁고 자연스러운 것 중의 하나이다. 인간의 의사소통 수단 가운데 강력하고 만족스러운 것 중 하나인 인간의 성생활은, 사랑을 나누는 행위이면서 동시에 육체적 쾌락을 주고받는 것이다. 그것은 에로틱하고 육체적 부분 뿐만 아니라 정신적이고 정서적 부분을 포함할 때 서로를 좀더 가깝게 묶어준다. 섹스는 말보다 더 강한 의사소통 형태이다. 만족스러운 섹스를 위해서는 그것에 대해 서로 이야기할 수 있어야만 한다. 섹스가 하나의 금기사항이 되어버리면 상대에게 자신의 성적 욕구를 분명히 하기가 어려워진다.

그 결과 의심과 억제, 욕구불만에 빠질 수 있다. 그러므로 가능한 한 빨리, 무엇이 자신을 자극하거나 혹은 식어버리게 하는지 그리고 마찬가지로 무엇이 배우자를 자극시키는지에 대해 명확히 알도록 하라. 섹스에 대한 얘기는 유머와 요령, 사랑을 담아 부드럽게 하고 긴장해 있을 때는 절대 꺼내지 말라.

배우자의 몸이 어떻게 움직이는지를 살피며 남자와 여자의 성의 차이점들에 대해 이야기하도록 하라. 남성들은 여성들이 호르몬 주기의 변화에 영향을 받으며 어떤 피임법을 선택하느냐에 따라 여성의 반응이 좋아질 수도 나빠질 수도 있다는 것을 알아야 한다. 또한 아이를 낳은 뒤 몇 달간 그리고 폐경기에는 여성이 성을 즐길 수 있는 능력이 달라질 수 있다.

반면에 여성들은 남성들이 스트레스를 많이 받으면 너무 이른 사정이나 음위를 일으킬 수 있다는 것을 알아두어야 한다. 대화와 사랑이 담긴 이해심으로 이러한 문제들을 해결할 수 있다.

만약 드러내놓고 이야기할 수 없다면 몸으로 전달하여라. 좀더 접촉을 많이 하고 육체적인 도발행위도 보여라. 거북함을 극복할 수 있을 것이다. 포옹이나 키스, 손을 잡거나 쓰다듬는 등 단지 서로 잡는 것만으로도 친밀함을 더하고 어색함을 없앨 수 있을 것이다.

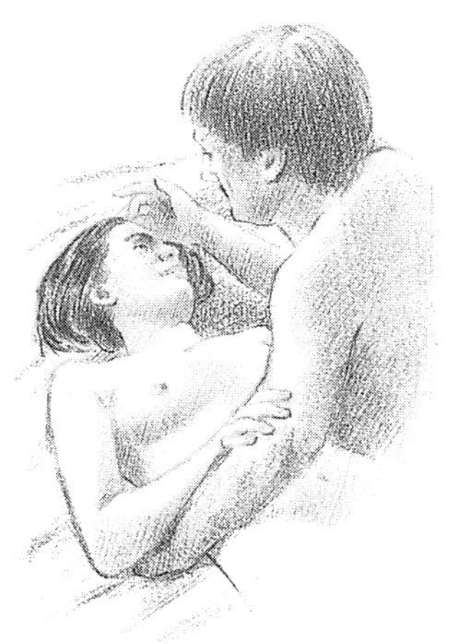

대화, 사랑이 담긴 몸짓, 그리고 이해심은 원만한 부부관계에 필수적이다.

정상적인 것과 당신

대중매체들이 섹스에 대해 다룬 것을 기준으로 하여 스스로를
정상적이지 않다고 진단할 때가 있다. 즉 자신의 섹스 행위와
취향이 올바르지 않다고 생각할 수도 있다. 그러나 섹스에
관하여는 정상적이라는 것이 없다.

중요한 것은 당신의 행위와 방식이 자신과 상대방을 기쁘게
하느냐이지 다른 사람들도 그렇게 하느냐, 하지 않느냐가
아니다. 무엇을 바라는가는 개인에 따라 많은 차이가 있다.
그러나 두 사람의 요구가 크게 차이날 경우에는 적당히
조절하는 것도 필요하다.

좋은 섹스란 항상 저절로 이루어지는 것은 아니다. 만약
당신이 바쁘고 스트레스를 받는 생활에 쫓긴다면 섹스를
즐기기에 가장 좋은 시간을 정해두는 것이 필요하다. 이것은
계산적이라고 볼 수 없다. 이것은 지극히 개인적인 문제이며
상대방과 거리낌 없는 대화를 통해 결정하는 것이다.

만약 당신에게 심각한 성적인 문제가 있다면 전문가와
상담하도록 하라. 새로운 테크닉을 배우고 터득할 수 있으며 더
큰 즐거움을 위해 능력을 발전시켜 나갈 수 있을 것이다.
이러한 것은 성에 대한 전문지식을 통해서만 이루어지는 것이
아니라 자신감에 의해서 생겨나기도 한다. 자기 자신의 성적
취향을 발전시켜 나가려면 실습 뿐만 아니라 시간 또한
필요하다. 그리고 자기 혼자만이 아니라 배우자와 함께
경험하여 발전시키는 것이다.

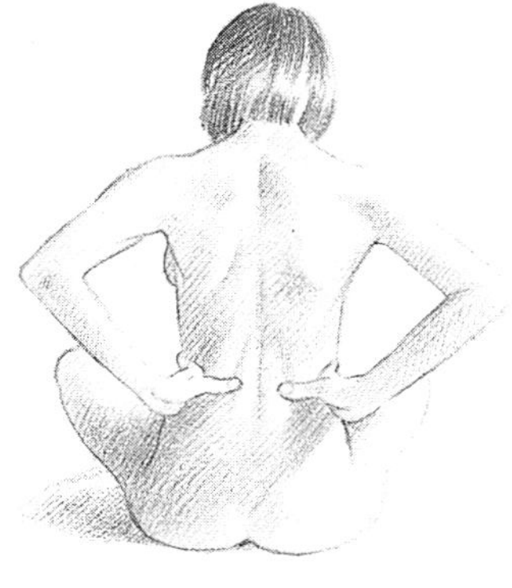

육체적인 표현은 비록
짧은 순간이지만 당신에게
휴식을 주며 긴장을
해소시킨다.

가족과 그룹

자신감은 전염된다. 만약 자신이 행복하고 자신 있게
행동한다면 가족생활이 원만해질 확률은 높다. 자신이 요구하는
바에 대해 당당하게 되며 가족들로부터 존경과 존중을 받게 될
것이다. 우리는 유머 감각, 다른 사람에 대한 배려, 그리고
가족들의 요구에 항상 귀를 기울이는 것이 미덕이라고
교육받아왔다. 그러나 자기를 너무 많이 희생해서는 안 된다.
즉 아내로서 가정주부로서 또는 부모로서 자식들의 사랑과
가족의 존경을 받아야만 한다는 완벽주의적인 강박관념은
버려라. 당신은 사랑받을 만한 자격이 있다. 당신은 그
나름대로의 특성과 결점을 갖춘 하나의 개인이다. 자신이
어떠한 사람이든 그것을 받아들이고 인정하도록 하라. 자신이
좋아하는 것과 요구사항, 그리고 감정들을 털어놓아라. 그러면

의사소통이 원활하며, 개방되어 있고, 정직하고, 이해심 있는
가족 분위기를 조성할 수 있을 것이다. 마찬가지로 자녀들에게
무리한 요구를 하거나 높은 기대를 갖는 것은 불공평하다.
그들에게는 당신이 좋아하는 것을 좋아하고 당신의 야망을
충족시켜야 할 어떤 의무도 없다. 그들에게 하나의 인격체로서
성장할 수 있는 자유를 줘라. 이렇게 하는 것이 스스로 발전을
도모하고 자신을 자유롭고 솔직하게 표현할 수 있는 환경을
제공하는 것이다.

주기, 받기 그리고 나누기

가족간에는 사랑 뿐만 아니라 규율도 존재해야 한다. 철저한
규율은 가정내의 혼란을 막아 좀더 조화롭고 균형 잡힌
일상생활을 이끌어나갈 수 있게 한다. 규율을 지키고 좋은
행동과 예의범절을 배우면서 자란 아이는 부모를 존경하고
아이들이 성장하면서 생기게 되는 갈등을 적게 느끼게 된다.
아이들이 자라면, 가족 전체에게 영향을 끼치는 문제에
대해서는 그들의 의견을 물어보도록 하라. 한 가족으로서 교육,
성, 건강, 영양섭취, 여가생활, 가계에 관해 함께 이야기하라.
아이들의 요구와 바람을 고려하고 그들을 대화에 참여시킨다면
자신의 요구사항 역시 쉽게 받아들여지고 상호 존중하는 태도가
길러질 것이다. 더불어 아이들은 스스로 자질과 경쟁력을 기를
것이며 좀더 자발적으로 가족의 책임을 나누어 맡고 결정을
내릴 것이다.

　당신은 이 협력관계를 일상 속에서 확대시켜 나가야 한다.
모든 가족들이 교대로 식사를 준비하고, 장을 보고, 집안일을
분담하게 하라. 당신이 직장여성이라면 슈퍼우먼 신드롬에서
벗어나, 혼자서 모든 집안일을 하겠다는 생각을 버려라.
아버지가 집안일을 분담하는 것을 보고 도우며 자란 아이들은
보다 자립적이 될 것이며 그들이 성장하였을 때 집안일을
여자들만의 일이라고 치부하는 경향이 줄어들 것이다. 가능하면
아이들이 부모가 하는 일을 대신하고 분담하게 하라.
아이들에게 부모라기보다는 친구가 되도록 하라. 그러면 그
가족 하나하나가 결속력 있는 가족의 구성원들로서 서로 돕고
살아갈 수 있을 것이다.

두 명의 음악가가 함께
연주하는 것처럼 누구나
성공적인 관계를
발전시키고 상호작용을
위해서는 서로의
감정전달과 대화가
필요하다.

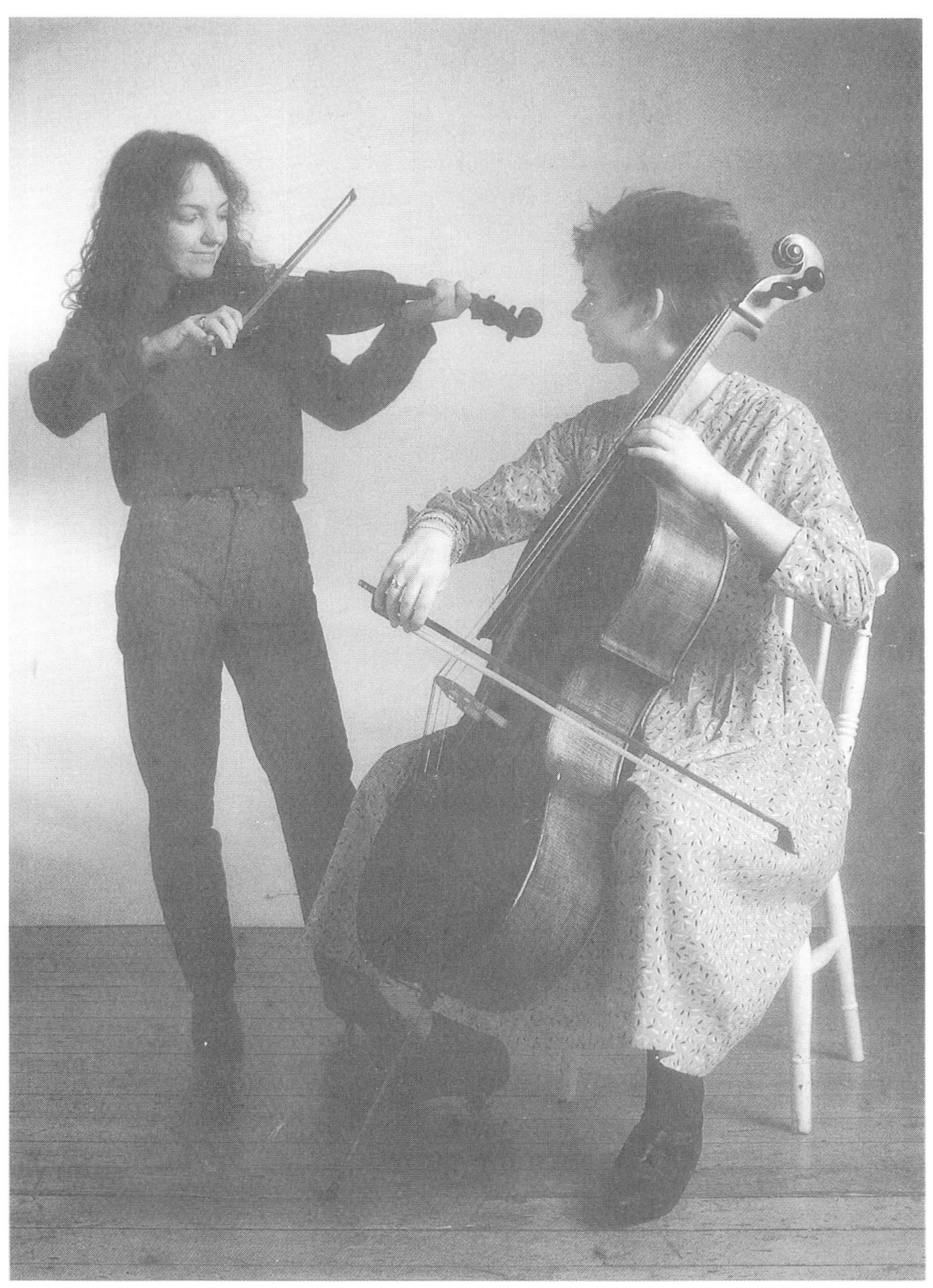

돈

많은 사람들이 돈 때문에 많은 스트레스를 받는다는 것에
공감한다. 이것은 꼭 돈이 충분하지 않을 때에만 해당되는 것은
아니다. 문제의 근본 원인은 돈에 대해 충분한 대화를 나누지
않는다는 데에 있다. 그 결과 어린아이들은 부동산을
매입하거나 임대하는 일, 남에게 손을 내밀지 않고 살아가는
법, 그리고 수입과 지출을 맞추는 일 등 가정의 경제적인 면은
모르는 채 성장할 수 있다. 돈에 대해 터놓고 이야기하기를
꺼려하는 이유가 종종 어린시절 돈에 대한 근심이나 가난의
기억 때문일 수 있다. 또한 사회의 가치관 때문에 얼마나 많은
돈을 벌어들이느냐로 자신의 가치를 매기려는 경향이 있다.
그래서 돈을 많이 못 버는 직업을 가졌을 경우에는 자존심 상해
하며 다른 사람들과 돈 얘기를 터놓고 하지 못한다.

　아이들에게 돈 관리에 대한 기본적인 원칙들을 설명해 주면
그들이 돈에 대해 합리적인 태도를 취하는 데 도움을 줄
것이다. 이러한 재정적인 지식은 아이들이 성장하였을 때
값으로 매길 수 없을 만큼 가치가 있다.

　아이들로 하여금 전기세와 가스세를 계산해 보도록 하는 등
어떻게 세금이 매겨지는가를 설명해 주는 것은 그들이 책임감
있는 어른으로 성장해 나갈 수 있도록 준비시키는 것이며
그들이 집을 떠나 살게 되었을 때 재정적인 어려움을 타개하는
데 도움을 준다. 어떻게, 어디에다 돈을 효율적으로 저축해
두는지를 실질적인 가르침을 통해서 뿐만 아니라 예를 들어
설명해 주도록 하라.

예산짜기	
매주 여행 음식	3개월마다 전기 가스 전화
매달 임대료/저당금 신용카드 요금	매년 보험료 수도요금 휴가 크리스마스

재정적인 스트레스 중의 많은 것은 계획의 부족에서 생겨난다. 정기적으로 나가는 돈의 지출표를 만들어 각 항목에다 다음번 예상 지출액을 써놓아라. 그러면 얼마만큼의 돈이 남을 것인가를 알 수 있을 것이다. 이 방법은 또한 아이들에게 예산안 짜기를 가르치는 데 도움이 된다.

가족 외의 그룹

가족 구성원의 유대감만으로도 생활은 윤택해질 수 있다.
그러나 시야를 넓히고 다른 사람들과의 관계를 발전시켜
나가고자 한다면 동료들, 그리고 가족 외의 친구들과의 관계를
어떻게 정착시켜나가야 하는지 알아야만 한다.

　다른 여러 나라의 사람들, 다양한 직업과 배경을 가진
사람들과 관계를 맺는 것은 인간성이나 사회의 성격 뿐만
아니라 우리 자신에 대해서도 많은 것을 알게 한다. 친밀하고
애정이 돈독한 관계에 대한 욕구는 나이가 들어감에 따라 더
커지며, 힘들거나 스트레스를 받을 때 가족 사이에서 얻을 수
없는 것을 대신하거나 보충해 줄 수 있다.

　친구를 사귀는 데 있어 자신의 직관을 따르고 그 맺은
관계들을 살찌워나가라. 거기에는 가족간의 관계만큼이나

주고받음, 타협과 헌신이 요구된다. 관계를 맺음에 있어 때로는
나이의 장벽을 뛰어넘어라. 나이가 든 좋은 조언자나 거리낌
없는 이야기 상대는 가족에게는 털어놓을 수 없는 힘든
상황에서 한쪽으로 치우치지 않도록 지혜로운 충고를 해줄 수
있다.

지원하는 그룹

어떤 문제가 있을 때 그것을 가까운 친구들과 가족들에게
이야기하는 것보다 그 외의 누군가에게 털어놓는 것이 더 나은
경우가 있다. 가까운 사람일수록 올바른 충고를 기대하기가 더
어려울 경우가 있는데 그것은 그들이 당신을 너무 잘 알아
감정적으로 치우칠 경향이 있기 때문이다. 그들은 답변에
필요한 전문지식이 부족할 수도 있다. 그러므로 피임이나 임신
그리고 성행위로 감염되는 질병 등에 대해서는 산부인과 의사나
가족계획 상담소에서 자문을 구해야 한다. 가족문제와 감정적
문제들을 전문으로 다루는 성 문제 전문 의사들과 카운셀러들은
다양한 개인적인 문제와 다른 사람들과의 관계에서 빚어지는
문제들을 광범위하게 다룬다.

그것은 시민상담가나 변호사 또는 회계사가 일반적으로 재정,
이혼, 그리고 법률문제를 다루는 것과 비슷하다. 약물중독,
알코올중독, 우울증, 외로움 그리고 강간 등은 사회적인 도움이
필요할 때 찾아갈 수 있는 이러한 자원봉사자 모임이나 상담
센터들이 생기게 된 이유이다.

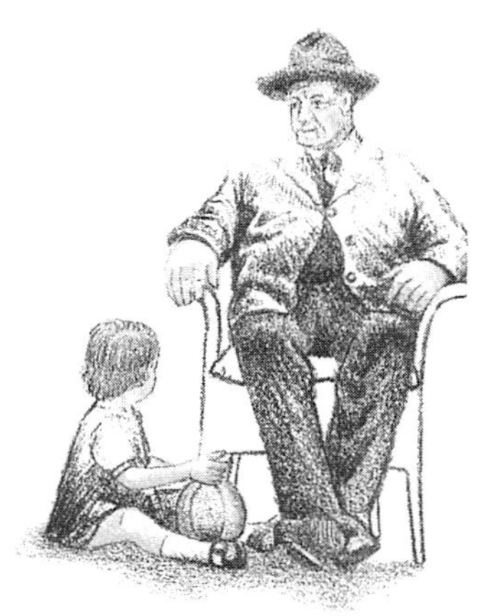

나이가 든 좋은 조언자나
거리낌 없는 이야기
상대는 당신을 이해해
주고 지혜로운 해결을 할
수 있게 도와준다.

5. 즐겁게 일하는 법

일은 우리의 삶을 지배한다. 대부분의 사람들은 하루에 8시간씩 일한다. 게다가 출퇴근 시간, 일을 준비하는 데 걸리는 시간, 그리고 오버타임까지 합치면 훨씬 더 많은 시간을 소비한다. 일과 일에 관련된 활동들이 일주일에 5~6일간 우리의 기상시간을 좌우한다.

서구사회는 일의 윤리를 기초로 한 사회이다. 이러한 경향은 일에 대한 태도를 금욕적이고 진지하게 만든다. 우리는 많은 시간을 일을 하며 보내고 불편한 작업환경도 말 없이 견디어낸다. 또한 승진을 자아실현의 수단이라기보다는 성공의 상징으로 보고 추구하는 경향이 있으며 돈을 버는 일로 자신의 자존심을 세우려고 한다. 일과 연관된 스트레스는 오늘날 대부분의 질병과 정신적인 질환의 원인으로 대두된다. 그러나 요즈음 다행스럽게도 일에 대한 우리의 시각이 변해 가고 있다. 우리의 요구와 기대는 보수와 작업조건에서 일의 질과 직업의 만족도로 점점 이전하고 있다. 일은 또한 우리에게 소속감과 목표의식을 준다. 상업과 산업에 바탕을 둔 사회는 우리의 역할을 한정하여 일치감을 강화시켜주며 책임감을 부여한다.

이상적인 환경 속에서 삶의 영역은 확장된다. 일에 대한 만족도와 성취감이 높을 때, 일하는 것을 즐기며 잘해 나갈 때, 최선을 다했을 때 제공되는 기회와 도전들은 우리로 하여금 발전하고 성장해 나갈 수 있도록 도와준다. 그러므로 자신의 재능이 무엇인가를 안다면 직업에 대한 만족도를 높일 수 있을 것이다. 직업에 대해 만족하느냐 그렇지 않느냐를 가늠하는 요소들은 개인마다 다르다.

어떤 사람들에겐 안정성이 가장 중요하며 다른 사람에겐 자신의 목표를 설정할 수 있는 자유가 가장 중요한 것이다.

일이 주는 스트레스가 늘어나면서 점점 더 많은 고용주들이 작업방법과 회사방침을 재조직하기 시작하고 경영진과 사원들간의 의사소통 수단들을 개선해 나가고 있다. 이 과정에서 고용인들은 좀 더 많은 권리를 행사하게 되었으며, 욕구불만을 줄일 수 있게 되었다.

너무 할 일이 없어 지루하다거나 실직으로 인한 욕구불만 또한 스트레스를 일으킨다. 여기에 대한 최선의 해결책은 자기수양을 쌓는 것이다.

고용구조와 우리의 일하는 방식은 변화하고 있다. 사람이 남아돌고, 실직, 그리고 '작업시간의 단축'이 점차 보편화되고 있다. 이에 따라 여가가 더 많아지고 생활의 질이 향상됨에 따라 우리는 자신이 직업에서 추구하는 바와 작업방식을 재평가하게 되었다. 근무시간의 단축, 자동화, 작업시간대의 융통성 있는 선택, 분업, 그리고 컴퓨터의 보급은 새로운 작업방식의 장을 열었다. 그것들은 또한 일에 대한 개념 전반에 걸쳐, 새롭고 환영할 만한 인간성 부여가 이루어지고 있음을 암시한다.

보다 자유롭고 보다 공개된 의사전달 시스템과 개선된 작업 관계가 우리들로 하여금 필연적으로 자신의 직장생활에 대한 더 큰 통제와 요구, 주장을 가능케 하였다. 이러한 것들은 우리가 스트레스를 덜 받고 보다 행복하고 조화로운 직장생활을 하기 위해서 반드시 이루어야 할 변화들이다.

일의 조직화

일에 대한 계획을 미리 세워두면 일에 의한 스트레스를 덜 받게
된다. 적절한 조직과 계획의 부족이 아마도 직장에서 받는
스트레스의 가장 일반적이고 근본적인 원인일 것이다. 자신의
작업계획을 짜고 어떤 분명한 원칙에 따라 업무를 수행해
나간다면 훨씬 정돈된 느낌을 가질 것이다. 그 원칙이라는 것은
딱딱한 것이 아니라 어느 정도의 다양성과 융통성을 지닌
것이다. 자신의 능력을 알고 있을 때 자신의 일을 보다
효율적으로 조직할 수 있는 많은 방법들을 알게 된다. 목표를
세우고 시간표를 짜는 일, 일지를 쓰는 일, 그리고 긴급한
사항들을 먼저 처리하는 것들이 모두 혼란과 혼동을 피하게
해준다. 자신의 방식에 따라 일을 처리하는 데 걸리는 시간에
맞춰 일을 하게 됨으로써 자신이 하는 일에 대해 통제권을
가지게 한다. 문제를 논리적으로 생각하는 것, 여러 가지
가능한 해결책을 다양하게 써보내는 것, 그리고 타당성 있는
도표들을 이용하는 것 또한 당신이 일을 조직하고 자신의
활동을 계획하는 것을 도와줄 것이다.

일상과 다양성

너무 똑같은 생활이 계속되면 마음이 무뎌지고 의욕이
없어진다. 게다가 많은 업무와 책임량에 직면하게 되면 혼란과
스트레스가 생기므로 당신이 자신의 일에서 효율성과 즐거움을
모두 추구하고자 한다면 두 상황에서 적당한 균형을 취해야
한다. 만약 당신의 업무내용이 지나칠 정도로 변화무쌍하고
예측할 수 없는 것이라면 시간표를 정해 규칙적으로 일상적인
일들과 우편물을 처리해야만 당신의 삶과 일에 질서가 생길
것이다. 또한 한꺼번에 많은 일들의 처리를 요구받았을 때는
'아니오'라고 말할 수 있어야 하며 일정이 꽉 차 있을 때에는
다른 사람들에게 일을 넘길 준비도 되어 있어야 한다. 만약
당신의 업무가 변화라곤 없는 종류의 것이라면 일정한 계획을
세워 단조로움을 깨도록 노력하라. 멈추는 법, 한 발 뒤로
물러서는 법, 그리고 자신의 일에서 어떤 만족감을 얻는 법을
배우라. 아무리 바쁘더라도 때때로 휴식을 취하면 기분이
상쾌해지고 다시 일을 시작할 때 능률도 올라간다.

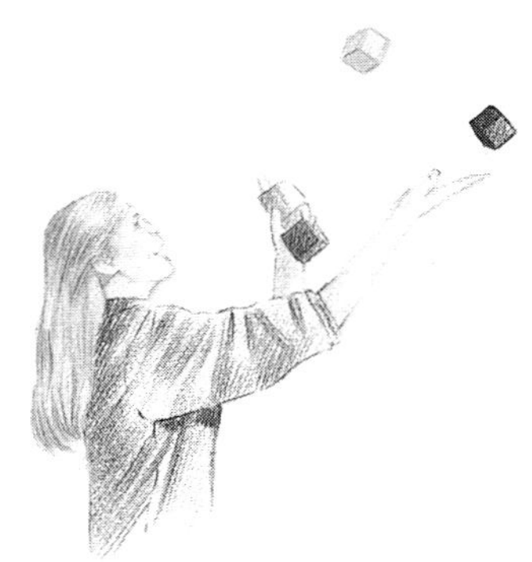

조직에 대한 도전은 마치
요술처럼 모든 것은
부드럽고 율동적으로
만들어준다.

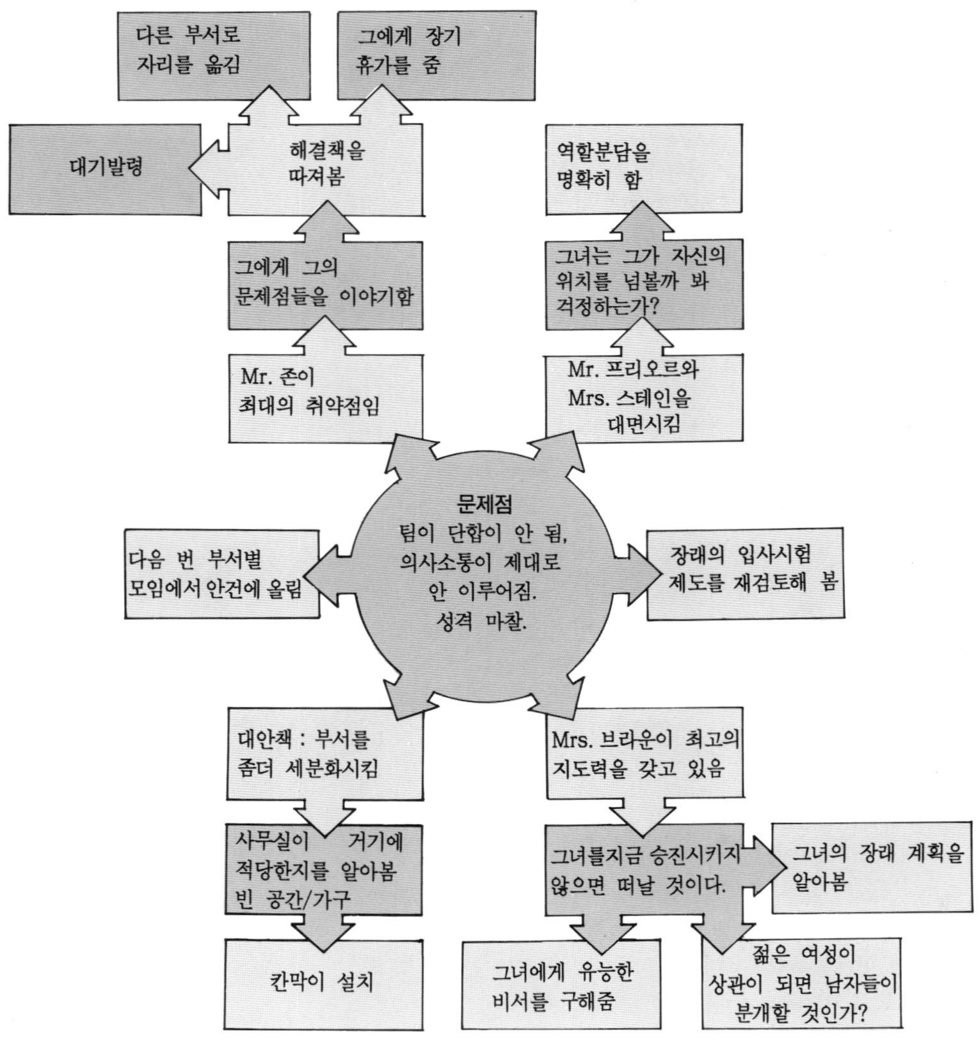

일의 조직기술들

일지, 일정표 그리고 목표 등을 만들어나가면 일을 처리하는 데 많은 도움을 받을 것이다. 그러나 어려운 문제가 생겼다면 간단한 목록만으로는 해결의 실마리가 보이지 않을 것이다.

만약 이러한 일이 발생한다면 논리적인 도표들을 만들어보도록 하라. 기본이 되는 문제를 가운데 쓰고 나서 바깥쪽으로 뻗어나가는 가지들에 서로 관련된 생각들, 질문들, 그리고 가능한 해결책들을 모아나가라. 이렇게 도표를 만들면 당면문제에 따라 조직적으로 뻗어나가며 어떻게 다양한 성분들이 서로 연관되어 있는가를 한눈에 볼 수 있다.

일에 대한 만족감

자신의 일에 대해 만족하면 할수록 스트레스를 받을 가능성은
점점 적어진다. 직업에 대한 만족도에 영향을 끼치는 요소는
아주 다양하다. '당신은 자신의 일을 해나가는 방식에 어느
정도의 통제권을 갖고 있는가? 당신이 하고 있는 일에 대해
얼마만큼의 자부심을 느끼는가? 어느 정도의 인정을 받는가?
어떤 환경에서 일하는가? 누구 밑에서 일하는가? 안정성,
보수, 승진의 전망이 어느 정도인가?'가 그것들이다. 이러한
것들 중의 어떤 것은 우리의 통제권을 넘어서 있다. 그러나
때로는 태도의 변화가 놀라운 결과를 낳을 수 있다. 자발적으로
움직이는 법을 배우도록 하라. 이것이 스스로의 가치와 능력을
인식하고 거기에 자부심을 느끼게 도와줄 것이다. 또한
장·단기 목표를 세움으로써 만족도를 높일 수 있다. 여기에
동료나 상사의 후원이 한정돼 있는 경우 자신의 일에 대한
관심과 사명감을 더해 줄 수 있다. 끝으로 다람쥐 쳇바퀴 도는
듯한 단조로움에서 벗어나라. 가능하다면 자신의 일에서 **한 발**
물러설 수 있는 여유를 가지고 일이 잘 되었을 경우에는 **약간의**
자부심과 즐거움도 만끽하라. 잠시 쉬고 나면 일의 능률이 더
높아질 것이다.

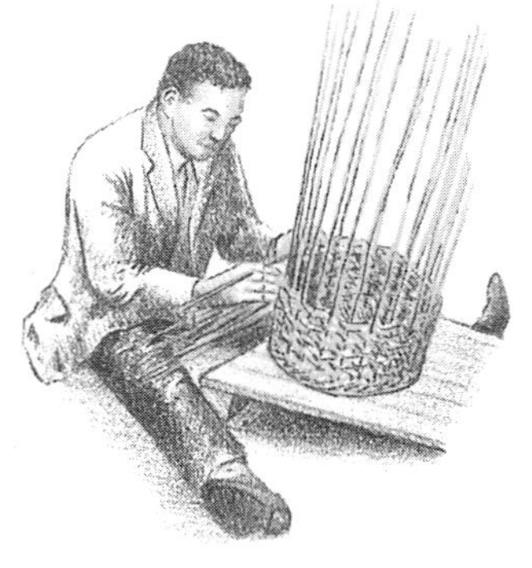

예술가들은 다른 직업에
종사하는 사람들보다
직업에 대한 만족도가
높은 편이다. 그들은
한발짝 물러서 자신이
완성한 작품에 대해
감탄할 수 있는 이점을
가지고 있다.

사회에 자신을 맞추어라

직장에서 같이 일하는 사람들과 마음이 맞는가, 아닌가는 아주
중요한 일이다. 또한 그들과 어떠한 방식으로 결합할 수 있는가
역시 중요하다. 일반적으로 팀의 규모가 작을 때 능력을 최대한
발휘할 수 있다. 성격, 팀정신, 혼자만의 시간과 공간에 대한
필요, 다른 사람들에게 바라는 점 등이 자신의 능력을 최대한
발휘하여 일할 수 있는 팀의 규모를 결정한다. 이것은 자신의
힘으로는 거의 어떻게 해볼 수 없는 것이므로 자신을 거기에
맞추도록 노력하라. 네 명 내지 여덟 명이 일을 매끄럽게
처리하는 데 가장 적당하다. 모임이 작을수록 그 구성원들은
서로 친밀하게 지낼 필요가 있는데 그것은 직장에 발을 디뎠을
때 명심해야 할 것들로, 이는 마찰과 긴장을 피하기 위해서다.
사람이 많아 북적거리면 많은 스트레스를 받을 수 있고 홀로
격리되어 있을 때만큼이나 고립될 수 있다. 사실 작업장 규모는
함께 일하는 사람들의 숫자만큼이나 중요한데 그것이 당신과
다른 사람들과의 거리, 그리고 개인의 테두리를 결정짓기
때문이다.

작업환경

작업장의 환경은 우리의 건강이나 기분에 많은 영향을 끼칠 수
있다. 우중충하고, 비인간적이고, 불편하며, 사람들이 지나치게
북적거리는 작업장에서는 무력감과 욕구불만이 생길 수 있다.
그러나 사소할지라도 당신을 내리누르는 듯한 열악한
작업환경을 개선시킬 수 있는 방안들이 있다. 사무실의 벽면을
포스터나 그림, 카드 그리고 화초로 장식해 분위기를 밝게
만들도록 한다. 신선한 꽃들을 들여놓고 자신의 취향에 맞는
것들을 될 수 있는 한 많이 활용하여라.

　　일하는 곳에서 사고가 일어날 가능성이 높을수록
안전수칙들에 더 유의하라. 만약 당신이 공장에서 일을 한다면
규정에 맞춰 장비와 기계류를 사용하고 있는지를 확실히
해두라. 위험이 발생할 것 같으면 시간이 걸리더라도
안전수칙에 따르라. 모든 사람들이 안전수칙들을 염두에 두고
일하도록 유도하라.

직장에서 공해와 싸우기

적절한 환기는 필수적이다. 담배연기, 먼지 등은 적절하게
환기되어야 한다. 자연적인 통풍은 공기조절장치보다 더
효과적이다. 공기조절장치는 오히려 동맥경화, 눈의 따끔거림,
목의 건조, 두통 그리고 피로를 가져다 준다. 특히 밀폐된
공간에서 화학물질들을 다루고 있다면 가능한 한 자주 창문을
열어주어라. 공기조절장치를 이용할 수밖에 없다면 온도를
약 20°C로 유지하고, 아울러 쾌적한 느낌이 들도록 적절한
습도를 유지하라. 식물이나 꽃들을 활용하거나 대야에 물을
떠놓으면 습도가 올라갈 것이다. 공기이온화(전지) 장치는,
신선한 공기를 유지함으로써 답답함, 나른함,' 목감기 그리고
눈의 피로들을 덜어준다. 흡연을 엄격히 금지하는 것 또한
신선한 분위기 유지에 도움이 될 것이다.

　　공기이온화장치(VDU)를 사용할 때는 주의해야 한다.
사용시간과 밝기를 조정하면서 사용한다. 복사기는 주로 업무를
보는 장소로부터 떨어진 곳에 두어라. 공기이온화장치는
담요에서 나오는 화학적인 정전기를 제거하고 전구빛을
증강시켜준다.

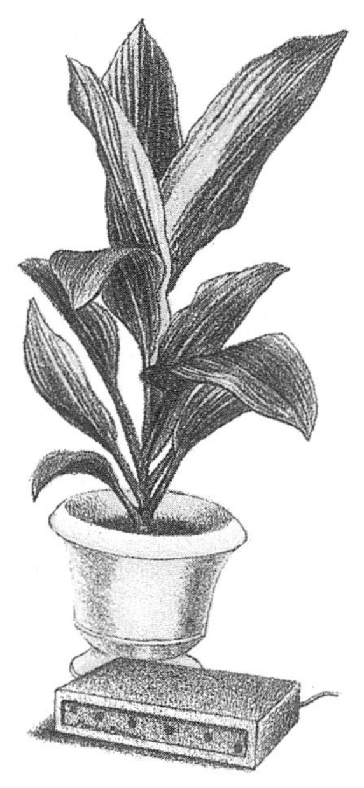

이온화(전리)는 답답함을
막아주며, 식물들은 실내
습도 유지에 좋다.

말하기

당신이 어떠한 직업에 종사하든 의사소통은 승패를 가늠하는 기술이다. 만약 당신이 소심하고 당당하지 못한 성격의 소유자라면 다른 사람들의 주목을 받지 못하거나 자신의 뜻을 제대로 전달하지 못하는 것에 대해 좌절을 느낄 것이다. 그러나 반대로 지나치게 설쳐대도 사람들이 당신을 무시할 것이다. 두 가지 경우 모두 적절하지 못한 태도이다. 만약 당신이 소속되어 있는 팀이나 부서와 관련해 문제가 있다면 위와 같은 일이 생기기 전에 동료의 도움을 요청하라. 행동의 순서를 정하고 얘기하고자 하는 문제점들을 짚어나가라. 만약 상사와 관계가 좋지 않다면 그 또는 그의 비서나 직속 상관의 신임을 얻도록 노력하라. 자신이 준비를 잘 갖추었다고 느낀다면 좀더 자신감을 가질 것이다.

누구하고의 대화에서도 공격성을 띄지 말아라. 당신은 이야기를 하려는 것이지 싸우려는 것은 아니다. 편안하고 미소 띤 부드러운 태도가 서로의 감정대립을 막아주고 품위 있는 대화 분위기를 조성한다. 다른 사람들이 이야기하는 것을 중단시키거나 그들이 말을 맺지 못하고 우물거릴 때 대신 나서지 말아라. 사람들이 말을 마쳤을 때 비로소 자신의 말을 시작하라. 목소리를 높이거나 위협적인 행동은 절대 삼가하여라. 그리고 감정적으로 되지 않도록 노력하라. 논리와 당당함, 그리고 유머감각을 적절히 사용하여 자신의 견해를 피력할 때 사람들이 당신의 의견에 대해 깊이 고려해 볼 가능성은 더 커진다.

의사소통상의 문제점 풀기

일을 할 때 의사소통이 원활히 되지 않는 데에는 많은 원인이 있는데 때때로 계층적 구조가 장벽이 될 수도 있다. 예를 들어 맨 윗자리에서 독재적인 의사결정권을 휘두르는 상사가 있고 그 밑에 있는 직원들은 회사방침에 대해 아무런 발언권을 가지지 못한다면 의사소통이 자유롭게 이루어질 가능성은 거의 없다. 고용주가 사원들을 우선으로 생각하고 의사결정에 참여하는 것을 장려하는 사람이라면 각 부서끼리의 의사소통도 장려할 것이다. 반면에 방법과 태도에 있어 융통성이 없다면 의사소통의 통로는 좁아진다. 갈등이 생겼을 때는 신속히 대처하라. 행동을 미루면 일이 더 악화될 뿐만 아니라 문제를 해결하기도 더 어려워진다.

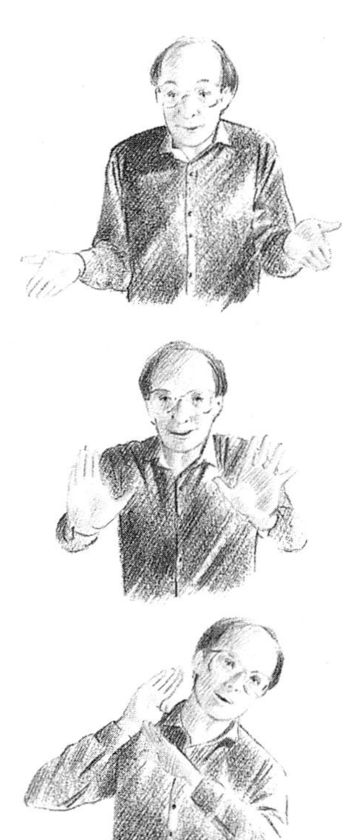

몸동작은 의사소통을 도울 수도 방해할 수도 있다. 마음의 문을 연 듯한 완곡한 동작(위)은 환영의 표시일 뿐만 아니라 자신이 말하는 만큼 남의 말에도 귀기울여야 한다는 것을 암시하고 있다. 그러나 손바닥을 펴 보이거나(중앙), 자르는 듯한 동작(아래)은 상대방을 거절하는 것 같아 불쾌감을 줄 수도 있다.

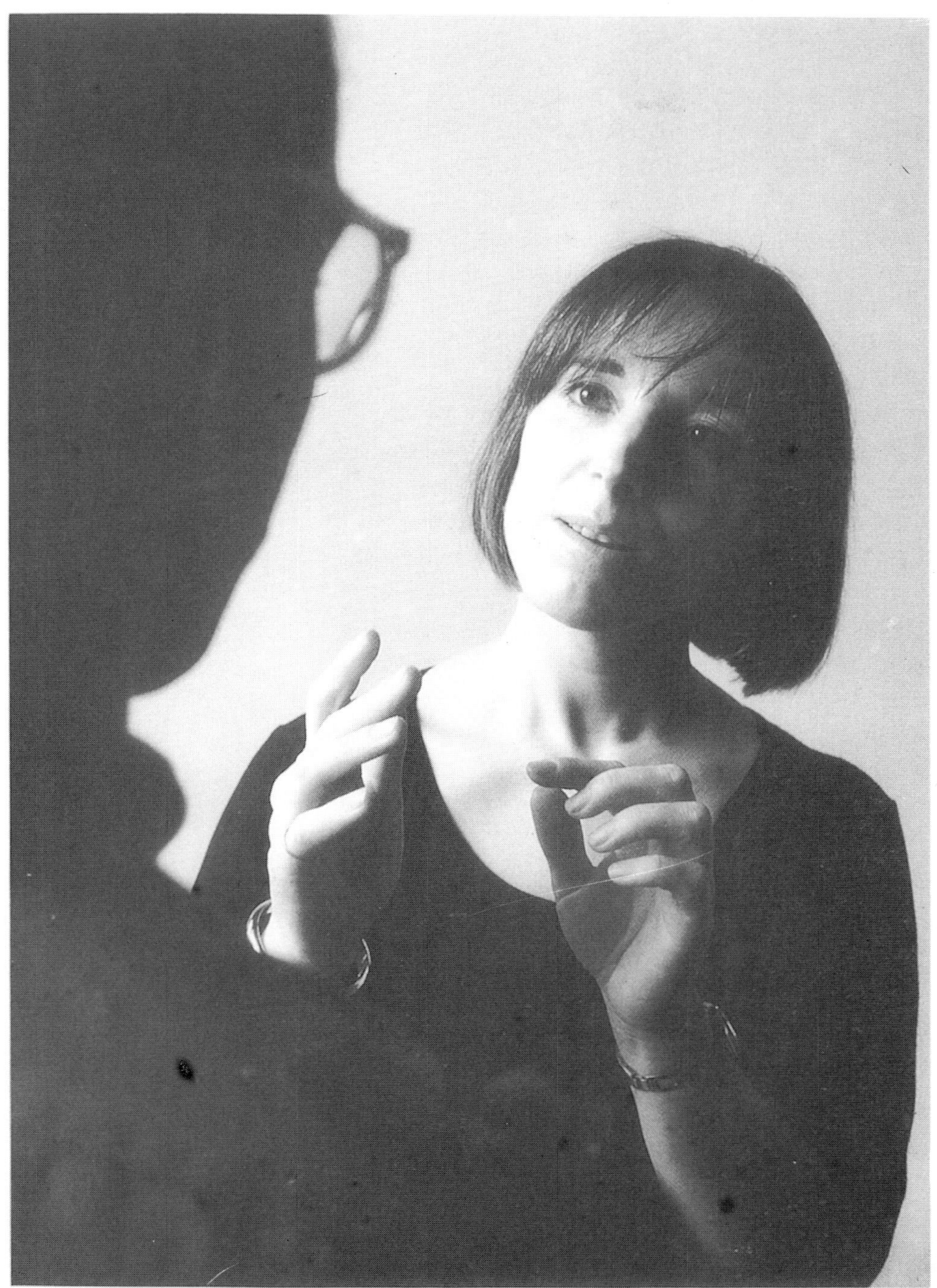

도전에 응하기

대부분의 사람들은 일상적으로 자신이 해야 할 일들을 손쉽게
그리고 효과적으로 수행하기를 바란다. 일상적인 일의 수행에서
우리는 안정감을 느끼지만 야심적인 도전들은 지적 또는
창조적인 자극을 유발한다.

　이러한 일들이 적절하게 조화되어 균형이 유지되기가
어렵기도 하다. 마감날짜와 책임감에 시달리는 직업들은 과도한
스트레스와 당혹감을 주고 기진맥진하게 만든다.
언제 '아니오'라고 말해야 하고 또는 언제 휴식을 취해야
하는지를 잘 판단해서 과중한 업무량을 조절해 나가라. 미리
준비작업을 해두거나 계획을 세워두는 것 또한 도움이 된다.
서두르지 말고 차근차근 처리하며 어려운 일을 먼저 하라.
느린 속도로 일하는 방식이 좋다면 이따금씩 하는 특별
업무보다는 일상적인 직무를 선택하라. 그러나 지루함과
욕구불만은 지나치게 무리한 일들만큼이나 스트레스를 안겨줄
수 있음을 명심하라. 남의 강요에 의해서가 아니라 자발적으로
움직이거나 승진 또는 특별한 직책을 바라보는 것 등은 자신을
발휘할 수 있는 유일한 방법들이다. 스트레스는 자신의
직업에서 충분한 권위나 통제권을 가지지 못하는 데서 오는
욕구불만이나 또는 맡겨진 책무가 너무 없을 때에도 생겨날 수
있다.

일에서 생긴 문제점
일하면서 생기는 문제점을
해결하는 방법이 15장에
있다.

직장에서의 업무		
일의 유형	**요구되는 바**	**전형적인 업무**
조직적인 일	순간적인 사고력, 다른 사람들의 일과 관련된 자신의 일정 알기	다른 사람들의 일정과 관계된 일 : 약속 정하기, 일정 짜기, 회의 준비, 파견 임무, 메모하기
육체적인 일	힘과 시간	일반적인 육체 작업, 치우기, 돌아다니기,
창조적인 일	맑은 정신, 집중력	상상력과 손재주 활용, 디자인하기와 그림 그리기, 글쓰기, 숙련작업, 판매홍보, 설계와 PR작업
일상적인 일	인내심, 근면성	반복적이고 단순한 일, 일상적인 편지에 대한 답장, 전화 걸기, 답변하기, 간단한 셈
연구와 준비작업	집중력, 조용한 환경, 방해받지 않아야 함	도서나 기록 찾기, 읽기, 표 작성하기, 계획서와 도표구성, 연구, 원고 작성, 장비수리와 교체
의사소통	계획성, 신임, 정확한 시간 조절, 조심성	봉급 인상이나 승진, 청구, 불만 처리, 동료 또는 고용인을 해고하거나 강등시키기, 인터뷰, 회의나 세미나 참석

문제 해결		
문제	즉각적인 해결책	장기 해결책
봉급 인상이나 승진, 특별휴가를 원함	고용인에게 메모를 전하거나 직접 요청함	만약 거절당하면 후에 다시 요청을 하라. 자신의 입장을 편지로 써라. 사표를 쓰겠다고 위협하여라. 더 나은 조건의 직장을 찾아보아라.
소외감, 정책 결정권의 부족, 자신이 무시당한다는 느낌, 조직과 의사결정이 전반적으로 어떻게 이루어지는가를 모름.	동료 직원들의 도움을 받아라. 조직의 다른 부서에 있는 같은 직책의 사람들을 만나 그들의 일에 대해 더 많은 것을 알아라. 유사한 단체나 조합에 있는 사람들을 만나 새로운 의견을 교환하여라.	부서 내에서 팀정신을 더 진작시켜라. 발전과 정책결정을 위한 모임을 매달 가지도록 하여라. 경영진측에서도 사원들이 의사결정에 더 많이 참여하도록 협력하고 있음을 시사하라. 회사구조에 있어 종적, 횡적으로 자유로운 의사소통이 진행되도록 하라.
더 안전하고, 청결하며, 더 아늑한 작업환경과 장비를 원함.	조합이나 동료들에게 요구사항이 적합한 것인지를 알아보아라. 자신의 요구사항을 적은 메모를 올려보내라. 만약 회답이 오지 않을 경우에는 당신 자신이 조건 개선을 위해 애쓰도록 하라. 물건을 교체시키거나 장비와 가구를 재정돈하고 자신의 작업장을 깨끗이 하라.	공공연한 불만 사항들을 당신의 고용인에게 없애달라고 요구하라. 만약 고용인이 당신이 마땅히 누려야 할 권리를 들어주지 않는다면, 법적인 조치를 취하겠다고 위협하여라.
당신의 직속상관이 권위적이고 당신을 해고시키려 하거나 요구에 귀기울이려 하지 않는다.	감정적으로 되는 것을 피하라. 공격적이지 않고도 당당해지는 법을 배우라. 가능한 한 기분 좋게 행동하라. 그것은 그 사람의 문제이지 자신의 문제가 아님을 명심하라. 왜 그 사람이 그러한 문제와 태도를 지닐 수밖에 없는가를 상대방의 입장에서 생각해 보도록 애쓰라.	자신의 불만사항을 적은 서한을 관련된 사람이나 혹은 그의 상관에게 써라. 퇴근 후에 그 사람과 만나 자신의 불만사항에 대해 터놓고 이야기해 보라. 사태가 너무 심각해진다면, 사표를 쓰도록 하라. 당신의 고용주도 그 이유를 정확하게 알도록 하라.
상사가 마감시간을 재촉하거나 특별한 요구를 해오는 사람이다. 당신은 도전을 좋아하고 우쭐한 기분이 들기도 하지만 바람직한 조직구성에도 불구하고 점점 스트레스가 가중된다.	그것이 정확하다면 때로는 '아니오'라고도 말할 수 있어야 하며 그 이유를 설명해 주라. 상사에게 그 시간에는 특별히 처리할 일이 있다든지 위임받은 일이 있다고 이야기하라. 만약 자신의 상사와 친밀하다면 술 한잔 하거나 점심을 들면서 잡담을 하다가 자신의 미래에 대한 이야기를 나누어라.	특별한 요구에도 임할 수 있도록 시간표를 더 조직적으로 짜도록 하라. 업무를 분담하거나 다른 사람들에게 위임하여라. 승진이나 봉급 인상, 또는 원조를 요청하여라. 만약 스트레스를 피할 수 없다면 직장을 그만두도록 하라.

일의 분석

당신의 직업과 관련된 여러 가지 직무를 분류하기 위해서 자신이 하고 있는 일의 유형들을 적은 표를 만들어라. 일을 하는 동안 더 다양한 계획을 세우는 데 유용할 것이다. 그것은 또한 일을 조직화시키는 데도 도움을 준다. 여러 가지 다양한 직무들 중에서 한꺼번에 처리해야 좋은 것들을 한 데 묶을 수 있으며, 이와 똑같은 종류의 표를 만들어 자신이 잘할 수 있는 일의 유형을 뽑아내는 데 이용할 수 있다. 분석적인 접근방식은 또한 당신이 직장에서 문제에 부딪쳐 그것을 해결하려고 애쓸 때에도 도움이 될 것이다. 여기서는 문제 해결책을 단기, 장기로 나누는 것이 좋다. 그렇게 해서 자신의 전략을 세울 수 있다. 여기에 실린 표는 직장에서 마주치게 되는 가장 보편적인 문제들에 대한 해결 방안들을 제시해 주고 있다.

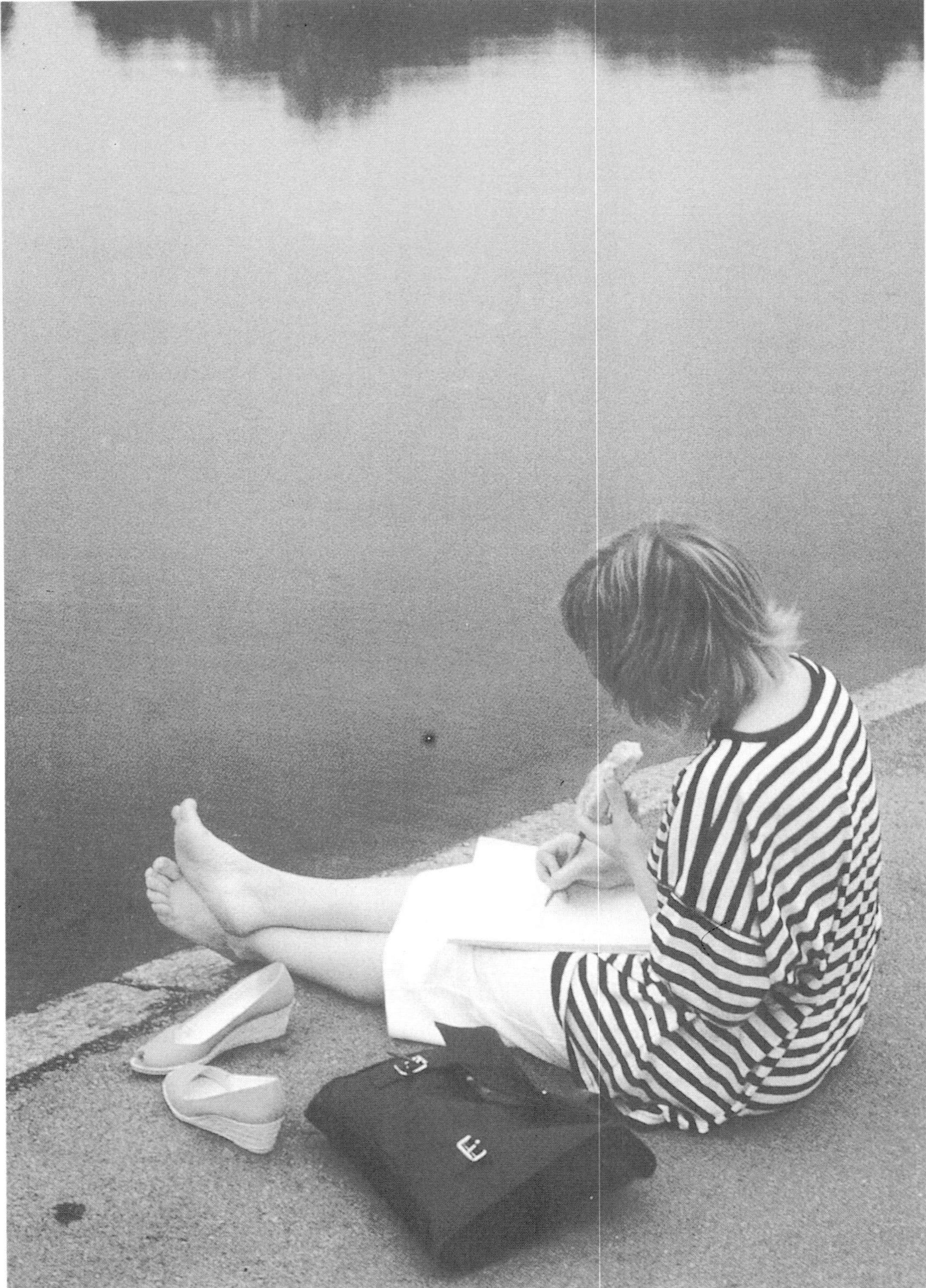

6. 시간계획

태양의 둘레를 도는 행성들의 주기로부터 우리 자신의 생물학적 시계에 이르기까지 전우주는 리듬의 지배를 받는다. 일출과 일몰, 밝음과 어둠에 의해 구분되는 시간의 주기가 삶을 지배한다. 그것은 우리의 기분, 정신의 각성상태, 그리고 육체의 기능 들을 조절함으로써, 우리의 잠자는 시간, 배고픔, 활동을 규정한다. 육체의 시간은 사람들마다 다르게 맞추어져 있다. 이것은 왜 어떤 사람들은 새벽에 일할 때가, 또 어떤 사람들은 저녁 늦은 시간이 제일 능률이 오르는지를 설명해 준다.

우리가 무엇을 하고 있든지 시간은 중요한 필수품이다. 하루는 24시간밖에 없으며 이것들은 일하는 시간과 쉬는 시간으로 나누어져 있다. 당신이 업무일정과 가정생활에 쫓길수록 소위 스트레스 연구가들이 명명한 '빨리 빨리 서두르는 병'에 걸릴 위험이 더 커진다. 가장 이 병에 걸릴 확률이 높은 사람은 스트레스를 많이 받는 'A유형'의 성격을 가진 사람들로 그들의 경우 스스로 시간에 쫓겨 스트레스를 만들어내는 경향이 있다. 일을 끝마치기에 충분한 시간이 결코 주어지지 않으리라는 강박관념에 시달리고 있는 '유형A'의 사람들은 짧은 기간 안에 여러 가지 일들을 벌여놓고는 이것저것 손가는 대로 건드려본다. 이러한 유형의 행위가 불러오는 즉각적인 결과는 즉 해결하지 못한 일들이 산더미처럼 쌓여 있다거나 늦게 완성된다거나 마감시간에 쫓기고, 근심과 낭패가 뒤따르는 것들이다.

직장생활에서만 이러한 괴로움을 당하는 것은 아니다. 다른 사람들과의 관계나 가정생활에서도 똑같은 당혹감과 시간부족은 존재한다. 일하는 데 너무 많은 시간을 뺏기고 가족과 친구들을 만날 시간은 거의 없다는 데서 생겨나는 스트레스는 삶에서 얻는 만족의 정도를 제한한다. 그러나 실직상태에 있거나 또는 할 일이 너무 적은 경우도 역시 문제가 된다. 정신적·육체적 자극이 부족하게 되면 우울증과 고립감을 느낄 수 있다.

이러한 함정을 피하기 위해서는 시간조정을 잘 할 수 있어야 한다. 가장 효과적으로 이러한 일을 해내기 위해서는 매우 세심한 계획이 필요하다. 자신의 능력을 알아보고 예정에 맞춰 일해 나가는 것이다. 이 장에서는 이를 위해서 이용할 수 있는 시간편성의 전략들을 소개하고 있다. 바람직한 결과는 주어진 시간 안에 더 많은 일을 해내고 가정과 직장, 그리고 여가활동을 잘 조화시키는 것이다.

명심해야 할 것은 자신의 시간표를 짤 때 직장생활만큼이나 여가활동에 대해서도 신중을 기울여야 한다는 것이다. 이것은 신체의 건강과 정신의 안정상태를 위해 여가와 휴식이 얼마나 중요한 것인지를 깨닫는 데 도움을 줄 것이다.

자신의 활동예정표를 미리 짜두는 것은 직장일과 가정생활이 서로 충돌하는 것을 예방하여, 눈에 안 보이게 서서히 쌓여가는 가정불화의 중요한 원인을 사전에 막아줄 것이다. 결국 직장생활과 가정생활은 서로 밀접하게 연관되어 상호보완적으로 서로를 향상시킬 것이다. 직장일과 여가시간을 조화시킴으로써 서로의 질을 높여주며 아울러 당신은 기분 좋은 상태에서 최선을 다할 수 있을 것이다.

시간분석

사람들은 대부분 자신의 시간을 완벽하게 조정하지 못하고
있다. 자신이 사용하는 시간의 적절한 분배는 자신이 하고 있는
일의 종류와 개인의 생활방식에 의해 결정된다. 대략 8시간은
일하고 나머지 시간은 휴식과 자신을 즐기는 시간으로 보내는
이상적인 형태는 대부분의 사람들에게 적용되지 않고 있다.
정신적인 억압은 무엇이 중요한가에 대한 판단을 흐려놓으며,
일의 구분이 뒤죽박죽되고, 그 결과로 생활은 자극과 재미가
결여된 채 점차로 가중되는 스트레스에 허덕이게 된다.
잠자기와 먹기는 분명 우리가 충분한 시간을 할애해야만 하는
중요한 기능들이다. 그러나 또한 시간을 어떻게 창조적으로
보내야 하는지를 배우는 것도 중요하다. 때로는 목적이 없거나
빈둥거리며 시간을 보내는 것도 좋은 치료방법이 될 수 있는데,
그렇게 하면 긴장이 풀릴 뿐만 아니라 일의 능률과 만족도가
올라가게 된다. 늘어지거나, 몽상을 하거나, 노는 것은
에너지를 재충전시켜 몸과 마음을 진정시켜주며 긍정적인
사고방식, 만족감, 유머감각 등을 불러일으킨다.

평균적인 수면을 취하면서
너무 많은 일을 하는
것은 균형잡힌 시간
활용이 아니다.
당신에게는 쉴 시간 또한
필요하다.

시간배정의 균형-가정과 직장

어떠한 활동이든 그 하나에 너무
많은 시간을 소비하지 말라.
자신의 삶에서 다른 영역의 질을
향상시키는 것을 무시한 채 깨어
있는 시간의 대부분을 자신의
일에만 헌신할 수는 없다. 오랜
시간에 걸친 무리한 작업은
긴장과 피로를 초래하며, 그것은
또 다시 긴장을 풀고 여가를
즐길 수 있는 여유를
없애버린다.
그러므로 직장에서의 일정이
빡빡할수록, 정기적으로 시간을
내어 쉬는 것이 더 중요하다.
운동, 명상, 음악 듣기, 독서,
요리, 사고활동 등은 과중한
직장일과에서 벗어나 삶의
조화를 이룰 수 있는 몇 가지
예들이다. 여가활동을 계속 하고
쉴 수 있는 시간을 만들어라.
만약 당신에게 시간이 너무
남는다면 새로운 취미나
스포츠를 시작하거나
자원봉사활동을 하여라.

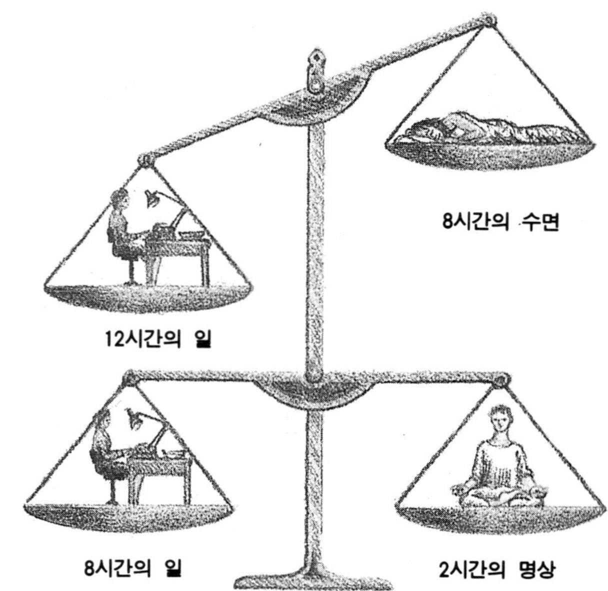

출퇴근 시간을 빼고도,
하루 8시간 동안 일을
한다면 적어도 하루
2시간은 쉬거나

운동하거나 또는 명상을
하면서 보내야 한다.
잠을 잠으로써 시간의
균형이 이루어질 것이다.

시간배정의 균형-자기 자신과 타인들

행복한 가정생활은 당신이 직장
생활과 출퇴근 시간에 받는
스트레스와 가장 조화로운
대조를 이루는 것이어야 한다.
그러나 가족들 역시 스트레스를
주는 요구들을 할 수가 있다.
가족의 규모가 클수록 아이들과
함께 하는 활동이 광범위해지며
따라서 배우자와 함께 할 기회는
더 적어진다. 그리고 다른
사람들과 보내는 시간이
많을수록, 자기 자신만의 시간을
갖는 것이 더 중요해진다.
당신과 배우자가 함께 긴장을
풀고, 문제를 해결하며, 서로
각자의 하루 경험을 나눌 시간을
갖는 것은 필수적이다. 같이
있는 시간이 너무 적게 되면
불필요한 마찰과 오해를 낳을 수
있다. 당신과 배우자 단 둘만이
가질 수 있는 시간을
마련하여라. 그리고 혼자만의
시간을 가지는 것에 대해
미안해하지 말아라. 혼자만의
시간은 매우 정당한 요구이다.
혼자만의 시간을 갖는 것,
운동을 하거나 책을 읽거나 또는
음악을 듣는 것은, 긴장을 풀고
자신의 생각을 정리하며 직장과
가정생활의 문제들에 대한
균형잡힌 시각을 가지게 해줄
공간과 고요함을 제공한다.

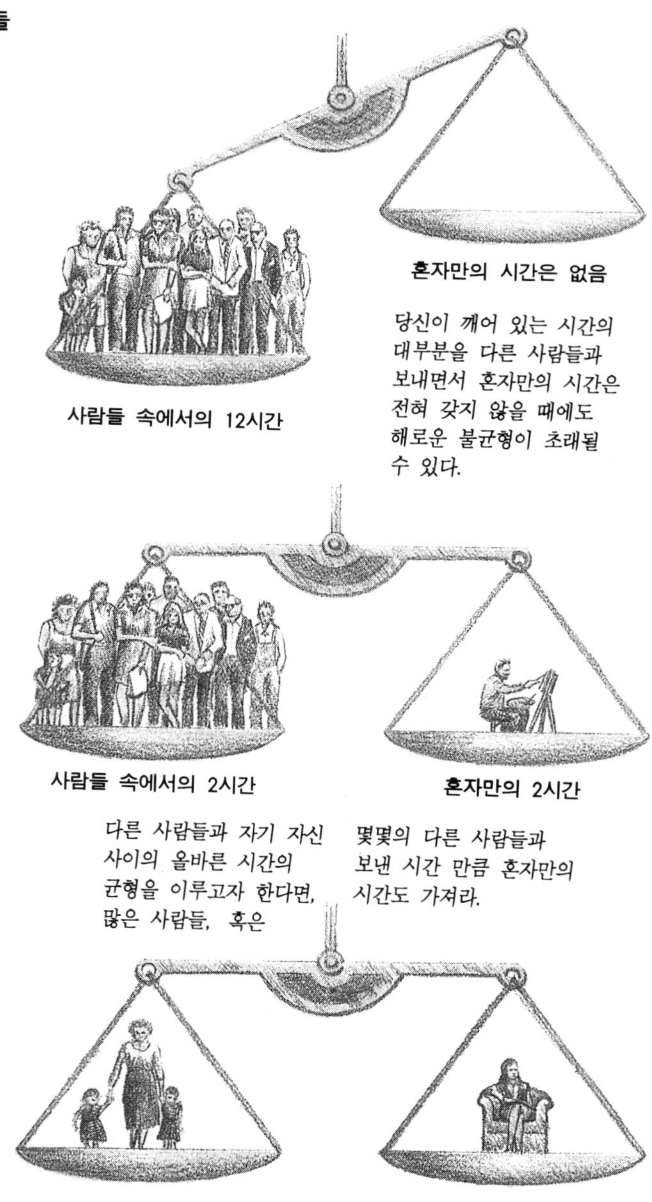

사람들 속에서의 12시간

혼자만의 시간은 없음

당신이 깨어 있는 시간의
대부분을 다른 사람들과
보내면서 혼자만의 시간은
전혀 갖지 않을 때에도
해로운 불균형이 초래될
수 있다.

사람들 속에서의 2시간

혼자만의 2시간

다른 사람들과 자기 자신
사이의 올바른 시간의
균형을 이루고자 한다면,
많은 사람들, 혹은

몇몇의 다른 사람들과
보낸 시간 만큼 혼자만의
시간도 가져라.

가족과의 4시간

혼자만의 2시간

하루 일과를 통해 몇
분간은 혼자만의 시간을
정기적으로 가짐으로써
가족들에게 뺏기는 시간을
보상하여라.

시간편성

사람들은 시간을 효율적으로 계획하면 스스로가 자신의 삶을
통제하고 있다고 느낄 것이다. 그러나 활동을 할 때 정확하고
적당한 시간을 배당할 필요가 있으며 완수해야 할 직무들 중
우선순위를 정해야 한다. 이렇게 하면 시간의 압박에서 벗어나
여유를 가지고 자신의 페이스를 유지할 수 있을 것이다. 계획은
먼 미래일수록 더 잘 짜진다. 당신은 자신의 시간을 어떻게
써야 하는지에 대한 다양한 시각을 갖기 위해서 여러 가지
각도에서 계획을 세워나가야 한다. 임시 월간표와 함께
6~12개월의 장기 계획표를 만든다. 그리고 한달치를 주간 단기
계획표로 세분한다. 그리고 나서 당신이 매일 해야만 하는
일들을 적은 표를 만들라. 예기치 못한 문제가 발생했을 때는
당황하지 말고, 얼마나 시간이 걸릴 것인가를 계산하여 표
속에다 기입해 넣어라.

장기 계획서

*6개월 내지 1년의
계획표를 작성하려면
가능한 한 정확하게
당신의 주요 업무 계획,
회의 그리고 예상되는
작업시간 등과 더불어
업무 초과시간, 그리고
특별히 시간을 뺏길 것
같은 일과 관련된
것이라면 어떠한
것이든지 적어넣도록
하라. 사회, 가족행사,
휴가, 그리고 시간을
빼앗기는 여러 문제들을
적어넣도록 하라.*

6개월 계획표			
달	일	가족	자신
1월	월말에 외국으로부터의 고객－관측 회의 짜기	여름휴가 계획	
2월	휴일에 동료와의 만남－특별한 업무 －월초에 도움을 청함	치과의사와 약속 정하기	해외로부터의 방문객들 맞을 준비
3월	월말에 새로운 고객	부모님의 결혼 기념일－축하연 준비	보험증서의 갱신
4월	회계년도 결산 보고－특별한 원조 얻음	아이들을 위한 부활절 2주간 휴가	
5월			긴 휴가를 위해 호텔을 미리 예약
6월	월초에 새로운 상사로 바뀜－이동 기간 동안에 더 많은 업무량 요구	학교시험	

		월간 계획표		
요일	1주	2주	3주	4주
월요일	수영 인터뷰	달리기 아침에 집안일		부활절
화요일	아침 일찍 회의, 점심 시간 과줍	수영 아침에 집안일	달리기	하루 쉼
수요일	야근	달리기 아침에 집안 일	출장회의	부엌 재단장
목요일	달리기	수영 학교 콘서트	달리기 부모님 결혼 기념일	부엌 재단장
금요일	수영 일을 일찍 마치기 주말을 위한 짐싸기	달리기	수영 부활절	달리기 생일
주말	친구들 집에 머뭄	토요일에 근무	부활절	

월간표

월간 계획표에는 장기
계획서와 같은 정보를
적는다. 그러나 당신의
계획표가 좀더 명확해짐에
따라 더 자세한
세부사항들을 담게 된다.

주간일지

이 표에다 당신이 해야
할 모든 일을 우선
순위대로 기재하여라. 각
항목들은 적당한 날짜와
배당된 시간 안에
기입하여 넣어라. 각
직무를 완수하기 위해서
당신이 필요하다고
생각하는 시간을 설정하여
이것에다 10~20%의
여유를 두어 실수나
문제가 생길 경우에
대비하라

주간일지	
월요일 7 : 00 (오전) 요가 8 : 30 (오전) 공항에서 만남 3 : 30 (오후) 새로운 간부 직원 과 만나기로 정함 7 : 30 (오후) 생일만찬	**목요일** 7 : 00 (오전) 요가 1 : 00 (오후) 저녁식사를 위한 장보기 3 : 00~5 : 00 (오후) 약속들 6 : 00~7 : 00 (오후) 식사준비 8 : 30 (오후) 친구들과의 식사
화요일 7 : 00 (오전) 요가 9 : 00~11 : 00 (오전) 내일 회의를 위한 계획안 짜기 3 : 00 (오후) 상사와의 면담 4 : 30 (오후) 일찍 회사를 떠남 아이들은 바베큐 파티에 데리고 감	**금요일** 7 : 00 (오전) 요가 11 : 00 (오후) 다음 주에 있을 회의 준비를 위해 점심시간에도 일함 4 : 30 (오후) 다음 주 일지를 살 펴봄 7 : 30 (오후) 영화보기
수요일 7 : 00 (오전) 요가 9 : 30 (오전) 새로운 장기 계획 안을 짜기 위한 회의	**토요일/일요일** 토요 쇼핑 일요일 시골에서 가족들과 하루 를 보냄

스트레스 감소 시간표

당신의 직장생활과 가정생활이 자신의 시간 예정표에 대해
얼만큼의 융통성과 통제권을 가질 수 있는가를 결정한다. 많은
유형의 직업들이 융통성 없는 시간표에 따라 움직이며 일하는
시간을 변경할 수 있는 자유는 거의 갖지 못한다. 아울러 모든
사람들이 똑같은 시간에 일을 시작하고 마치는 경향이 있는데
이것은 따분함, 북적거림, 그리고 출퇴근 시간의 불편함을
야기한다. 이러한 사실들은 사람이 시간의 노예라는 느낌을
갖게 한다. 그러나 당신은 최소한 자신의 오락활동과 가정내의
활동들을 먼저 계획해 볼 수 있다. 이렇게 하면 저녁과 주말,
그리고 휴일에 변화를 줄 수가 있어 경직된 한 주일간의 생활을
보상받을 수 있다. 당신은 출퇴근을 자유롭게 함으로써
딱딱함을 벗어날 수 있다. 이렇게 할 경우 당신은 남들이 다
출퇴근하는 시간보다 더 이르거나 늦은 시간에 직장에 나가거나
집에 돌아올 수 있게 된다. 만약 자신이 사는 곳과 직장을
선택할 수가 있다면, 다른 많은 사람들과는 반대방향으로
출퇴근함으로써 교통체증을 피할 수 있다. 대다수의 사람들은
아침에는 도심 쪽으로, 그리고 저녁에는 외곽으로 빠져나간다.
비록 어떤 사람들은 집에서의 근무가 지루하다고 느끼지만,
이론상으로는 절대적인 선택의 자유를 제공한다.

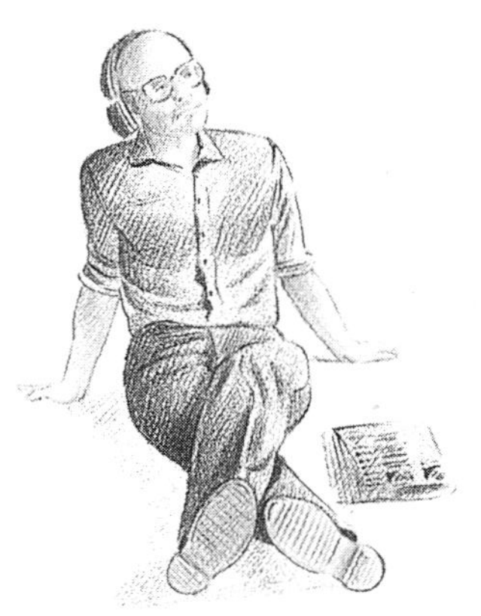

융통성 있는 근무예정표

다양한 근무 시간대는 당신에게
자신의 근무시간과 여가시간을
가장 잘 구분지을 수 있는
자유를 준다. 당신이 자신의
사업을 하거나, 프리랜서,
그리고 시간제 근무를 하고
있다면, 자신의 출퇴근시간이
근무시간대를 조정할 수 있다.
당신은 아침 출근시간의 혼잡을
피하기 위하여 남들보다 조금
일찍 아니면 조금 늦게
출발하거나, 퇴근 시간에도
마찬가지로 남들보다 직장에 더
머물 수도 있다. 융통성 있는
점심 휴식시간은 휴식할 시간을
가질 수 있는 특별한 기회를
제공한다. 또 사무실에서 하는
일을 집에 가지고 와서 하는
것도 식구들과 더 많은 시간을
보낼 수 있는 기회를 부여한다.

시간을 융통성 있게 쓰는 회사원	
7 : 30 (오전) 신문읽기 자동응답 전화기에 녹음시킴	1 : 30 (오후) 늦은 점심시간 15 분간 명상 45분간 식사
8 : 00 (오전) 아침 식사 전에 30 분간 운동	4 : 30 (오후) 휴식 10분간 차마 시기 끝마친 일에 대한 평가
9 : 00 (오전) 러시아워를 피해 회사로 향함	7 : 00 (오후) 가족들과 2시간 같 이 보내기 저녁식사
10 : 00 (오전) 중요한 전화통화	9 : 00 (오후) 다음날의 근무계획
12 : 00 (오전) 특별 계획안 작성	10 : 30 (오후) 휴식 잠들기 전 배우자와 담소

가정에 있는 부모

하루종일 집에서 갓난아기나
어린아이들을 돌보아야 하는
모든 부모들이 가끔씩 고독감과
따분함을 느끼는 것은 자주 있는
일이다. 오랜 기간에 걸쳐
끝없는 집안일과 정신적 자극의
부족, 그리고 사회와의 접촉이
없다보면 우울증과 불만이
생겨날 수 있다. 그러나 당신은
하루 중 가장 편리한 시간에
시장을 보고 돌아다닐 수 있게
계획을 세울 수 있다. 만약
당신이 아이돌보기와
집안일로부터 벗어날 필요가
있다면 가족과 친구들의 도움을
받는다. 다른 부모들과 사귀면서
서로 어려울 때 도와주는
협조망을 만든다. 아이들을
돌보는 책임을 서로 분담하는
것은, 당신이 가정을 떠나
약간의 휴식을 취하고, 당신이
진정으로 하고 싶어하는 일을 할
수 있는 기회를 제공한다.

가정에서의 일

이러한 유형의 일하기는 자신의
일과 여가시간을 낼 수 있는
이상적인 기회를 제공한다.
그러나 효율적으로 일하고자
한다면 자기절제가 필수적이며
그리고 일을 하는 동안
프라이버시를 존중해 주는
가족들의 도움이 필요하다. 만약
직장일을 집에까지 가지고
온다면 일과 여가시간의 구분이
희미해지는데 자신이 그 양자에
적절한 시간을 배분하고
있는가를 확실히 하기 위해서는
사무실에서 일할 때와 같이
엄격한 시간표에 따르도록 하라.

가정에 있는 부모	
7 : 00 (오전) 아침식사	2 : 00 (오후) 부모들모임 아기를 공원에 데려감
7 : 30 (오전) 역까지 배우자를 차로 데려다 줌	3 : 00 (오후) 저녁식사 준비하기
8 : 30 (오전) 아이들을 학교에 데려다 줌	3 : 30 (오후) 요가 또는 명상
9 : 30 (오전) 쇼핑하기	4 : 00 (오후) 돌아오는 아이맞기
11 : 00 (오전) 친구와 차 한잔 하기	5 : 00 (오후) 아이들 숙제 거들기
12 : 00 (오전) 음악을 들으면서 집안 일	8 : 00 (오후) 저녁식사
1 : 00 (오후) 점심식사	9 : 00 (오후) 배우자와 휴식

주부	
6 : 30 (오전) 가족들을 깨우기 시작	1 : 00 (오후) 점심
8 : 00 (오전) 가족들과 아침식사	2 : 00 (오후) 일
9 : 00 (오전) 1시간 동안 운동	6 : 00 (오후) 일을 끝마침 가족과 시간 보냄
10 : 30 (오전) 전화 걸기	8 : 00 (오후) 저녁
11 : 00 (오전) 친구와 일, 운동	9 : 00 (오후) 배우자와 함께 휴식을 취함

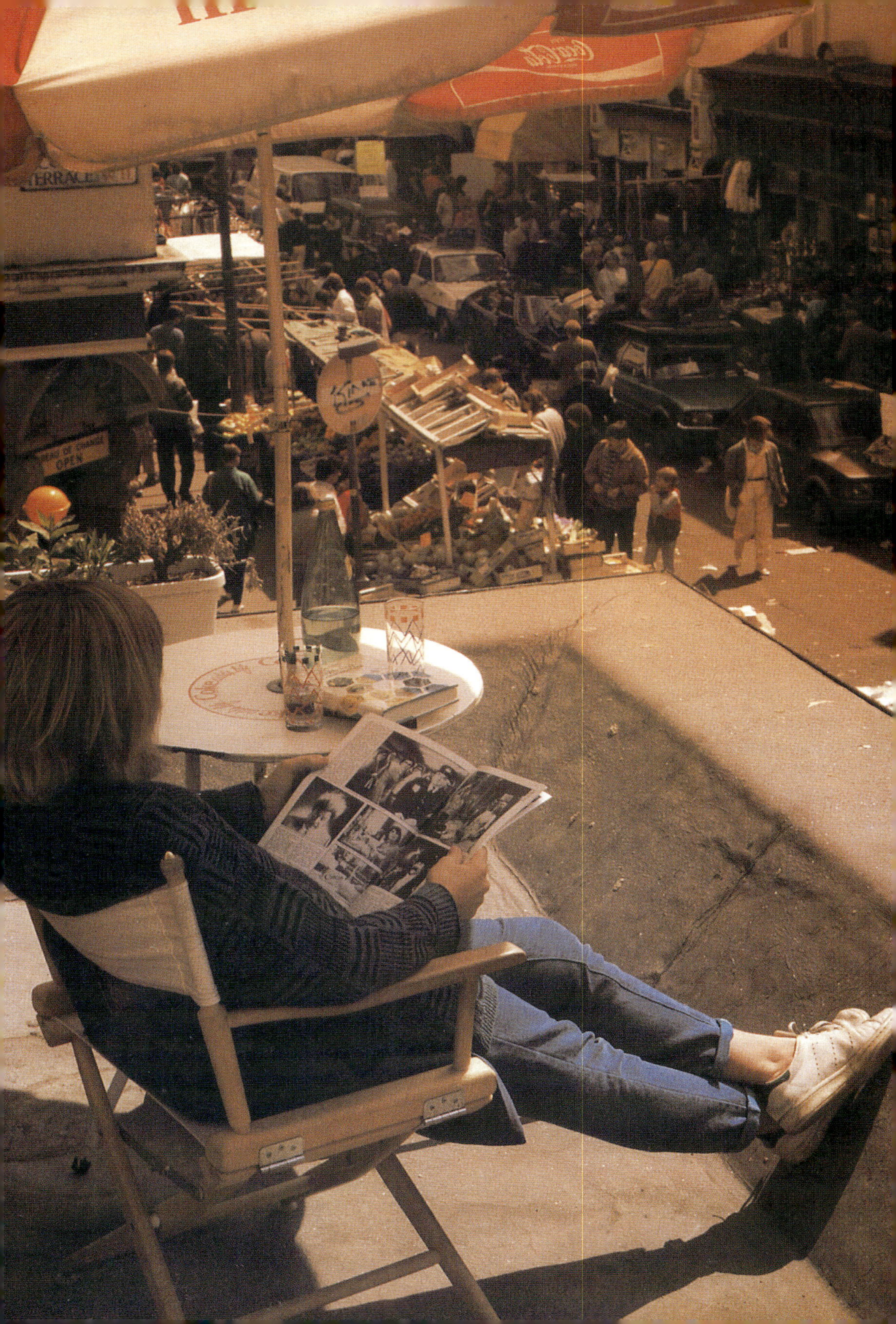

7. 개인적인 공간과 편안함

환경은 우리 자신을 확장시켜 놓은 것이다. 우리는 '인접한 주위환경들'을 자신의 개인 요구와 안락함에 맞게 바꾸어나가 우리의 가정이 진실로 우리 자신일 수 있는 기회를 제공하게 한다. 자신의 환경을 좋아하는 색깔, 형태, 규모로 취향에 맞게 장식하는 것은 하나의 자기표현 방식이다. 이것은 자신이 어떠한 사람이라는 생각을 표현하는 것이며 그 자신의 정서적 상태, 소속감과 직접적으로 연관되어진 자기 설명의 한 방식이다. 환경과 기분은 밀접하게 연관되어 있으므로 주위환경이 진실로 편안하고 재충전의 장이 되기 위해서는 가능한 한 스트레스로부터 자유로워야 한다. 스트레스를 막아주는 이상적인 가정이란 개인의 취향에 맞는 양식과 분위기, 고요함과 소리가 균형 있게 배합되고, 다양한 색깔과 빛, 그림자가 조화롭게 어우러져 하나를 이루는 곳을 의미한다.

어떠한 가정이라도 여러 가지 방법에 의해 그 안락함이 손상당할 수 있다. 이 원인들 중 어떤 것들은 금방 눈에 드러나며 해결하기도 쉽다. 불쾌한 냄새를 없앤다든지, 실내가 너무 덥거나 춥지 않도록 온도조절을 한다든지, 먼지와 지저분한 것을 치운다든지 하는 것들은 가정을 꾸려나가는 데 있어 일상적인 일이다. 이러한 일들을 효율적으로 해내기 위해서 일에 순서를 매겨 돌아가면서 매일같이 어떤 정해진 방법에 따라 해나가라. 물건을 쓰고 나서는 항상 제자리에 보관하여 그것들이 어디에 놓여 있는지를 알도록 하라. 물건들이 지저분하게 널려 있고 정돈되어 있지 않으면 정신적 스트레스를 받는다. 찾으려는 물건이 눈에 띄지 않거나 제자리에 놓여 있지 않으면 감정 소모와 함께 시간도 낭비된다. 요리를 하거나 옷을 갈아입을 때도 그때그때 정돈을 해나가는 것이 지저분함이 쌓여가는 것을 예방하는 방법이다. 만약 당신이 깔끔한 성격이 아니라면 최소한 일주일에 2~3시간은 따로 정돈하는 시간을 정한다.

볕이 잘 들지 않고 시끄러운 주위환경이 가져다주는 스트레스는 통제하기가 더 어렵다. 소음은 미묘한 스트레스 요소이며 그것이 미치는 영향은 축적되어 간다. 이것은 계속될 경우 집중력의 저하, 성급함, 불면증을 야기할 수 있다. 또한 두통과 근육의 긴장을 불러올 수도 있다. 만약 소음이 문제가 된다면 시정할 수 있는 한도 내에서 그것을 줄여나가기 시작하여라. 외부의 소음을 차단하기 위해서는 귀마개를 착용하여 보라. 이중창문도 도로에서의 소음을 차단시키는 효과적인 방법이다.

조명은 휴식에 영향을 끼치는 요소이다. 대부분의 사람들은 밝고 따뜻한 기후에서 더 행복하고, 건강하고 힘이 솟아나는 것을 느낀다. 인공조명을 계속 받으면 피곤해진다. 이것은 단순한 심리적 결과가 아니다. 과학자들은 최근에 자연의 빛과 호르몬 수준, 정서적 안정감, 재생산성과의 연관성을 발견해냈다. 자연적인 스펙트럼 광선과 같은 구조로 고안된 특별조명을 설치하는 것은 몸과 마음이 늘어지는 것을 방지하고 에너지와 집중력을 향상시킬 수 있다.

환경을 새롭게 바꾸는 데는 많은 방법들이 있다. 시간과 연구, 그리고 무엇보다도 상상력을 동원하여 자신만의 영역을 창조하여라. 또한 습관과 요구에 맞게 자신의 집을 바꾸어라. 자신의 느낌으로 신중하게 색깔, 방향제, 화초, 그리고 음악을 선택하여라. 이렇게 자신의 주변환경을 정비하면 스트레스 없는 곳으로 만들 수 있다.

개인적 공간

모든 사람에게는 자신만의 공간이 필요하다. 사람들이
북적거려도 집중할 수가 있고 주위가 혼란스러워도 침착해
보이는 사람들에게는 이 말이 적용되지 않는 듯하다. 그러나
사실상 그들은 달팽이가 껍질을 등에 짊어지고 다니듯이, 그들
자신만의 공간을 자신들 주위에 마련해 놓고 다니는 셈이다.
만약 당신이 이런 종류의 사람이 아니라면, 적어도 어느 한
부분을 자신만의 영역으로 지니고 있어야 한다. 살고 있는
공간이 아무리 비좁고 많은 사람들이 같이 사용한다 하더라도
자신만의 공간은 마련하여야 한다. 마찬가지로 집안에 있는
다른 사람도 자신만의 공간을 가질 수 있어야 하며, 따라서
당신도 그들만의 영역을 존중해야 한다. 개인공간은 규모가
커야 할 필요는 없다. 그러나 그것은 명백히 당신 것이어야
한다. 만약 당신이 집에서 일하는 직업을 가지고 있다면 아마도
완전히 자신만의 것이라고 부를 수 있는 방이 필요할 것이다.
그곳을 작업실, 스튜디오, 또는 사무실로 사용할 수 있으며
일을 하는 데 필요한 모든 것, 가령 예를 들면 장비, 서류철,
책, 전화 같은 것들을 거기에 둘 수 있다. 만약 전화상으로
많은 일을 처리하거나 사람들과 함께 해야 하는 직업이라면
프라이버시가 보장되고 조용해야 한다. 만약 공간이 제한되어
있다면 그 대안책으로 거실이나 침실 한쪽 구석에 칸막이를
하여 작업실로 이용하는 것이다. 명상이나 운동 또는 공부를
하는 데 필요한 작은 공간들은 상상력을 동원하기만 한다면
실내공간을 이용하여 더 쉽게 마련할 수가 있다.

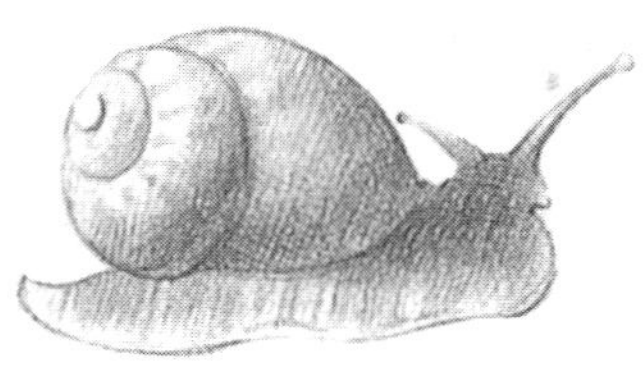

집을 등에 지고 다니는
달팽이처럼 어떤 사람들은
항상 그들만의 공간을
가지고 다니는 것처럼
보인다.

공간개조

한정된 실내공간이라 하더라도 조그마한 개인 공간은 마련할 수
있다. 사용 가능한 공간을 결정하고 난 뒤 그곳을 구분지을 수
있는 가장 좋은 방법을 생각하라. 효율적으로 일을 해나가고자
한다면 공간을 구분짓기 위하여 반드시 벽을 새로 세울 필요는
없다. 차일이나 휘장 또는 이동식 책장을 현명하게 사용하면
하나의 공간을 일시적으로 만들어낼 수 있다. 베니아판,
등나무, 종이, 블라인드 등은 공간을 일시적으로 나누어줄 뿐만
아니라 비치는 정도, 다양한 색깔, 견고한 정도를 선택할 수
있다. 벽과 벽 사이에 블라인드나 커튼, 또는 잎이 많은 식물을
경계로 하여 구분지을 수도 있다. 병풍을 하는 것 또한
매혹적이고, 적합한 공간 나누기의 방법이다. 매력적인
병풍들은 여러 가지 다양한 재료들 —— 나무, 칠기, 대나무
또는 직물로 덮여진 것 —— 로 만들어졌는데 이것들을 응용하여

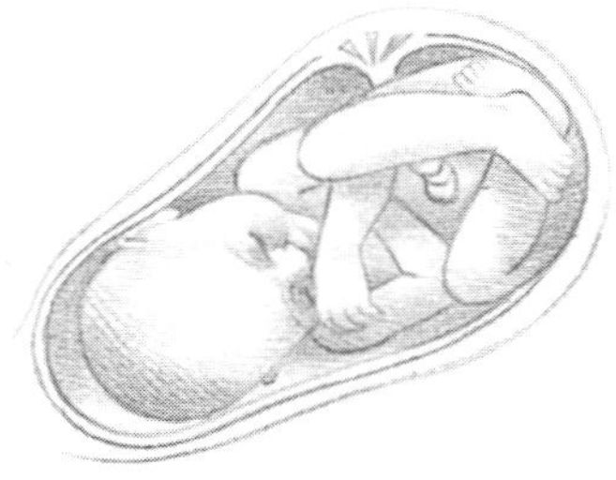

개인 공간의 개념은
존재와 동시에 있어온
것이다. 심지어 이
세상에 태어나기도 전에.

작업실 또는 연구공간을 나눌 수 있다. 그리고 사용하지 않을
때는 접어서 치워두거나 집안의 다른 용도로 쓸 수 있다.

꼭 공간적인 구분이 필요한 것은 아니다. 벽이나 마룻바닥에
깔아놓은 융단, 그림, 거울 등의 색깔과 촉감을 적절하게
활용하여 주위환경과 대조를 이루게 하면 공간을 미묘하게
구분지어주면서 분명한 구획을 짓게 한다. 또한 스포트라이트를
사용할 수 있는데 테이블이나 책상에 불빛을 집중시켜 주위보다
밝게 함으로써 주위와 구별시킬 수 있다. 자신의 소지품들은
개인적으로 보관해 둔다. 보관을 할 때는 장식상자, 궤짝, 또는
나뭇가지로 엮어 만든 바구니 등에 넣어두어 주위가
지저분해지지 않도록 하고 자신만의 공간임을 강조하라.
층층으로 되어 있는 보관함은 사용용도가 넓어 작업장비를
넣어두는 데 유용하다. 보관함 중 어떤 것들은 움직이는 이동
테이블식으로도 사용 가능하다. 소파 겸용 침대나 낮에 접어서
벽에다 붙여놓을 수 있는 침대를 사용하는 것도 하나의 공간을
여러 가지 다른 기능으로 변용시킬 수 있는 또 다른 방법이다.
이렇게 하면 작은 공간을 효율적으로 이용할 수 있는데, 낮에는
작업실이나 거실로 사용하고 밤에는 침실로 개조시킬 수 있다.

건축공간

만약 살고 있는 집의 건축양식이 허용한다면 좀더 혁신적인
변화를 일으켜 집안에 특별한 공간을 만들어낼 수 있다. 그러나
자신의 집이 어떠한가를 알아보기 전에 먼저 지저분하게 널려
있는 것을 치우도록 하라. 물건을 보관하는 장소로는 지하실,
지붕밑 방, 다락방, 궤짝으로 한정시켜라.

만약 천장까지 4m나 그 이상의 높이라면 공간을 수평으로
잘라 머리 위에 여분의 영역을 만들 수 있다. 이것으로 서재,
식사공간 내지는 거실로 사용할 수가 있다. 사용하지 않고
내버려 두고 있는 지하실에 방수시설과 환기시설을 갖추면 또
하나의 공간으로 만드는 것이 가능해진다. 밖으로 창이나 벽이
움푹 들어간 곳은 쿠션 있는 좌석을 갖춘 편안히 쉴 수 있는
장소가 되어 독서 등 휴식공간으로 쓰여질 수 있다. 움푹
들어간 곳은 특별히 혼자만의 시간이 필요할 때 일시적으로
칸막이를 칠 수 있다는 점에서 이점이 있다.

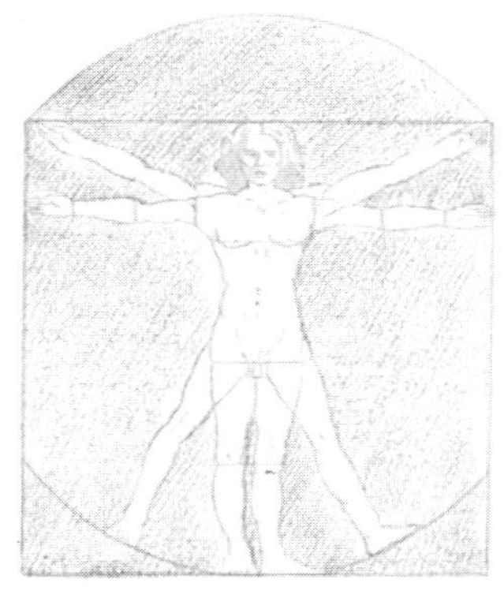

비율과 균형은 인간에게
있어 기본이 된다.
당신이 어떠한 개인공간을
계획한다 하더라도
명심해야 할 중요한
요소이다.

편안함 창출하기

편안함은 주변 환경에 많은 영향을 받는다. 편안함의 요소들
중에는 눈에 드러나는 것들, 예를 들면 침대와 의자의 설계
같은 것 뿐만 아니라 우리가 미처 눈치채지 못한 숨겨진
요인들도 있다. 빛의 원천과 정도 그리고 공기의 질이 모두
편안한가, 조화로운가도 편안함을 결정하는 중요한 역할을
한다(p. 84 참조). 더 나아가 다른 요소들 예를 들면 색깔,
음악, 식물이 잘 활용된다면 환경과 융화되어 기분과 행동에
중요한 영향을 끼친다. 방을 장식할 때는 특별히 색깔에 관심을
기울여야 한다. 이것은 각각의 색깔이 가지는 일반적인 효과
뿐만 아니라 당신 자신의 취향을 진단할 수 있다. 왜냐하면
각각의 색깔들이 끼치는 효과는 사람에 따라 다르기 때문이다.

색깔과 기분

우리는 모두 색깔에 감염되어
있다. 붉은색에 싸여 있을
때에만 편안하고
쾌활해진다든지, 서늘한 석회질
색깔이나 파스텔 색조로
둘러싸여 있을 때에만 긴장이
풀리든지 간에 이 말은
적용된다. 서로 다른 색깔들은
기분과 안정감에 미묘한 영향을
끼친다. 파란색과 녹색은
서늘하고 침착한 기분이 드는
반면, 붉은색은 따뜻하고
자극적이다. 이러한 효과는 심리
뿐만 아니라 신체에도 영향을
끼친다. 실험을 통해 파란색은
혈압을 낮출 수 있고 반면에
붉은색은 혈압을 높일 수 있음이
밝혀졌다. 실내장식으로 쓰이는
색깔 중에는 기분을
가라앉히거나 돋울 수 있는
것들이 있고 어떤 것은 상쾌하게
할 수도 있다. 이것이 많은
사람들이 하얀색, 크림색,
베이지색 또는 회색과 같은 중간
색조를 사용하는 이유이다.

색깔과 그 효과	
보라색 영적이며, 내면의 균형, 평화, 차분함과 연결되어 있다.	**오렌지색** 명랑하지만, 후덥지근하고 답답하게 느껴질 수 있다. 공간이 축소되어 보인다.
파랑색 차분히 가라앉히고, 서늘하게 하며 긴장을 덜어주고 잠이 더 잘 오게 한다. 공간을 넓어보이게 한다.	**빨강색** 사람을 자극시키고 흥분시킨다. 답답한 느낌을 줄 수 있다. 공간이 축소되어 보인다.
핑크색 차분함, 침착함, 고요함, 영적임과 연관되어 있다.	**청록색** 시원하며 넓어보이고 신선한 느낌이 든다.
녹색 마음을 편안하게 하지만 생동감이 없어 보일 수 있다. 실내장식에 쓰일 경우 가라앉은 느낌을 줄 수 있다.	**회색/베이지색** 갈색 색조들은 안전하고 친밀한 분위기를 자아낸다. 남회색 계통이 재회색 계통보다 더 부드럽고 밝다.
노랑색 조바심을 갖게 하거나 꽉찬 느낌을 줄 수 있다. 이성을 잃게 한다.	**흰색** 순수함과 영적인 분위기를 준다. 사람을 차분하게 하거나, 차갑게, 혹은 조바심나게 하는 등 그 효과가 다양하다.

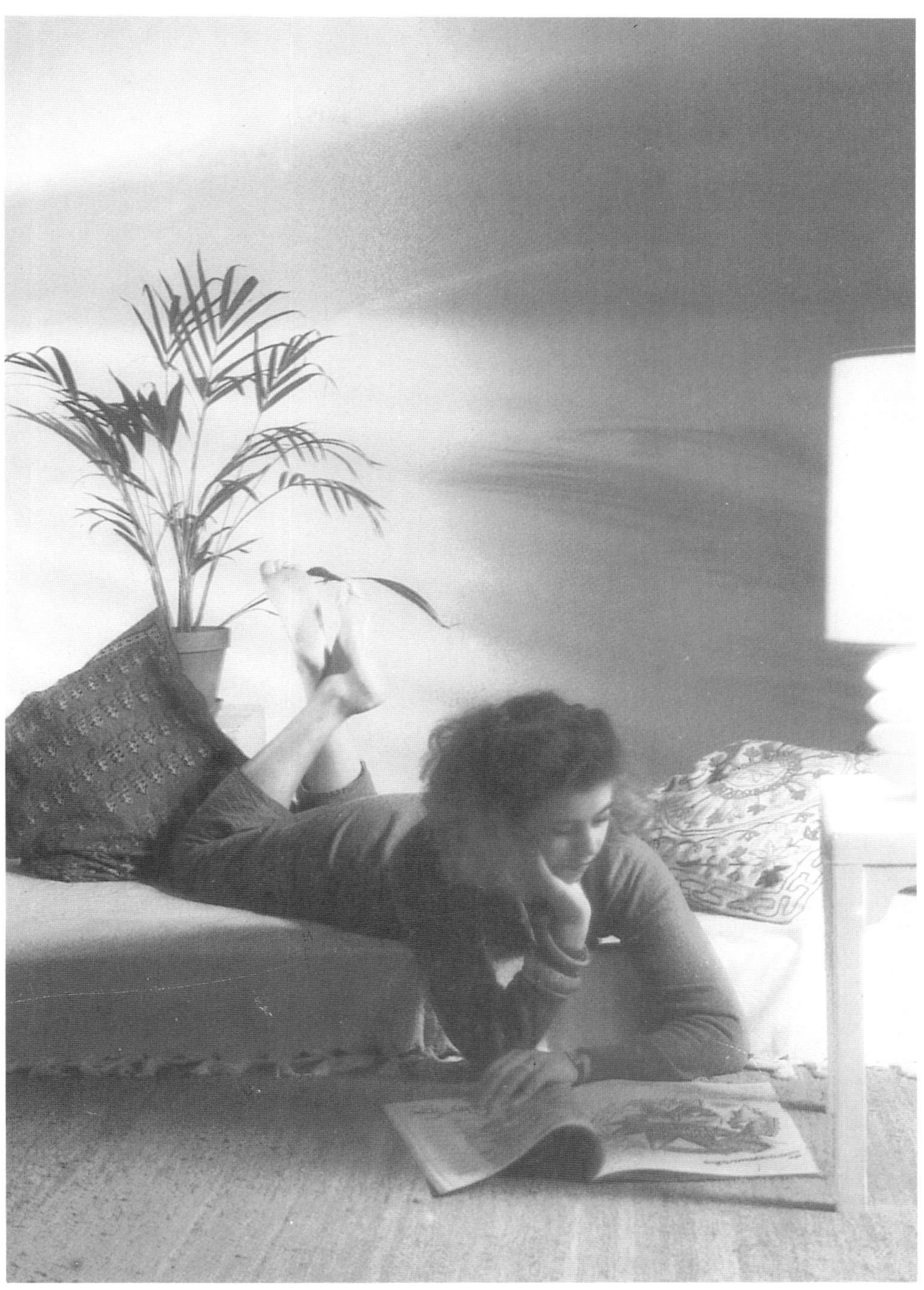

빛과 공기

자연광은 우리 모두에게 없어서는 안 될 중요한 것이다. 이것은
멜라노닌(melanonin)이라는 호르몬의 균형을 유지하는 역할을
하는데 이 멜라노닌은 수면, 기분, 재생산 주기에 큰 영향을
끼친다. 밝고 자연적인 일광이 부족한 경우에 멜라노닌이 증가하여
우울증과 무기력을 불러온다. 이러한 현상은 특히 겨울철에
두드러지는데 이러한 상태를 '계절에 반응하는
불안증'(SAD)이라고 한다.

이러한 증상을 피할 수 있는 방법은 많다. 우선 형광불빛을
피하라. 이것이야말로 가장 비자연적인 빛이다. 창문 가까이에서
일하며 햇빛이 있는 날에는 될 수 있는 한 자주 밖으로 나가라.
그리고 가능한 한 밝은 빛이 많이 집안을 들어올 수 있도록 환경을
조성하라. 당신이 인공조명 아래에서 일해야만 한다면 일광에
가까운 전등을 사도록 하라.

적절히 환기된 주위환경은 건강을 유지하는데 있어 필수적이다.
공기 중에는 이온이라고 알려진 전기를 띤 입자들이 떠다닌다. 공기
중에 양이온이 너무 많아지면 무기력과 성급함을 야기할 뿐만
아니라 천식, 열병, 만성감기, 두통과 같은 신체상의 질병도
생겨난다. 양이온들은 중앙난방, 공기조절장치, 담배연기, 혼잡함,
오염, 저기압의 결과로 대기 중에 적재된다. 공기전기장치는 왕성한
음이온들을 계속해서 산출함으로써 집안공기를 신선하고 깨끗하게
유지하는 것을 도와줄 것이다. 이 장치는 특히 창문을 열어 공기를
환기시킬 수 없는 경우에 유용하게 쓰인다.

공기가 너무 건조하면 구강, 목, 호흡기장해가 일어날 수 있다.
당신은 습도기를 사용하여 이 문제를 해결할 수도 있지만 그보다 더
간단한 방법은 방안에 물이 든 대야를 갖다놓는 것이다. 식물,
꽃병, 어항에서 나오는 수증기도 적당한 습도를 유지하는 데 도움이
될 것이다.

특히 공기의 상태가 중요한 곳이 욕실인데 종종 소홀히
다루어진다. 욕실을 따뜻하고 공기가 잘 통하도록 하고 향기나는
촛불이나 방향제로 쾌적한 공기를 유지하라. 또한 부드럽고
따뜻하며 편안함을 주는 색깔들과 불빛을 사용하면 욕실이 보다
편안한 장소가 되어 그 안에서 긴장을 풀고 휴식을 취하기가
쉬워지고 기분도 쾌적해질 것이다.

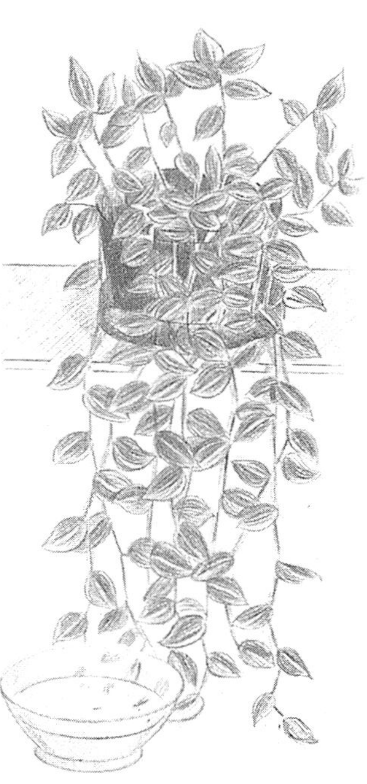

물이 든 그릇을 집
주위에 놓아두어 적절한
습도를 유지하라. 또한
식물이 내뿜는 습기로
대기가 더 촉촉해진다.

가구와 건강

신체는 사용하는 가구에 매우 재빨리 적응한다. 자신의 키에 너무
높거나 낮은 의자, 책상, 작업대, 또는 당신의 무게를 지탱하기에
너무 부드럽거나 혹은 너무 딱딱한 매트리스는 모두 자세를 나쁘게
하고 육체에 부담과 긴장을 가중시키는 효과를 불러올 수 있다.
이러한 일은 대개 미처 불편함을 인식하기도 전에 일어날 수 있다.
어깨가 구부정하고, 굽은 허리, 또는 빳빳한 자세와 동작 등은
자기도 모르는 사이에 일어난 나쁜 자세로의 일반적인 신호들이다.
가구를 고를 때에는 사려깊게 선택하도록 하라. 그것이 자신의
무게를 지탱하고 편안하게 해줄 수 있는가를 손수 실험해 보도록
하라. 그러면 자신의 몸을 거기에 맞추어야 함으로써 발생하는
신체의 스트레스를 훨씬 줄일 수 있을 것이다. 침대와 메트리스를
고를 때에는 각별히 신경을 쓰도록 하라. 매트리스는 등의 모든
부분을 받쳐주므로 자신의 외형에 적합한 것을 고르도록 하라.

의자고르기

오랜 시간 의자에서 작업을
한다면 반드시 등을 곧바로 펴고
긴장이 들어가서는 안 되며
동시에 의자는 아랫배 부분을
받쳐줄 수 있는 것이라야 한다.
좌석의 모서리가 장딴지 밑을
찔러서는 안 된다. 발은 바닥에
편안하게 놓일 수 있어야 한다.
팔걸이가 있으면 등 윗부분의
긴장을 더는 데 도움이 된다.

전통적인 의자

보통 의자를 고를 때에는
등을 잘 받쳐줄 수
있는가, 그리고 좌석의
높이가 적당한가를
살피도록 하라.

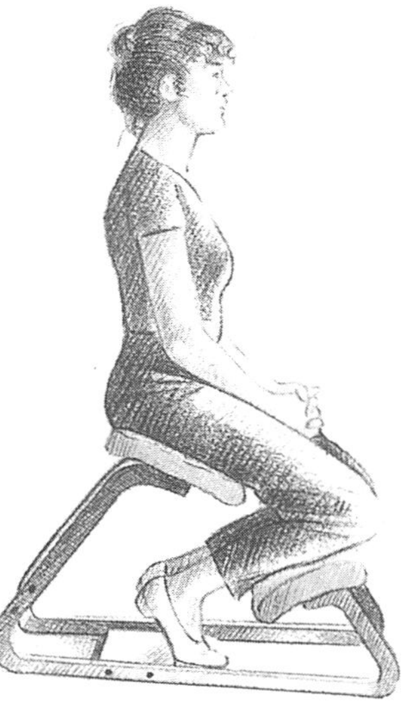

균형 의자

이러한 유형의 의자는
자세를 바르게 하고,
등을 곧게 펼 수 있도록
고안되었다.

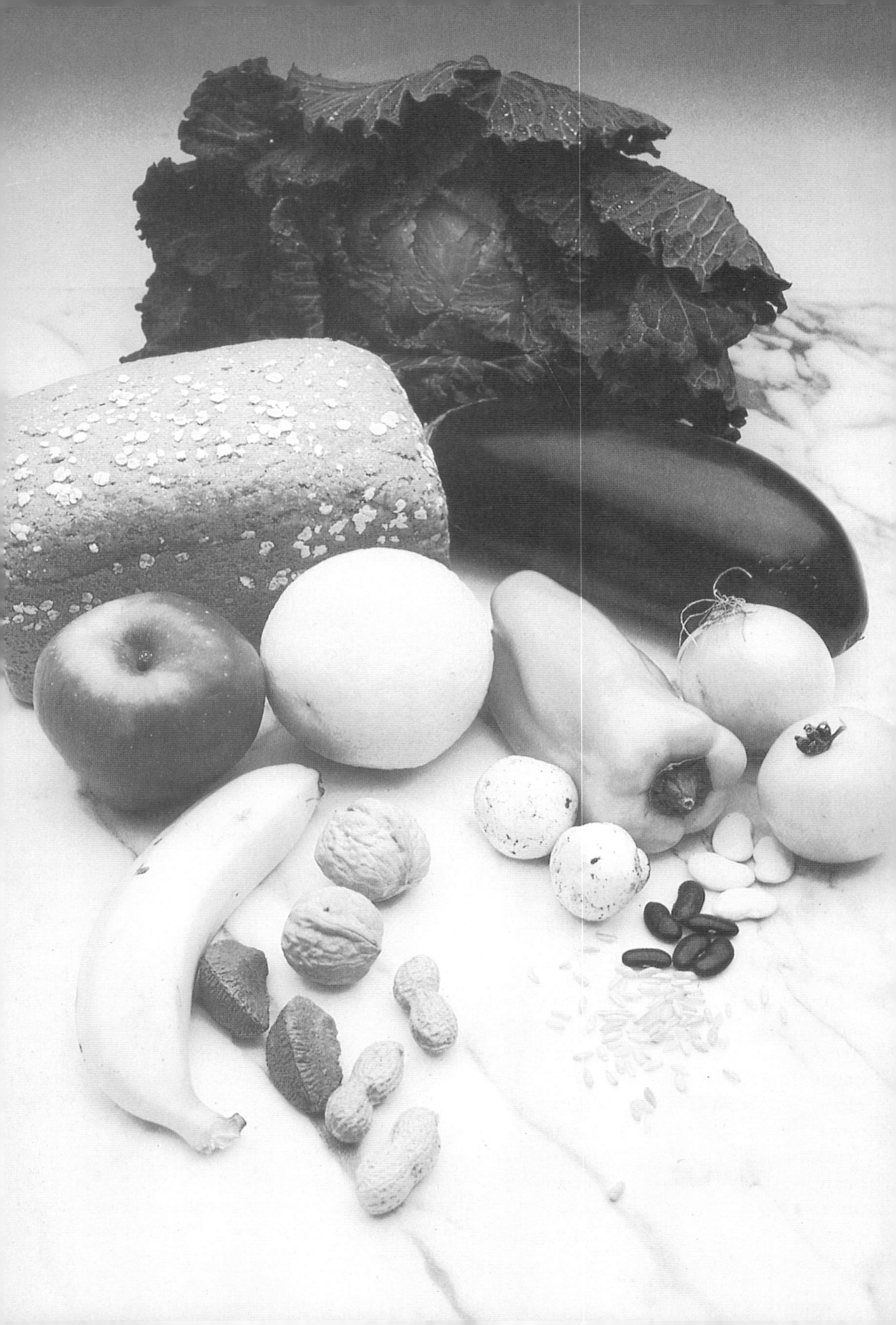

8. 영양과 운동

음식은 우리가 육체에 공급하는 연료이며 운동은 이 연료를 소모시켜 에너지를 만들어낸다. 이 둘은 미묘한 균형을 이룬다. 만약 당신이 음식을 지나치게 먹고 운동은 적게 한다면 비만증에 걸릴 위험이 있으며 반대로 적게 먹고 운동은 지나치게 많이 한다면 건강에 문제가 생길 것이다. 최근까지 우리의 삶의 양식은 영양과 운동이 균형을 이루도록 짜여 있었다. 육체노동은 섭취한 열량을 모두 써버리는 데 충분했던 것이다.

그러나 오늘날 대부분의 사람들은 풍부한 음식물을 공급하고 몸을 거의 움직이지 않는 편안함을 구가하고 있다. 앉아서 하는 일들, 일손을 덜어주는 가정 내의 온갖 장치들, 산업자동화 그리고 교통수단의 발달 등으로 우리들 상당수가 몸을 덜 움직이게 된 반면 상대적으로 기름지고, 기름기 있는 음식이 주가 된 식사를 하게 되었다.

식사를 조절하고 규칙적인 운동을 하게 되면 몸무게를 적당 수준으로 유지할 수 있고 당뇨병과 심장병과 같은 질병들로부터 자신을 지킬 수 있다. 또한 몸무게 때문에 겪게 되는 스트레스들을 떨쳐버릴 수 있을 것이다.

비만증은 한층 더 심각한 문제들을 불러올 수 있다. 비만증에 심한 스트레스를 받는 A 유형의 성격 특성들의 경우, 혈액의 콜레스테롤이 높거나 고혈압과 같은 병들이나 흡연 내지는 음주와 같은 습관들과 연관되어 있을 경우에는 진짜 위험하다. 비만증은 심장, 폐 그리고 다른 내부기관들에 부담을 가중시키며 에너지를 빠져나가게 하고 스테미너를 낮추는 효과가 있다.

균형 잡힌 영양가 있는 식사를 하고 규칙적인

운동을 하여 체중을 조절하는 것은 비교적 쉬운 일이다. 이 장에서는 어떤 음식은 먹지 말고 양을 줄여야 할지, 그리고 어떤 영양가 있고 저칼로리인 음식들로 대신해야 할 것인가를 알아내는 데 도움을 줄 것이다. 이 장에서는 또한 주요한 운동 유형에 대한 정보를 제공해 자신에게 가장 적합한 운동을 고르는 데 도움을 주고자 한다.

규칙적인 운동으로 얻게 되는 혜택은 아무리 입에 침이 마르도록 칭찬을 하더라도 다할 수 없다. 운동을 하게 되면 신체가 튼튼해질 뿐만 아니라 근심 걱정을 덜어주기도 한다. 몸과 마음이 신체활동에 전념하고 있을 때 걱정 근심이 생기거나 또는 화를 낼 일은 없다. 게다가 운동은 생활하면서 쌓이는 적개심, 욕구불만 등의 이상적인 배출구이며 근육을 단련시킬 뿐만 아니라 심적 스트레스까지도 없애준다. 규칙적으로 운동을 하는 사람들의 주장을 들어보면 잠이 더 잘 오고, 두통의 횟수가 적어지고, 스트레스와 관련되어 일어나는 고통과 통증이 작아지고 마음이 차분해지고 정신이 더 명료해지고 집중력이 높아지며 끝으로 육체의 스테미너가 증대된다. 최근의 연구가 밝혀낸 바에 의하면 강력한 뇌의 화학물들은 힘찬 운동을 하는 동안 방출된다고 한다. 이것들은 엔돌핀이라고 불리는데 행복과 안정상태와 관련이 있는 몰핀과 비슷한 물질이다. 이것이 왜 운동을 하게 되면 종종 우울증이나 근심 등을 몰아낼 수 있는가 하는 이유이다. 그러므로 식사 조절과 규칙적인 운동의 올바른 균형이 건강하고, 편안하며 스트레스를 받지 않는 삶의 토대를 마련할 수 있다.

식단측정

다양하고 잘 균형 잡힌 식사는 건강한 삶을 영위하는 초석이다.
그렇게 되면 몸과 마음은 최상의 상태에서 제기능을 발휘할 수
있는 기회를 가진다. 정확히 어떠한 것이 균형이 잘 잡힌
식사이냐에 대해서는 많은 의견이 엇갈린다. 그러나 정제되고
가공된 저당원 음식들, 동물의 기름기, 유제품 그리고 많은
양의 설탕을 섭취했을 때 나타날 수 있는 위험에 대한 견해는
일치한다. 마치 신선한 과일, 채소, 샐러드, 곡류 그리고
건강식품 등이 건강에 도움이 된다는 것이 잘 알려져 있듯이
말이다. 또한 어떤 음식들은 사람의 기분에 영향을 끼친다.
이러한 것들을 지나치게 먹을 경우 당신의 스트레스 수준은
많은 영향을 받는다. 그러므로 자신의 식사습관을 점검해 보고
거기에 결핍된 것이나 또는 줄여나가야 할 음식이 있는지
없는지를 알아보아라. 특히 순간적으로 에너지를 솟아나게 하는
고칼로리 스낵을 삼가하고 이것저것 집어먹는 식습관을 버려라.
결국 이러한 음식들은 당신의 건강을 해치고 당신 몸에서
필수적인 영양물을 빼앗는다. 스트레스를 받을 때 이 점은 가장
잘 드러난다. 그러므로 이 장에 실려 있는 건강한 대체
음식물들 중 일부를 적절하게 활용하도록 한다.

영양소 결핍의 식사

아마도 당신은 충분히 섭취하고 있다고 생각할지 모르지만 여전히 필수영양물들 중 어떤 것이 부족할 수 있다. 이러한 현상은 몇 가지 이유로 인해 생겨난다. 우선 자신이 섭취하는 음식물이 신선한 것인가를 확인하라. 일단 상점으로 옮겨지게 되면 신선한 것일지라도 자체 생명력이 극도로 짧아진다. 비타민 C와 비타민 B군과 같은 영양소들은 공정과정, 보관, 열과 빛에 의해 급속히 파괴된다. 지나치게 음식을 익힐 경우에도 영양소들을 빼앗길 수 있다. 만약 자신의 식단에 뭔가 부족한 것이 있다고 생각한다면 옆의 표를 보고 어떤 요소가 결핍되어 있는지 알아보도록 하라.

영양소 결핍과 그 증상	
증상	영양소 결핍
피곤, 빈혈	철분, 비타민 B$_{12}$ 부족
감기, 인플루엔자 감염	비타민 C 부족
급격한 복통, 과민성, PMT	비타민 B 복합, 칼슘, 마그네슘 부족
건조피부, 피부염증, 잇몸출혈	비타민 A, 비타민 C, 과불포화 지방, 아연 부족
부러지기 쉬운 약한 뼈마디, 관절통	비타민 D, 칼슘 부족
피로, 체중증가 (갑상선 불균형)	요드 부족
유체분비 폐지 (수종)	칼슘 부족, 식염 과다
편두통, 현기증, 과민성, 우울증	저혈당, 프로테인과 복합탄수화물 부족, 단음식과 설탕 과다
변비, 간장이 나쁨, 과민성 장 (腸) 증후군	섬유질 부족, 정제되고 가공처리된 음식물 과다 섭취

음식의 작용		
음식	신체상의 효과	역작용
카페인(커피, 홍차, 아스피린, 청량음료 등에 들어 있는)	스트레스가 일어날 때와 같은 효과 : 신경 계통을 직접 자극. 정신이 말똥말똥해짐. 심장, 콩팥, 부신을 자극함. 혈관을 팽창시킴.	콩팥통증, 두통, 무기력, 성급함, 근육 피로, 신경과민, 가슴이 두근거림. 이러한 증상들은 특히 홍차와 커피를 지나치게 마실 경우에는 더하다.
설 탕	잠시 활력이 솟고, 일시적으로 육체의 피로를 덜어주면서 피의 흐름을 왕성하게 한다.	혈당의 수준을 조절하는 부신의 기능이 저하되면서, 과로하게 된다. 피로감이 더하고 우울증, 과민성 증상이 생긴다.
소 금	칼륨을 도와 신체의 유체균형을 돕는다.	고혈압, 신경과민, 과다섭취시 과민성, 부신을 자극함과 동시에 스트레스가 생기도록 부추긴다.
트리토판(닭고기, 생선, 우유, 바나나, 쌀)	뇌 화학물질인 세로토닌의 생성을 늘이면서, 긴장을 풀어주고 잠을 잘 오게 한다.	트리토판이 많이 든 음식을 지나치게 섭취할 시에는 낮에 졸음이 온다.
알코올	혈관을 팽창시키고, 혈당수준을 높이고, 몸과 마음의 긴장을 풀어주며, 식욕과 소화를 촉진시킨다.	과음시 간의 손상, 혈당 이상, 판단력과 뇌기능 저하, 몸의 조절이 어려워짐. 우울증, 알코올중독.

음식과 기분

어떤 음식들(위)은 감정과 행동양식에 영향을 끼친다. 어떤 것은 그것을 먹었을 때 즉각 기분 좋은 효과가 나타난다. 예를 들어 알코올은 대부분의 사람들의 기분을 좋게 만든다. 그러나 알코올을 지나치게 마실 경우에는 표에 있는 다른 음식들과 마찬가지로 당신의 건강을 해쳐 스트레스에 잘 견뎌낼 수 없게 만든다.

음식 보충

당신의 생활양식에 따라 식단을 짜나가도록 하라(오른쪽). 만약 심한 스트레스를 받고 있거나 정서적으로 크게 지쳐 있을 시에는 비타민 B복합제, 비타민 C 그리고 아연과 같은 무기질들은 더 많이 섭취하는 것이 좋다. 이것들은 육체가 스트레스를 받게 되면 더 빨리 소모해 버리는 것들이다. 이것은 또한 담배를 피우고, 술을 많이 마시고, 항생물질 또는 피임약을 복용하고 있는 사람들에게도 적용된다.

음식 보충	
보충	상태
비타민 C	각종 감기, 과음 후, 흡연시
비타민 B_6	PMT, 피임약과 항생물질 복용시, 긴장이 되고 스트레스가 계속될 때
달맞이꽃유	PMT, 과음시, 담배 피우는 사람, 습진
리진(아미노산의 일종)	(감기, 높은 열에 달하는) 입가의 발진, 습진, 건선
철분과 비타민 B_{12}	피곤함, 빈혈증, 월경 중 하혈양이 많을 때
칼슘, 마그네슘, 비타민 B_6	불면증, 성급함, 근육경련
양조용 이스트(비타민 B 복합체에 많음)	스트레스, 과음, 흡연, 피임약, 항생물질
카밀레우리(흰꽃여름국화)	편두통
아연과 비타민 E	화상, 상처

스트레스 없는 식단

스트레스에 대한 신체의 저항력을 기르기 위해 먹는 음식을 조절한다는 생각은 새로운 것이 아니다. 단식, 청정식, 식이요법 그리고 음식에 관한 요가의 원리 등은 모두 몸을 깨끗이 하고, 독소를 몰아내며 내부기관들을 쉬게 하여 원기를 되찾자는 데 그 목적이 있다. 그 결과 몸이 더 튼튼해지고 힘이 솟아나는 것이다. 몸과 마음의 건강을 유지하기 위해서는 빠져서는 안 될 몇 가지 음식들이 있다. 가장 중요한 것 중의 하나가 신선한 과일, 채소류, 그리고 섬유질이다. 고기를 먹을 때는 비계가 적은가를 확인하고 요리 전에 지방을 제거하도록 하라. 음식물 대부분에는 스트레스에 대처할 수 있는 건강한 대체물들이 있으며 이것들 중 상당수는 입맛을 당기는 것들이다. 식사 태도 또한 먹는 음식물들 못지않게 중요하다. 항상 식사시간은 여유 있게 잡고, 입 안에 든 것을 천천히 음미하면서 먹도록 하라. 먹으면서는 책을 읽거나 요리를 하거나 전화를 걸지 말라. 기분이 우울할 때 많이 먹는 습관이 있다면 주의를 해야 한다. 이런 증상이 느껴질 때는 완전히 다른 무엇인가를, 가령 예를 들면 운동을 한다거나 책을 뒤적인다거나 또는 친구를 찾아가도록 하라. 음식을 먹을 때는 언제나 그것을 즐기도록 하라.

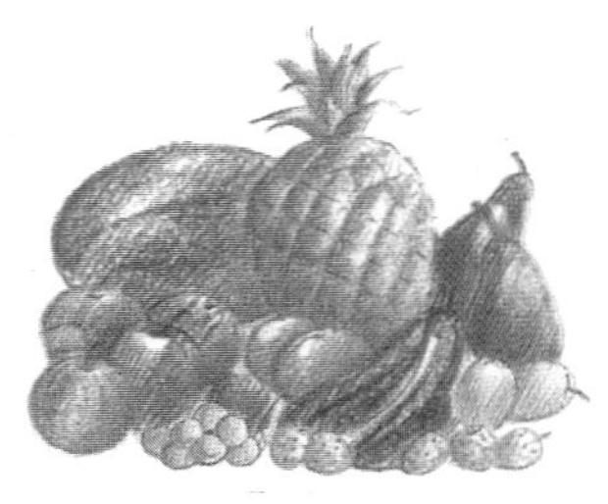

과일

과일은 파이와 푸딩류에 대한 좋은 대안물이다. 신선한 과일 혹은 과일이 든 요구르트를 먹도록 하여라. 또는 뮤즐리와 독특한 맛과 향을 내어주는 향료를 곁들여 뭉근한 불에 살짝 끓인 과일을 먹도록 하라.

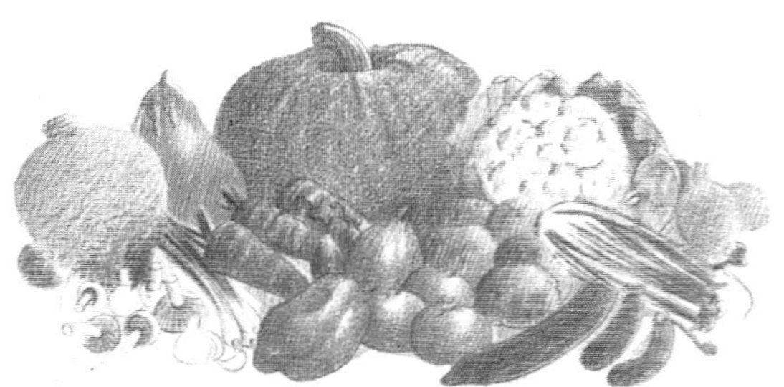

야채류

영양소 파괴를 줄이기 위하여 야채는 날것으로 먹거나 혹은 살짝 찌거나 데쳐서 먹도록 하라. 생야채를 고기에 곁들이면 보기에도 좋을 뿐 아니라 고기의 풍미도 더한다. 식사를 준비할 때는 가능하다면 언제든지 두세 가지 종류의 야채를 같이 준비하도록 하라. 또한

샐러드를 만들 때 지금까지와는 색다른 방법으로 재료들을 배합해 보도록 하라. 과일, 견과류(땅콩, 아몬드, 밤, 호두 등)와 생야채 등을 서로 섞어 갈아보도록 하라. 특히 생야채를 이것저것 섞어서 갈 경우 다양한 색깔과 촉감 그리고 맛을 낼 수 있다.

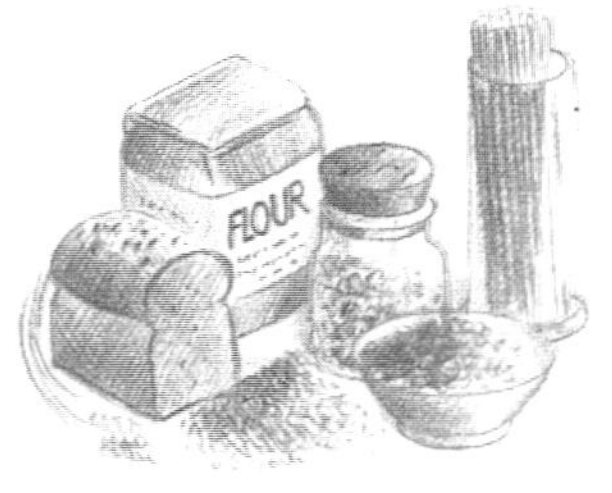

섬유질

매일 약간의 섬유질을 섭취하도록 하라. 다음 음식들에는 섬유질이 많이 들어 있다. 정백하지 않은 통밀가루, 빵과 파스타(마카로니와 스파게티류), 현미, 사탕옥수수, 콩류, 껍질을 벗기지 않은 감자 그리고 생야채 등이다.

건강한 대체식품		
음식군	음식종류	대체식품
단음식	비스킷, 잼, 케이크, 초콜릿, 사탕, 설탕친 시리얼(오트밀, 콘플레이크 등), 코코아, 청량음료, 꿀, 조미료, 푸딩, 파이, 설탕에 절인 가공식품들	설탕이 안 들어간 잼, 사과버터, 사과와 배 스프레드(빵에 바르는 버터), 당밀, 뮤즐리(시리얼의 일종), 구구 콩나무열매, 천연설탕원료, 건포도, 대추야자, 무화과, 말린 과일, 신선한 주스
포화·동물지방	냉동한 지방질의 소금절이 소고기, 돼지고기, 소시지, 햄버거, 라드(돼지기름에서 정제한 것), 소나 양의 허리나 콩팥에 있는 굳은 지방으로 만든 기름, 딱딱한 마가린, 고지방 우유, 크림, 고지방 마가린, 튀긴 음식, 버터, 고지방 치즈, 각종 소스, 드레싱, 스프 등에 들어 있는 지방	비계가 적은 닭고기, 생선, 사냥고기(꿩, 사슴 등), 고도 불포화 식물성기름과 마가린, 탈지우유, 저지방 요구르트, 코티지 치즈(탈지유로 만든 신맛이 강한 치즈), 염소 젖으로 만든 치즈.
가공·정제식품	하얀 밀가루, 흰쌀, 하얀 빵, 포장하기 전의 음식들, 단 음식란에 있는 모든 음식들	정백하지 않은 현미, 통밀가루, 호밀, 보리, 옥수수, 현미로 만든 빵과 파스타(마카로니와 스파게티류), 그리고 쌀, 각종 정백하지 않은 콩류, 곡물로 만든 시리얼(오트밀, 콘플레이크 등)
소 금	가늘고 길게 썬 감자튀김, 소금을 친 견과류(아몬드, 땅콩, 호두 등), 소금을 방부제로 쓴 각종 가공음식품	소금이 들어가지 않은 천연 견과류, 호박씨, 해바라기씨, 생야채, 해초류
카페인	커피, 홍차, 청량음료, 진통제 등	식물성 차(녹차 등), 카페인 없는 커피, 말린 민들레 뿌리로 만든 음료, 신선한 야채와 과일 주스, 샘물 또는 우물물

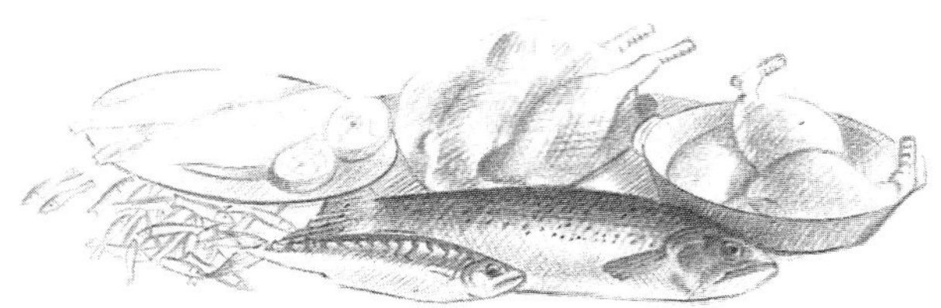

고기와 생선

고기살에서 필요 없는 지방분을 잘라내고 요리한다. 석쇠에 굽기, 꼬챙이에 꽂아 불에 직접 굽기, 그리고 알루미늄 호일에 싸서 오븐에 굽기 등이 고기를 요리하는 가장 좋은 방법들이다. 닭고기 껍질은 지방분이 높으므로 요리 전에 벗겨내도록 하라. 생선은 진한 양념 없이 담백하게 요리하여라. 석쇠에 굽거나 호일에 싸서 오븐 등에 넣어라. 고등어, 청어 그리고 연어와 같은 기름기 많은 생선은 몸에 이로운 불포화지방산의 좋은 공급원이다.

건강에 나쁜 음식물들 피하기

현대의 식탁에는 비록 몸에는 안 좋지만 우리들 중 상당수가 그것 없이는 살아갈 수 없다고 느끼는 몇 개의 음식군이 올라온다. 이러한 음식물들의 대부분에는 그와 대체될 수 있는 몸에 이로운 음식물들이 존재한다. 그리고 많은 것들은 맛도 비슷하다. 그러므로 몸에 좋은 대체물들을 먹도록 하라. 그러면 결국에 가서는 입맛 때문에라도 이것들을 선호하게 될 것이다. 밖에서 식사를 하고 또 선택의 폭이 한정되어 있을 때 몸에 좋지 않은 음식물들에 주의하라. 모임 등에서 땅콩류나 치즈, 비스킷 그리고 카나페(토스트 등에 캐비어 등을 얹은 것)들을 가까이하지 말라. 대신 샐러리, 무 종류 그리고 당근 등으로 배를 채워라.

당신에게 적당한 운동은?

운동이란 음식과 같이 몸에 이로우며 즐거움도 아울러 준다. 이것이
운동이 왜 중요한가 하는 이유이다. 테니스, 골프, 축구와 같이
기술을 요하는 스포츠는 당신이 게임을 익히는 데 다소 시간을
투자해서 숙달되었을 때 더 매력을 느낄 수 있다. 그러나 대부분의
운동은 시간과 노력이 필요하며 바로 이 점이 운동을 규칙적으로
행하는 것을 어렵게 만드는 이유이다. 아울러 스쾌시 테니스(실내의
벽에 공을 되튕기는 한 사람 또는 두 사람이 하는 스포츠)와 같이
경쟁력이 심한 스포츠는 오히려 빡빡한 생활에 더 한층 스트레스를
가중시키는 결과를 낳을 수 있다. 그래서 많은 사람들이 선택하는
것이 경쟁심을 유발하지 않는 운동, 즉 수영, 싸이클, 걷기, 미용
등이다.

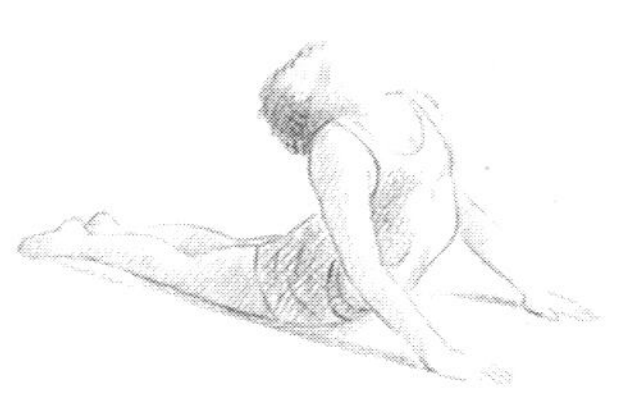

　너무 자신을 몰아세우지 말고 건강상에 어떤 문제가 있다면
의사와 상의하여 어떤 운동이 적당할지 알아보아라. 짧은 시간
동안이라도 규칙적으로 하는 것이 이따금씩 일정하지 않게 오랜
시간 하는 것보다 낫다. 적절한 훈련 없이 마라톤을 완주하는
것같이 몸을 손상시키고 완전히 기진맥진하게 만드는 운동 방식은
삼가해야 한다.

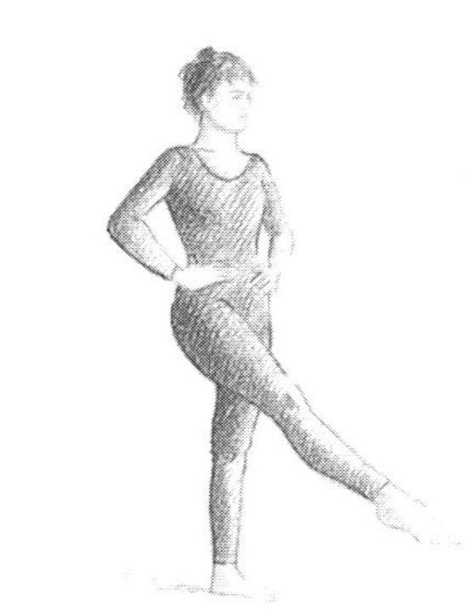

　어떤 형태의 운동이 적합한가를 알아내는 데에는 다음의 표가
도움이 될 것이다. 운동은 여섯 가지 범주로 나뉘어 있다.
에어로빅은 산소 소비량을 늘리고 심장박동수를 높이고 동맥과 폐를
확장시킴으로써 제 기능을 다한다. 미용체조는 10장에 수록된
신체관리운동에 포함되어 있으며 요가는 12장에 수록되어 있다.
나머지 두 가지 운동, 격투기(유도, 합기도, 가라데 또는 태극권
등)와 기구를 이동한 근육강화운동의 경우에는 특별한 시설물을
이용해야 한다. 근육강화기구들은 헬스클럽이나 체육관에 가면
이용할 수 있는 반면에 격투기를 익히는 데는 오랜 세월에 걸친
전문가의 지도가 필요하다. 각각의 도표는 알아보기 쉽게 구분되어
있다. '요지'란에는 각각의 운동 유형이 어떻게 이루어지는가에
대한 기본정보, 그 운동을 하기 위해 당신이 갖추어야 할 것 그리고
소요시간 등이 실려 있다. '신체자신감'란에는 생리학상의
이점들이, '추천하고 싶은 사람'란에는 그 운동이 가장 적합한
유형의 사람들이, 그리고 '건강상의 이점'들은 마지막 난에 실려
있다.

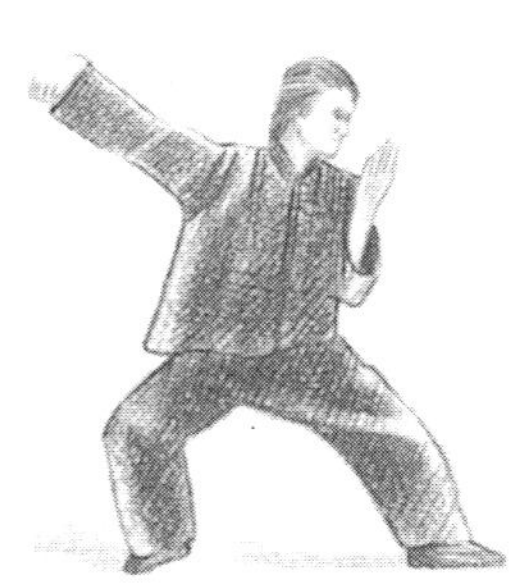

뒤페이지에 나오는 항목
중에서 동작을 선택하여
실시하라.

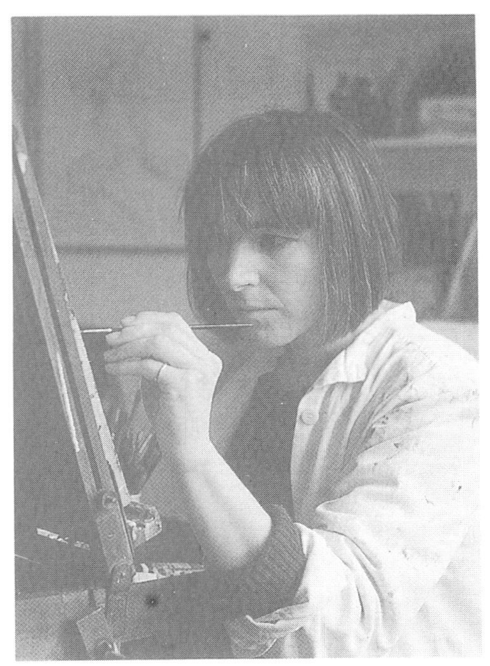

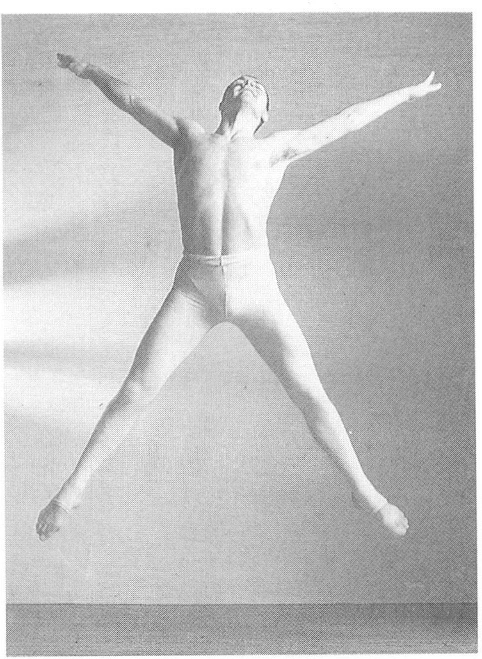

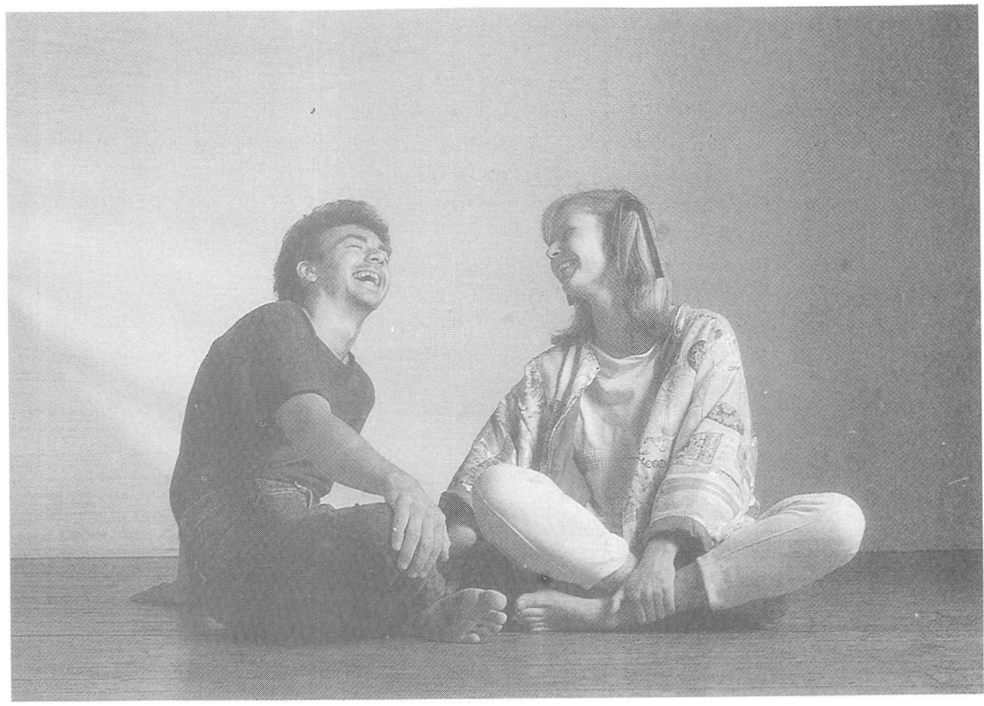

에어로빅 댄스		
요점	**신체 자신감**	**건강상의 이점**
운동내용 : 댄스 스텝, 미용체조, 제자리 달리기, 깡총뛰기, 뛰어 오르기 등이 음악에 맞춰 다양하게 짜여짐. 여러 가지 다양한 춤 유형에서 빌려온 것들. **갖추어야 할 것** : 면내의와 티셔츠, 또는 리어타드(몸에 꼭 끼는 원피스)와 타이츠(몸에 꼭 끼는 스타킹), 편안하고 몸에 너무 꼭 끼지 않는 복장. 약 3×4m의 공간에 안내책자와 레코드, 비디오테이프. 또는 강습소를 찾아간다. **소요시간** : 에어로빅 강습은 대개 일주일에 1시간씩 두 번 한다.	음악에 맞춰 운동을 하고 순서를 익혀나가다 보면 사기가 진작되고 자신감이 솟아난다. 몸의 균형, 걸음걸이, 자세 그리고 외형의 향상을 기대할 수 있다. **추천하고 싶은 사람** 자신이 운동에는 소질이 없고, 예술적·음악적인 재능이 있다고 생각하는 사람. 당신이 사람 만나는 것을 좋아하고 교사의 지도받는 것을 좋아할 경우 강습소를 찾아가는 것이 좋다. **주의점** : 발, 무릎, 등, 발목에 이상이 있을 경우 피하도록 하라.	**유연성** : 10분에서 20분간 준비운동과 손과 발 등을 늘여주는 운동 등을 하도록 프로그램을 마련한다. **힘** : 윗몸일으키기와 다리올리기 등으로 복부근육이 튼튼해지고 달리기와 발차기 등으로 다리근육이 튼튼해진다. 상체를 튼튼히 하는 운동은 대개 포함되지 않는다. **심장혈관 지구력** : 강습기간 중 대개의 경우 심장혈관 지구력을 기르기 위해 20~30분간 계속해서 쉬지 않고 뛰어오르기, 춤추기, 달리기 등을 한다.

에어로빅 운동		
요점	**신체 자신감**	**건강상의 이점**
운동내용 : 계속해서 달리기, 빠르게 걷기, 수영, 또는 사이클링은 심장 박동수를 높이고 폐와 동맥을 확장시켜 산소소비량을 늘려준다. 규칙적으로 행할 경우 이러한 형태의 운동은 신진대사를 활발하게 하며 심지어 몸을 움직이지 않고 있을 때에도 칼로리 연소율을 높여준다. **갖추어야 할 것** : 런닝복, 면내의 운동선수용 땀받이 스웨터, 운동화 **소요시간** : 매일 10~20분간	이 운동을 통해서는 지구력과 힘이 강화된다. 거리와 시간을 기록하고 자신의 한계를 넓혀나감으로써 자신의 최대역량을 실험해 보게 되어 자신에 대한 생각이 좋은 방향으로 개선된다. **추천하고 싶은 사람** 당신이 야외에서 할 수 있으면서 시간이 많이 소요되지 않는 간단한 운동을 원하는 사람일 경우. 혼자 운동하기 좋아할 경우. 경쟁심이 약한 사람. **주의점** : 허약하거나 다친 데가 있는 경우에는 피하도록 하라.	**유연성** : 몸의 손상을 피하고 유연성을 늘이기 위해서 달리기 전과 후에 각각 5분간 팔, 다리 뻗치기와 굽히기 운동을 하여라. 사이클링과 수영은 근육의 유연성을 높인다. **힘** : 놀라운 향상을 기대할 수 있다. 특히 다리와 엉덩이 부위가 튼튼해진다. **심장혈관 지구력** : 심장과 폐를 튼튼하게 하고 전반적인 체력을 향상시키는데 있어서는 에어로빅만한 것이·없다.

미용체조		
요점	**신체 자신감**	**건강상의 이점**
운동내용 : 장비를 사용하지 않으면서 근육을 펴주고 튼튼하게 하는 일반적인 운동들이 상용된다. 이것은 준비운동으로도 유용하다. **갖추어야 할 것** : 리어타드와 타이츠, 런닝복 또는 면내의와 티셔츠. 초심자들은, 책을 보면서 계속 해나갈수도 있지만, 강습소에 다니는 것을 고려해 보도록 한다. **소요시간** : 되도록이면 매일 30~40분간의 수업시간을 가지도록 한다. 준비운동으로는 10~20분간 한다.	근육을 펴주고 튼튼하게 하는 것은 몸의 평형성, 자세, 그리고 걸음걸이를 향상시켜 준다. **추천하고 싶은 사람** 자신에게 엄격하고 혼자 운동하기 좋아하는 사람이나 시간 여유가 없는 사람은 이 운동을 어디서든 행할 수 있다. 기계적이고, 경제적으로 부담이 안 가는 운동이다.	**유연성** : 미용체조의 뻗치기 등의 동작은 몸 전체에 걸쳐 유연성을 대단히 높일 수 있다. **힘** : 비록 역기 등을 사용할 때만큼의 재빠른 효과는 보기 어렵지만 힘을 길러준다. **심장혈관 지구력** : 달리기나 줄넘기 등의 프로그램이 보완될 경우, 이 운동도 심장혈관 지구력을 향상시킬 수 있다.

요 가		
요점	신체 자신감	건강상의 이점
운동내용 : 몸과 마음의 균형, 그리고 건강을 위하여 일정한 자세를 오랫동안 그대로 유지한다. **갖추어야 할 것** : 헐렁하고 편안한 복장 또는 리어타드와 타이츠, 경험 많은 강습교사. 일단 기본원리와 동작들을 익히기만 하면 요가책들이 도움이 될 것이다. **소요시간** : 요가실습은 적어도 30분 정도는 걸리며 일주일에 세 번은 해야 한다. 강습은 1시간 내지 1시간 반 동안 한다.	요가는 육체의 각성을 중요시하며 따라서 육체를 소중히 여기고 보살피는 마음이 들게 한다. 육체의 기능과 자세에 보다 더 주의를 기울이게 된다. **추천하고 싶은 사람** 근육이 뻣뻣하고 긴장되어 있는 사람, 뭔가에 눌리고 스트레스를 많이 받는 사람. 몸 뿐만 아니라 마음을 위한 운동도 원하는 사람. 힘찬 육체 활동을 할 수 없는 사람. 환자일 경우.	**유연성** : 요가의 중요한 목적 중의 하나가 신체의 모든 부분을 뻗어주고 튼튼하게 함으로써 유연성을 높이자는 것이다. **힘** : 요가자세를 유지하는 것은 단지 최소한도로만 근육의 힘을 증진시킨다. 어떤 프로그램에는 힘을 길러주는 운동도 포함시켜 이러한 부족감을 보충한다.
기구를 이용한 근육강화 운동		
요점	신체 자신감	건강상의 이점
운동내용 : 기구에는 역기 등이 부착되어 있으며 당신은 그것들을 사용한다. 거의 모든 헬스 클럽이나 체육관에 준비되어 있다. **갖추어야 할 것** : 기구가 있는 곳을 찾아가야 한다. 이것은 헬스클럽이나 체육관에 가입하는 것을 의미한다. 아래위로 땀받이 옷이나 면내의, 티셔츠와 바닥이 고무로 된 운동화를 착용하도록 하라. **소요시간** : 연습시간이 약 30분보다 더 길어지거나, 자주 하면 근육의 피로 때문에 오히려 역효과를 가져온다.	당신이 들어올릴 수 있는 역기의 무게가 꾸준히 늘어가는 것이 보상이다. **추천하고 싶은 사람** 눈에 금방 드러나는 결과를 원하는 사람 혼자서 운동할 수 있다는 이점이 있으면서 클럽 같은 분위기에서 실내운동을 하고 싶은 사람, 클럽회비를 낼 만한 여유가 있는 사람	**유연성** : 당신이 기구를 올바르게 사용한다면 각각의 움직임이 있기 전에 근육을 완전히 팽창시킴으로써 유연성이 향상된다. **힘** : 이 운동이 가져다주는 주된 이점이다. **심장혈관 지구력** : 여기서는 이 효과는 거의 기대할 수 없다. 심장혈관지구력을 기르고 싶다면 약간의 달리기, 사이클링 또는 수영을 병행하라.
무도 (武道)		
요점	신체 자신감	건강상의 이점
운동내용 : 원래는 동양에서 호신술로 익히던 이러한 유형의 운동에서는 여러 가지 다양하고 교묘한 발차기, 주먹내지르기, 그리고 잡기 등을 가르친다. 태극권은 동작이 느리며 춤과 비슷하다. **갖추어야 할 것** : 기 (qi) 라고 불리는 바지와 윗도리, 그리고 허리띠로 이루어진 의상 한 벌. 태극권의 경우에는 헐렁한 복장에 편한 신발이면 된다. 강습소를 찾아가야만 한다.	커다란 이점이 있다. 격투기는 육체적, 감정적 자의식을 촉진시키고 자기방어 기술을 길러준다. **추천하고 싶은 사람** 오랜 시간에 걸쳐 시간을 투자할 여건과 준비가 되어 있는 사람. 많은 신체접촉과 몸의 움직임을 통한 단련을 원하거나 자기방어능력을 기르고 싶어하는 사람.	**유연성** : 대부분의 프로그램에, 높이 발차기와 기타 다른 동작들에 필요한 유연성을 더하기 위해 몸펴기 운동을 포함시킨다. **힘** : 가라데와 유도의 경우 대개 팔굽혀펴기와 윗몸일으키기같이 힘을 길러주는 운동을 포함한다. **심장혈관 지구력** : 대부분의 경우 (태극권은 제외) 심장을 강하게 하는 수련에 오랜 시간을 할애한다.

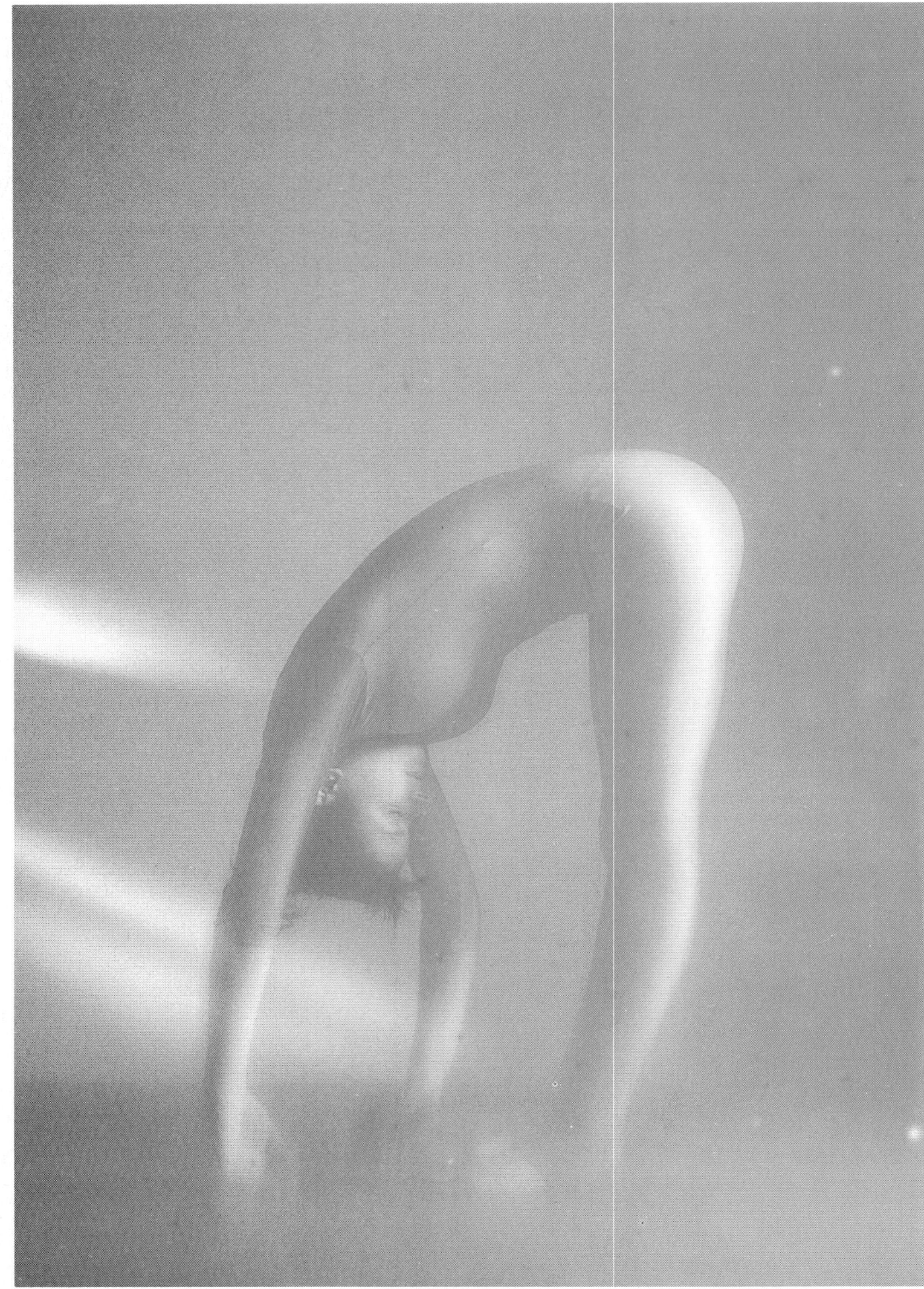

제 3 부

긴장을 푸는 법

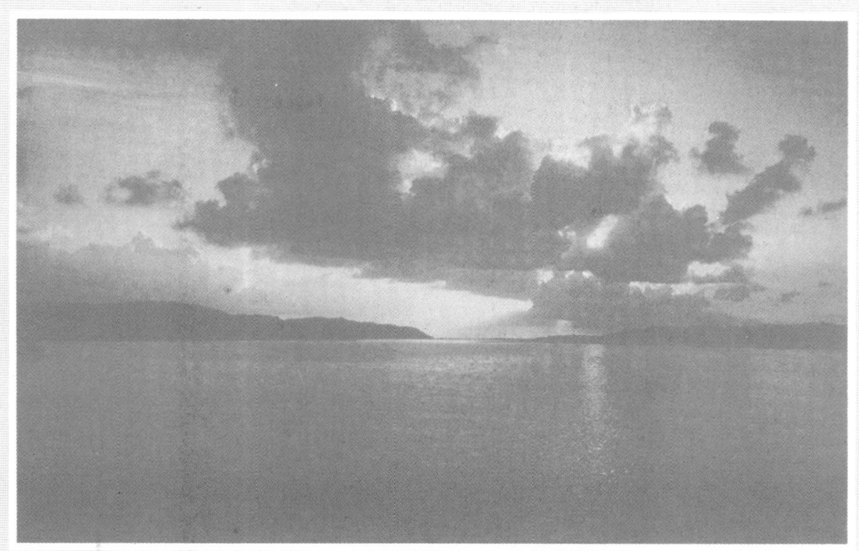

9. 이완하는 방법

이완은 세상에서 가장 자연스러운 행위이다. 인간들은 오래 전에 잊었지만, 동물들은 아직도 육체적인 긴장이나 피로의 주기적인 순환기 때 휴식을 취하고 이완을 주는 방법을 터득하고 있다.

예를 들어 고양이가 사지를 최대한 늘이거나 아취 모양으로 뒤로 젖히는 것, 개가 하품을 크게 하거나 발을 앞으로 축 늘어뜨린 것을 볼 수 있는데 이러한 동물의 행위를 통하여 어떻게 긴장을 해소할 것인가를 배울 수 있다.

이완은 잊혀진 기술이다. 오늘날 깨어 있는 시간에 완전히 이완되어 있는 사람들은 거의 없다. 이것은 생활에서의 스트레스 정도를 말하는 것인데 몸에 내재된 긴장이나 무의식의 양을 말하는 것이다. 행복하고 건강한 삶을 위해서는 이완의 방법을 다시 배워야 한다.

효과적인 이완을 위해서는 몸과 마음의 긴장을 없애는 것이 필요하다. 이 상태는 주로 잠을 잘 자고 일어난 후에 이상적으로 이루어진다. 그러나 아무리 잠을 많이 자더라도 피로의 해소에는 한계가 있고 잠만으로는 충분하지 않다. 현대인은 스트레스를 많이 받는다. 그래서 가능하면 의식적으로 이완하는 기술을 발전시켜야만 한다.

많은 사람들은 얼마만큼 자신들이 긴장된 상태에 있는지 알지 못한다. 이렇게 자기 몸의 긴장이나 경직을 인식하지 못한다면 육체적인 스트레스를 제거하는 데 실패할 것이며 결국 몸과 마음에 영향을 끼치기 시작해 점차 몸의 여러 부분에 긴장이 쌓일 것이다. 몸에 감추어진 긴장을 해소시키고 몸의 상태가 어떻게 진행되는가를 느끼려면 우선 이완된 상태가 되어야만 한다. 그럼으로써 스트레스의 육체적인 효과를 느끼기 시작하며 반대 급부적으로 편두통 등의 통증을 느낀다.

이완하는 것을 배우면 즉각적으로 얻을 수 있는 두 가지 이점이 있다. 첫째 이완하는 연습을 계속 해나감에 따라 자기 몸에서 가장 경직되고 통증이 심한 부분을 자각하게 된다. 이러한 자각은 일하는 자세, 가구의 배열, 옷을 입고 신발을 정리하는 것과 같은 사소한 일상생활에서 받는 긴장을 악화시키는 요소들로부터 자신을 보호할 수 있다. 둘째로는 자신이 더 나아졌음을 즉시 알 것이다. 5분 동안 얼굴, 목, 어깨근육을 풀면서 이완하는 것은 두통을 없애주고 신선하고 고요한 느낌을 갖게 하며 20분 동안의 깊은 이완은 마치 두 시간 정도 잠을 잔 것처럼 몸과 마음이 휴식을 취하고 생기를 얻을 수 있다.

이 장에서 나오는 몇 가지 실기를 진지하게 행해 보자. 처음에는 잘 되지 않더라도 걱정할 필요가 없다. 하다가 보면 효과와 이익을 얻게 된다.

밤 늦게까지 자거나 아침 늦게 일어나지 않으며 게으르고 둔하지 않으며 의식적으로 이완하고 체계적으로 마음을 비우고 근육의 스트레스를 풀고 훈련을 통하여 보다 적극적인 동작을 행하여 자극을 준다.

이완과 몸

확실히 이완하였을 때 몸에서는 정확하게 측정할 수 있는 변화가 일어난다. 이러한 변화는 긴장되었거나 자극받은 상태와는 구별되는 이완이다. 가장 중대한 변화는 자율신경의 두 영역에 의해 일어난다. 교감신경계는 느린 속도로 진행된다. 이 신경계는 체온, 소화력, 심장박동, 호흡수, 혈압, 혈액의 순환, 근육의 수축 등을 통제한다. 이와 반대로 부교감 신경계는 활동을 증가시킨다. 이것은 산소 소모량을 감소시키고, 신체적으로는 탄소산화물, 심장박동수, 호흡률, 혈압, 혈액의 코레스톨 수준 등을 감소시킨다. 근육의 정도나 활동 내장기관의 움직임이 보다 효과적으로 진행된다. 의사들은 이러한 몸의 변화를 '이완의 반응'이라고 한다. 이러한 반응은 스트레스를 자극하여 다시 본래의 상태로 회복시켜준다.

이완과 뇌

뇌의 활동은 자신이 얼마나 이완하고 있는가에 대한 생동감 있는 정보를 제공한다. 뇌는 네 가지의 뇌파를 창출하는데 각기 나름대로 독특한 리듬을 가지고 있다. 매일매일 일상적인 의식의 흐름인 베타파, 잠을 자고, 꿈꾸는 상태에서 나타나는 델타파, 내적으로 침잠된 상태에서 나타나는 세타파, 깊은 육체적 이완상태와 정서적 안정과 연관된 알파파 등이 그것이다. 충분한 이완이나 명상은 알파파와 세타파가 우세를 가지고 와 조화로운 상태임을 나타낸다. 즉 조화와 균형을 의미한다. 의사들은 바이오 피드백 기구를 써서 뇌파를 측정하고 이에 따라 얼마나 이완되어 있는가를 알아낸다.

최근의 연구에서는 생화학적 변화 중 일부는 이완 신체 내에서 기분전환(moodaltering)적 화학물질(신경전달계로 알려진)이 증가함에 따라 일어남을 시사하고 있다. 특히 세로토닌과 같은 신체의 호르몬은 안정감, 행복감 등의 감정과 연관되어 증가된다.

이완법 동작의 선택

동작은 쉽게 배우고 실행에 옮길 수 있다. 얼마의 시간을 투자해서 어떤 효과를 얻을 수 있는가는 자신에게 달려 있는데 머리끝부터 발끝까지 완벽하게 할 수 있도록 짜여져 있다. 어떤 동작은 몸의 특정 부분의 긴장을 제거시키는 데 도움이 되며 또

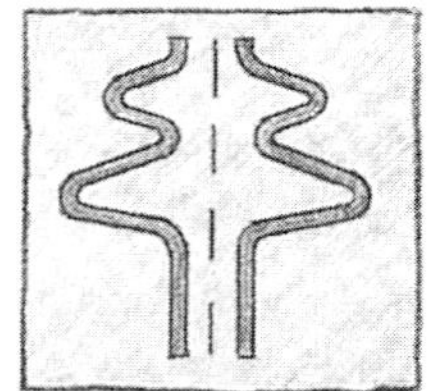

알파와 세타 상태(명상)

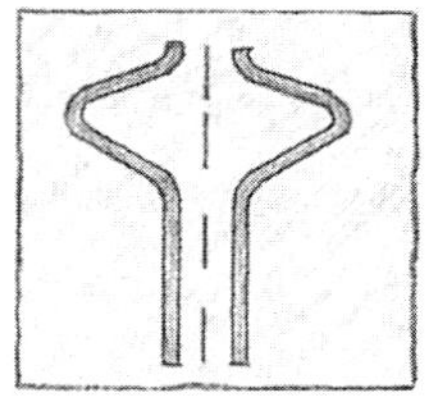

세타 상태(잠을 자면서 꿈꾸는 상태)

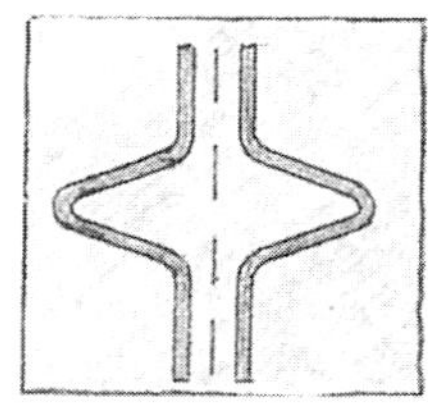

알파 상태(깨어 있거나 잠자는 상태의 중간)

바이오피드백(biofeed back 뇌파계를 따라 알파파를 조절, 안정된 정신상태를 얻게 되는 방법) 기구로 명상의 상태인 알파와 세타파로 유도하여 고요한 상태로 이끈다.

어떤 동작은 마음을 안정시키는 이완법처럼 명상의 효과를
자아낸다.

　생활 속에서 많은 스트레스를 받는 현대인들은 일일 계획
안에 더욱 많은 이완법 실행 시간을 넣어야 한다. 그것도
두통이나 근육통 등의 증상이 오기 전에 실천해야 한다.
이완법은 아침 일찍 일어나 굳어진 근육을 풀어주고 저녁에
근육을 풀어 깊이 잠들게 해주는 것이 이상적인 방법이다.
이러한 연습은 일에서 쌓였던 피로를 풀어주기 위해 오전
11시경이나, 점심 때에 해주는 것이 좋으며 피로를 제거시켜
깊이 숙면할 수 있기 위해서는 저녁에 해야 한다. 이 실기의
다른 응용법은 목이나 등 뒤, 어깨 등에 하는 것과 같이 힘이
들어가는 동작을 함으로써 밤에 잠을 자는 데 도움을 주는
것이다. 만약 규칙적으로 이것을 실천한다면 몸과 마음에
안정을 준다.

　만약 전과정을 행하는 데 힘이 든다면 몸의 특정한 부위를
이완시키는 것이 필요하며 한두 동작을 실천하여 보면 이완감을
느낄 수 있을 것이다. 예를 들면 머리나 목이 긴장되어 있다면
이 부분을 풀어주는 실기를 적용한다. 그리고 몸 전체에 약간의
긴장감이 느껴지는 정도라면 모든 실기를 다 할 필요는 없고
9장 뒷부분의 일반적인 실기에서 한 동작 혹은 몇 가지 동작만
하는 것이 좋다. 마루에 누워 신체 각 부분마다 긴장과 이완,
뻗기와 풀어주기를 점차적으로 하는 방법이 가장 효과적이다.
이러한 방법은 긴장과 이완의 서로 다른 감각을 확실히 구별해
준다. 또한 마음을 집중하게 하며 부드러운 호흡을 통하여
사지를 활성화시켜 둔중한 느낌들이 사라지게 해준다. 몇 가지
동작만 하건 모든 동작을 다 하건 간에 가장 효과적인 것은
같은 시간에 매일 규칙적으로 꾸준하게 해주어야 한다는
것이다.

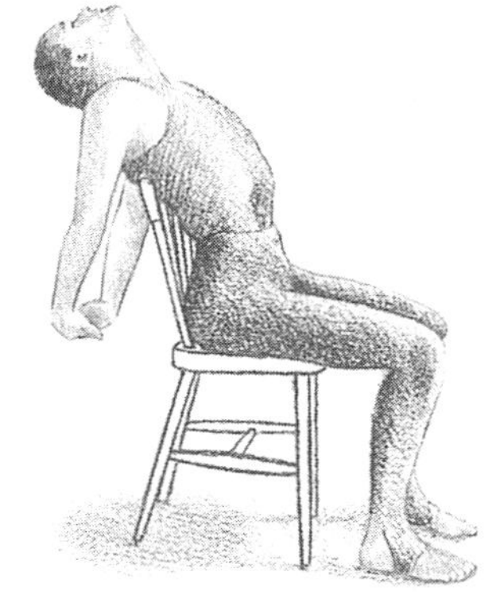

머리와 목의 실기

머리와 목과 얼굴의 동작은 할 수 있는 만큼 많이 행한다.
그것은 근육을 부드럽게 해주며 육체와 정신의 긴장을 예방해
주는 역할을 한다. 머리 부분의 피로와 긴장은 책상에 장기간
앉아 있거나 또는 오랫동안 서 있거나 말을 할 때 일어난다.
그것은 머리칼이나 머리표피에 연결된 실핏줄이나 근육, 그리고
목 뒤의 긴장으로 나타난다. 두통이나 편두통은 분명한
경고신호이다. 목이 조이는 느낌, 눈의 긴장 또는 감각의 마비
증세와 목의 비틀림 등은 이런 종류의 긴장의 징조이다.

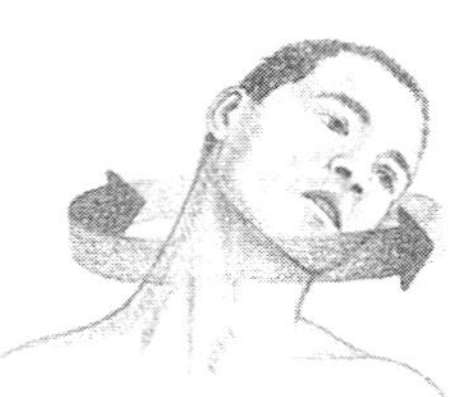

머리돌리기
천천히 시계방향으로
머리를 돌리고 시계
반대방향으로 다시
돌린다. 각 3번씩
돌린다.

머리와 목

머리를 돌리고 목의 근육을
늘임으로써 깊이 뿌리 박혀 있는
긴장을 해소시킨다. 효과적인
실천요법은 아주 천천히 근육을
늘이는 것이다. 머리를 빨리
움직이면 오히려 딱딱함이나
경직성이 증가되고 목의
비틀림과 아픔을 증가시켜
긴장의 원인이 된다. 머리에
체중을 실어 앞으로 떨구었다가
턱을 위로 들어 머리를 뒤로
젖힌다. 눈은 감는 것이 이완된
효과를 증가시킨다.

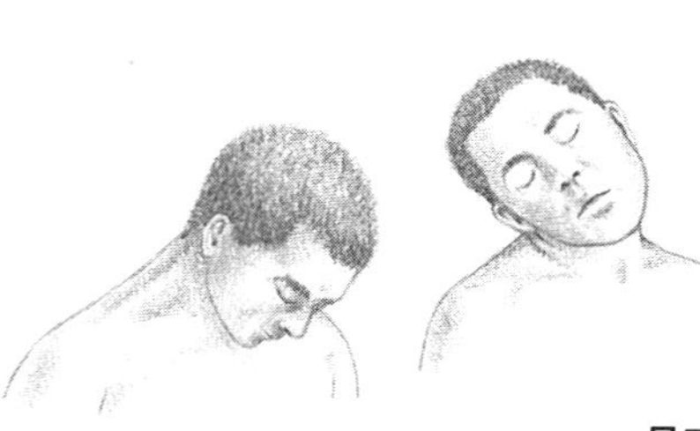

목근육늘이기
천천히 당신의 머리를
앞으로 떨구었다가 또
좌우로 돌리고 뒤로
제낀다. 목의 근육을
늘인다. 10번 반복한다.

얼굴돌리기
머리는 똑바로 세운 채
얼굴만 좌우로 돌린다.
좌우로 10번
천천히 돌린다. 그 다음
빠르게 10번 돌린다.

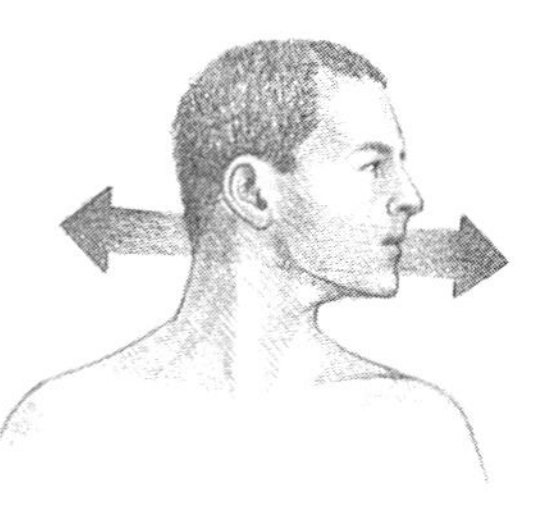

목과 어깨
만약 이 실기를 정확하게
실천하고자 한다면 각 어깨를 한
번씩 위로 올려 움츠린다.
움츠린 어깨를 반복해서 뒤로,
위로 올렸다가 뒤로, 앞으로
10번씩 돌린다. 당신의 손과 팔을
유연하게 한다

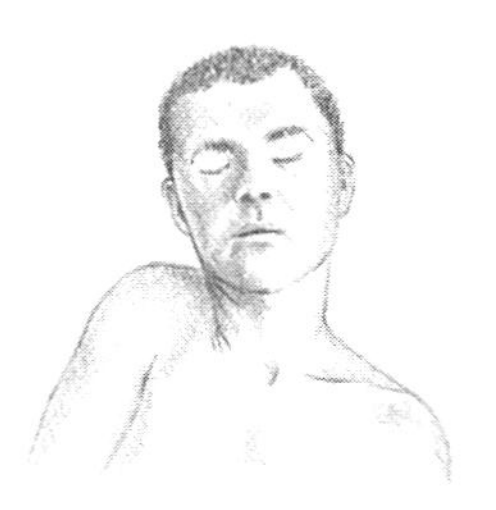

양어깨 둘다 움츠렸다가
한쪽씩 번갈아가면서
올렸다가 내리는 것을
반복한다. 양쪽 모두
높이 올렸다가 무겁게
내린다.

얼굴과 턱

얼굴에 대한 동작이 필요하다고
생각하는 사람은 없지만 사실 이
부분은 이완을 할 때 가장
민감한 부분이다. 그리고 얼굴은
목과 머리의 경직과 연결되어
긴장을 자아내기도 한다.
오랫동안 집중하거나 긴장해
있으면 수직적 근육, 눈 주위의
근육이 경직된다. 그밖에 입과
혀와 턱인데 턱 아래와 위의
연결부분도 경직되기 쉬워
풀어주어야 할 부분이다. 이
부근은 머리와 얼굴과 목 뒤,
이빨의 통증, 신경통, 눈의 이상
등과 밀접하게 연결되어 있다.
몇 분간 거울을 보고 연습할
시간이 없더라도 얼굴과 목의
실기는 반드시 실천해야 한다.

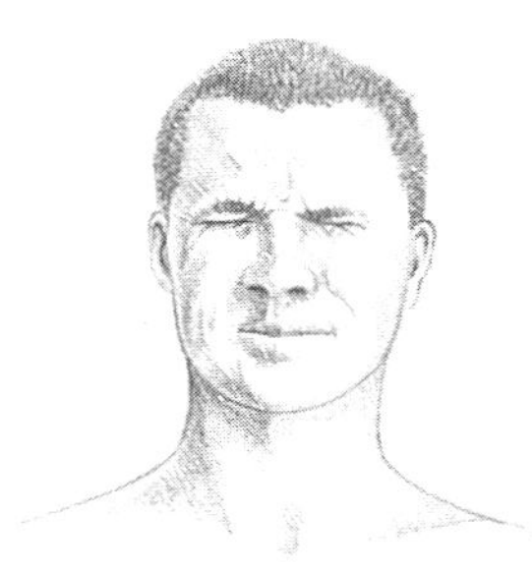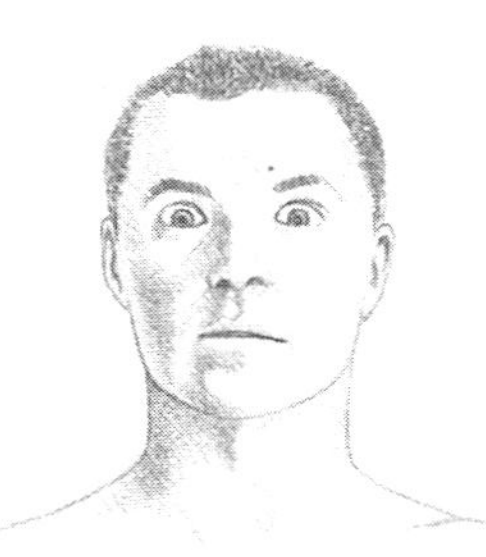

눈동작

1. 양눈을 감는다. 눈
주위 근육을 오므려
최대한 조인다. 10초
정도 행한다.
2. 눈을 크게 뜨고
근육을 이완시켜 10까지
수를 센다.

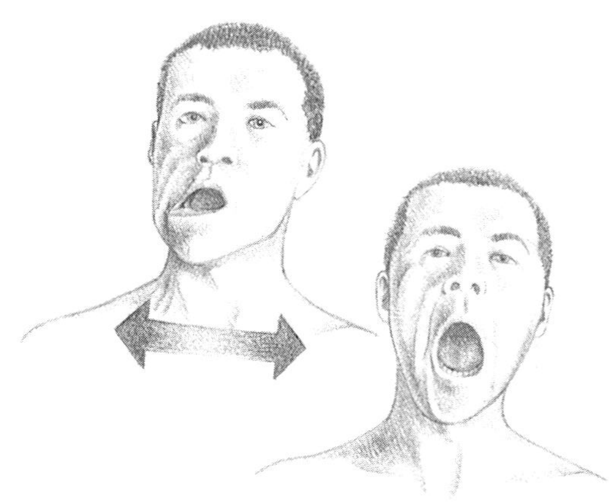

턱운동

1. 입을 닫거나 벌려서
턱을 부드럽게 그러나
확실하게 좌우로 열 번씩
돌린다.
2. 교대로 턱을 가장
크게 떨어뜨려 입을 크게
벌린다.

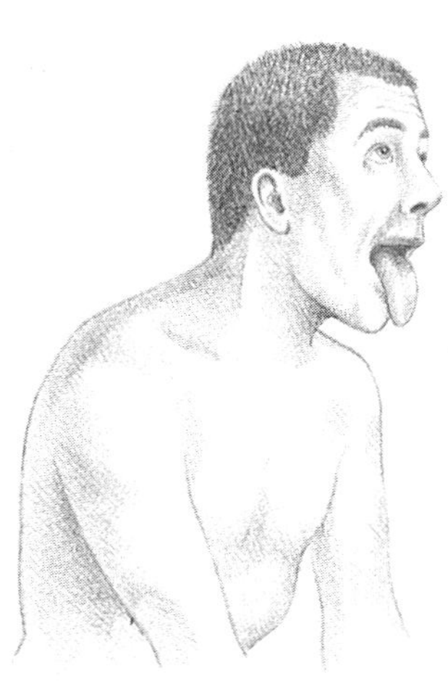

얼굴동작

이완된 표정을 한 다음
입을 크게 벌리고 혀를
밖으로 내민 다음 눈을
아주 크게 뜨고 보도록
한다. 그리고 눈을
밑으로 하여 혀를 보도록
한다.

목과 등과 어깨의 동작

어깨의 긴장이나 등의 통증은 많은 사람들에게 나타나는
아주 일반적인 통증이다. 하루종일 의자에서 일하는 직장인들,
나쁜 자세로 일하는 근로자들에게는 이러한 증상이 많이
나타나고 무거운 것을 들어올리는 것은 등의 통증을
가져온다. 특히 다리를 편 상태에서 등을 구부려 무거운 물건을
들어올리거나 내리는 일은 등의 통증을 심화시킨다. 여자들이
하루종일 높은 구두를 신거나 쇼핑을 하고 한쪽에만 무거운
것을 들었을 때도 등과 어깨의 뒤틀림이 나타난다. 그러므로
쇼핑백도 번갈아서 들어야 한다. 어깨와 목과 등의 긴장을
느낀다면 가능하면 빨리 해소시켜야 한다.

목과 어깨

상체 실기운동을 하는 데에는
정해진 시간이 없다. 가능하면
원하는 만큼 천천히, 그리고
충분히 이완을 느낄 만큼
오랫동안 굽힌 채 있는다. 팔은
위로 들어 근육을 늘인 다음
다시 몸을 굽혀 몸을 흔들며
최대한 이완한다.

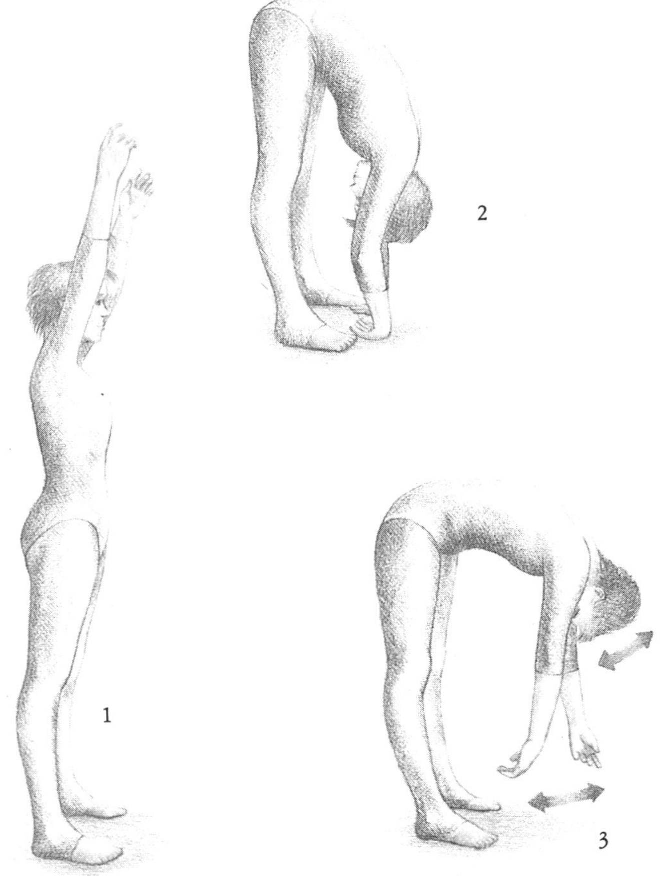

1. 바로 서서 발은
12인치 정도 벌리고 팔을
머리 위로 든다.
2. 상체를 앞으로 숙이고
엉덩이는 위로 든다.
무릎은 이완하거나 가볍게
굽혀본다. 팔과 머리와
어깨를 굽힌 상태에서
이완하고 40초 정도
있는다.
3. 굽힌 상태에서 팔과
어깨를 흔들며, 머리를
흔들고 끄덕이면서 몸을
천천히 위로 올린다. 몇
번을 반복한다.

목과 어깨

의자에 정확하고 바르게 앉아서
팔을 위로 올리고 발은 바닥에
튼튼하게 고정시킨다. 그런 다음
가능하면 많이 앞으로 굽힌다.
실행할 때는 율동적으로 2~5번
정도 행한다.

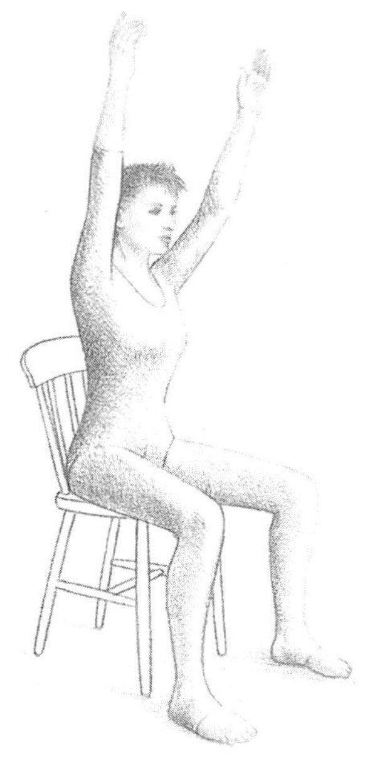

1. 의자에 기대어 바로
앉아 팔을 위로 치켜들고
목은 위로 한다. 당신의
발은 수평으로 50cm
정도 떨어지게 직선으로
놓는다.

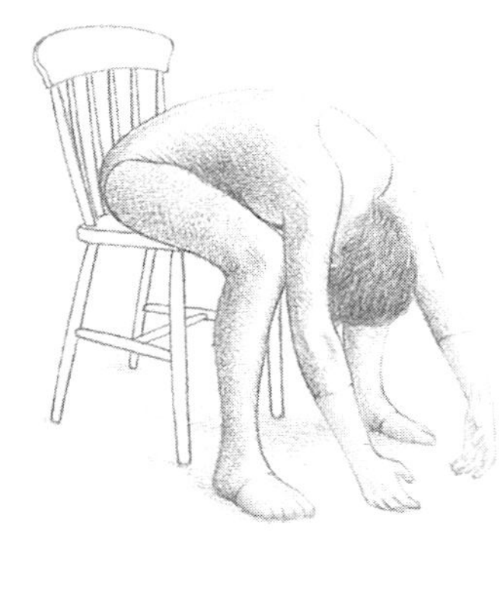

2. 몸도 앞으로 굽히고
엉덩이는 의자에 붙이고
머리와 팔을 무겁게
숙인다.

뒤로 젖히기

이 동작은 의자에 몸을
고정시키고 어깨를 뒤로 젖혀
등을 똑바로 세운다. 뒤로 멀리
젖히지 못한다고 걱정할 필요는
없다. 어깨와 위쪽 팔의 긴장은
근육을 더욱 이완시켜주고
유연성을 더 준다. 천천히
움직인다. 그러나 율동적으로
해서는 안 된다.

2. 천천히 허리를 뒤로
제끼고 당신의 상체를
의자 뒤로 활모양으로
굽히고 두 팔을 밑으로
제낀다.
마루에 누워 당신의
무릎을 가슴에 가져간다.

1. 천천히 당신의 팔을
의자 뒤로 젖혀 손을
잡는다. 당신의 어깨를
뒤로 제낀다.

척추와 허리의 동작

등 하부의 통증은 가장 일반적인 문제점으로 대두된다. 그
원인으로는 잘못된 자세, 설계가 잘못된 가구, 또는 임신을
하였거나 월경중일 때, 체중이 갑자기 불거나 운동부족일 때
등이다. 근육을 늘여주는 부드러운 운동을 통해 굳어 있는
근육을 풀어주고 척추의 압박을 제거시켜 준다. 똑바로 누워서
어떠한 동작을 취하더라도 등을 바닥에서 떼지 않도록 자세를
취한다. 점차적으로 아주 부드럽게 근육을 이완시켜 즐거움과
편안함을 느낄 수 있을 때까지 동작을 지속하라. 어떠한 긴장이
느껴지면 멈춘다.

무릎잡고 구르기

만약 무릎을 잡았을 때,
압박감이나 긴장이 왔을 때는
자연스럽게 내버려둔다. 그러나
가능하면 무릎을 가슴까지 바짝
당겨온다. 이 동작은 침대에서나
마루에서 잠을 자기 전에
행한다. 그리고 잠에서 깨어나
등이 굳어 있을 때 행한다.

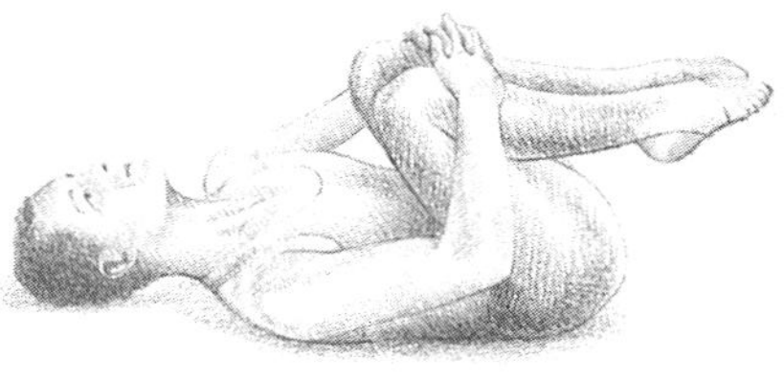

그리고 손을 이 자세에서
가장 편한 자세로
감싼다.

등의 근육 늘이기

이 자세를 취함으로써 근육을
늘이고 유연성을 기를 수 있다.
엉덩이와 무릎 안쪽과 등 위쪽의
근육에 계속해서 집중한다.

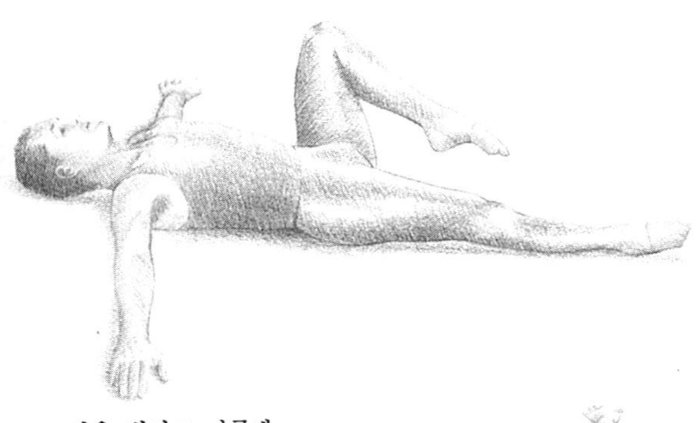

1. 팔을 벌리고 마루에
눕는다. 왼쪽 무릎을
가슴까지 올린다.

2. 무릎을 몸 반대편에
놓는다. 머리는 무릎의
반대편으로 틀어준다.
20초 정도 머문 다음
이완한다. 반대로 하여
반복한다.

열기를 내게 하는 곳

이 동작은 부드럽게 척추를
당겨줌으로써 등의 중간 이하
부분의 긴장을 완화시킨다.
엉덩이 부근의 관절과 인대를
유연하게 해주며 허벅다리가
시작되는 부분의 근육을
이완시켜 준다. 엉덩이와
허벅다리가 시작되는 부분의
근육이 경직되어 있으면
자동적으로 하체에 긴장을
불러일으킨다. 그 반대로 하체가
긴장되면 엉덩이와 허벅지의
시작되는 부분이 경직된다. 이
동작을 할 때 억지로 앞으로
숙이려 하지 않도록 한다.
발목을 잡고 아주 천천히
부드럽게 근육에 무리가 없도록
행한다.

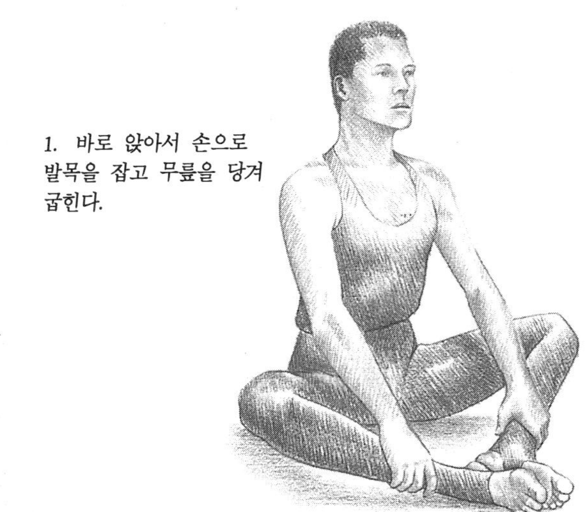

1. 바로 앉아서 손으로
발목을 잡고 무릎을 당겨
굽힌다.

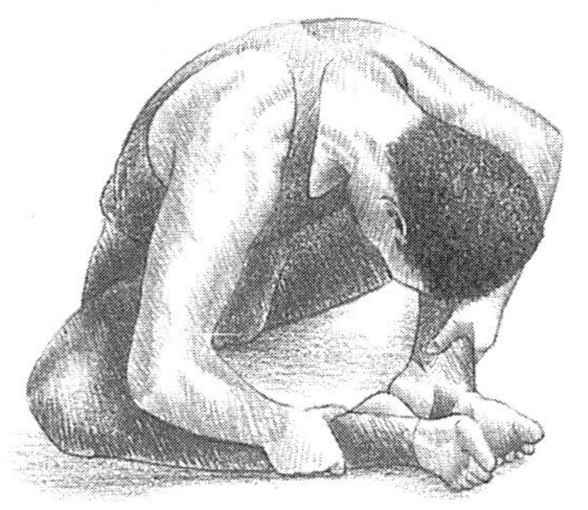

2. 천천히 앞으로
숙인다. 머리를 발에
대도록 한다. 멈추고
다시 천천히 일어난다.
다섯 번 반복한다.

얼굴을 바닥에 대고 절하기

마치 요가동작에서 고양이
자세로 기지개를 켜는 것처럼
척추 전체가 긴장으로부터
벗어나도록 하는 동작이다. 팔은
가능하면 많이 앞으로 뻗고
머리는 숙이며 이완한다. 척추의
아래 쪽을 들어올리지 말고 등을
바닥에 붙이는 듯한 기분으로
해야 한다.

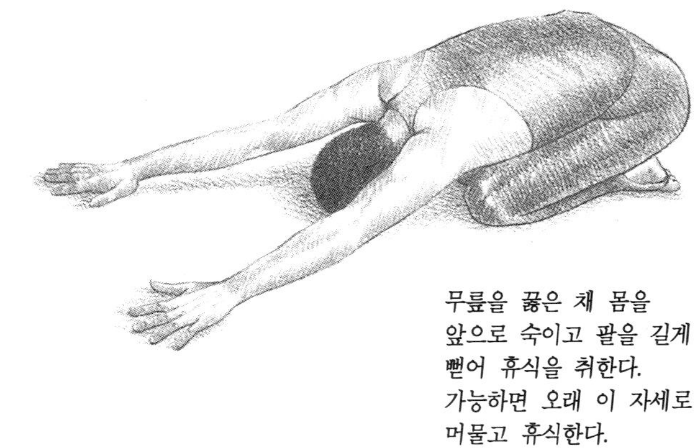

무릎을 꿇은 채 몸을
앞으로 숙이고 팔을 길게
뻗어 휴식을 취한다.
가능하면 오래 이 자세로
머물고 휴식한다.

다리와 발의 동작

건강한 발과 다리근육, 무릎관절은 균형과 움직임, 좋은 자세를
위해 기본적인 것이다. 꾸준히 규칙적으로 운동하지 않으면
이것들은 굳어지게 된다. 오랫동안 앉아 있거나 꽉 조이는
신발은 피해야 한다. 이러한 것은 근육과 인대, 뼈에 압박을
주고 운동성을 감소시키며 혈액순환을 방해한다. 이러한 것은
피로를 가져오고 티눈이나 물집, 엄지발가락 사이에 염증이
생기는 원인이 된다. 그러므로 가능한 한 어디서든지 맨발이나
샌들을 신는 것이 좋다.

발의 이완

신발을 신으면 발을 조이게 하고
발이 땅에 닿는 느낌을 제대로
받지 못한다. 또한 발근육의
경련이나 비틀림, 경직, 통증
등의 원인이 된다. 다리와 발의
동작은 언제나 신발이나 양말을
신지 않은 상태에서 행한다.
맨발로 카펫이나 마루 위에서
발가락에만 힘을 주어 딛고 발
뒤꿈치는 바닥에서 뗀다.
기동력을 증가시키고 경직을
풀어준다. 이 동작은 천천히
율동적으로 행하도록 한다.

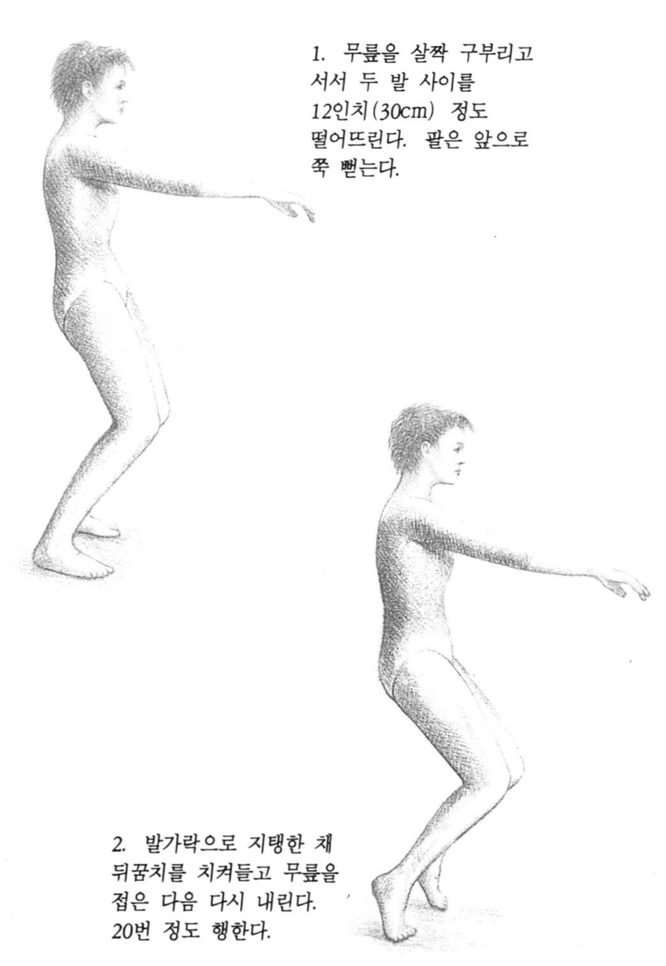

1. 무릎을 살짝 구부리고
서서 두 발 사이를
12인치(30cm) 정도
떨어뜨린다. 팔은 앞으로
쭉 뻗는다.

2. 발가락으로 지탱한 채
뒤꿈치를 치켜들고 무릎을
접은 다음 다시 내린다.
20번 정도 행한다.

발목 돌리기

발목관절이나 장딴지 앞쪽, 발
근육에 긴장이 쌓이기 쉽다.
이것은 오래 앉아 있거나 서
있을 때, 또는 조이는 신발을
신었을 때 일어난다. 뒷굽이
높은 신발을 신는 여성의 관절은
특히 경직되어 있다. 이런
현상은 장기간의 여행을 했을
때도 일어난다. 가능하면 자주
신발을 벗어 발가락을
움직여주고 발목을 돌려주도록
한다.

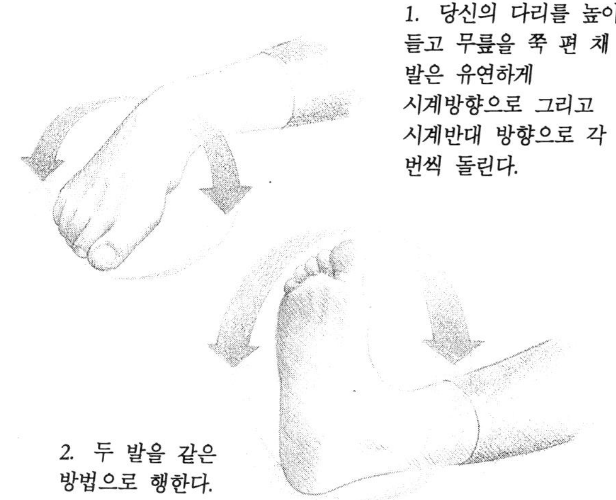

1. 당신의 다리를 높이
들고 무릎을 쭉 편 채
발은 유연하게
시계방향으로 그리고
시계반대 방향으로 각 8
번씩 돌린다.

2. 두 발을 같은
방법으로 행한다.

무릎의 이완

오랫동안 활동을 하지 않거나
피곤하거나, 화가 날 경우에도
무릎을 둘러싼 근육과 인대에
긴장을 준다. 이때 다리를 차는
것이 무릎에 이완을 준다.
맨발로 또는 구두를 신고 적당한
높이로 차고 찬 후에는
즉각적으로 이완시킨다.

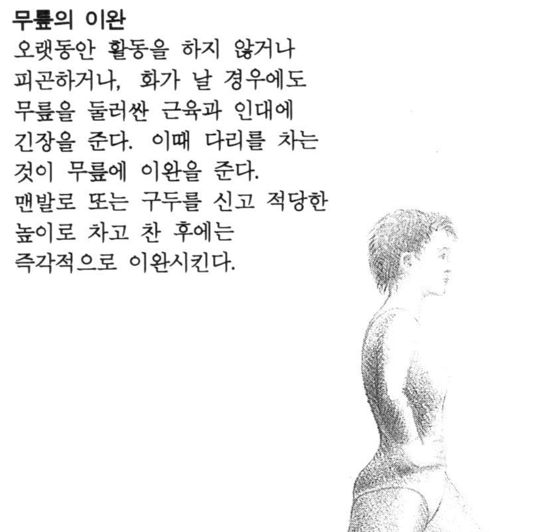

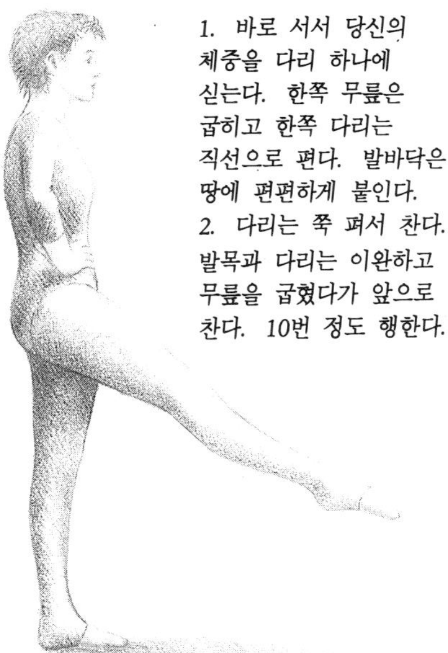

1. 바로 서서 당신의
체중을 다리 하나에
싣는다. 한쪽 무릎은
굽히고 한쪽 다리는
직선으로 편다. 발바닥은
땅에 편편하게 붙인다.
2. 다리는 쭉 펴서 찬다.
발목과 다리는 이완하고
무릎을 굽혔다가 앞으로
찬다. 10번 정도 행한다.

일반적인 동작

몸을 움츠리거나 어떤 곳에 매달리는 것은 정신적
긴장과   육체적 긴장을 동시에 해소시킨다. 철봉에 매달리는
것은 효과적인 이완방법이다. 체중을 한쪽으로 쏠리게 함으로써
등뼈를 부드럽게 자극시켜 주며 인대근육을 활성화시킨다.
신체의 각 부위에 유연하고 팽팽하게 수축과 이완을
지속시켜주면 수축과 이완에서 오는 각기 다른 느낌을 맛보게
된다. 또한 가벼운 명상이나 자율암시법의 효과도 느낄 수
있다. 이러한 동작을 행하면 사지는 가볍고, 몸은 이완된다.

손으로 매달리기
평행봉이나 문설주에
매달려 다리와 발을
밑으로 한 채 늘이기를
한다. 그 상태로 가만히
있어야 하고 흔들며
왔다갔다 해서는 안
된다.

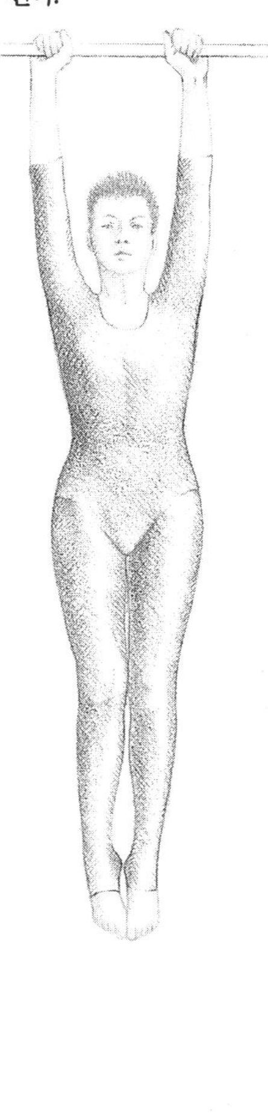

철봉에 매달리기
바로 매달리든 거꾸로 매달리든
몸의 각 부분을 충분하게
이완되도록 하라. 매달리는
동안에 대부분의 근육이나 인대,
뼈마디, 척추가 최대한 당겨지고
조여지는 늘이기가 된다.
만약 어지럽거나 아프거나
경련이 일어나면 중단하라. 또한
위장이 꽉 찬 상태에서는 결코
거꾸로 매달려서는 안 된다.
평행봉이 없다면 마루에 기대어
머리를 밑으로 하고 누워서
매달린다.

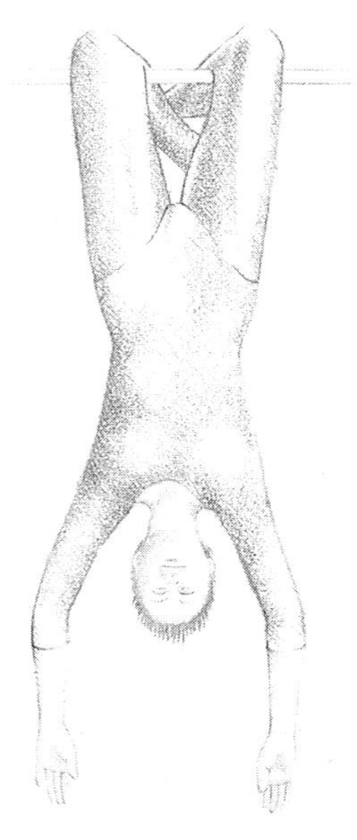

무릎으로 매달리기
무릎으로 철봉에 걸고
매달려 몸을 밑으로 가게
하고 2분 정도 있는다.

느슨하게 한다

이 자세는 마치 봉제 인형이
움직이는 것처럼 생각하면 된다.
몸을 완전히 이완하여 흐트러진
상태이다. 만약 이 동작을 더
재미있게 실행하고자 한다면
그밖의 다른 동작을 해보라.
예를 들면 양옆으로 뛰기,
상체를 무릎까지 굽혔다가 다시
일어났다가는 발을 같이 떼고
상체는 팔을 자유롭게 흔든다.

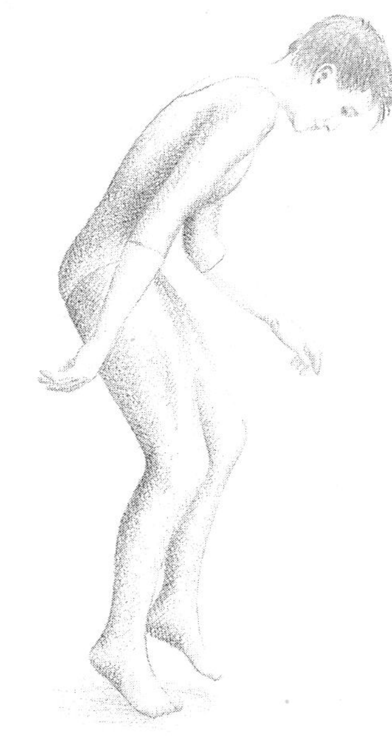

당신의 어깨, 손, 팔,
머리와 얼굴, 그리고
모든 사지를 자유롭게
흔들도록 한다.
아주 천천히 땅 위에서
부드럽게 흔든다. 2~5분
정도 흔든다.

끝내기

눕거나 앉거나 긴장된 부분들을
조용히 신체 각 부위에서
일어나는 긴장과 이완의
차이점에서 인식하거나 하는
것은 이완의 가장 기초적인
단계이다. 체계적으로 근육을
부드럽게 긴장하고 발가락에서
발로 얼굴부위까지 전체를
이완하여 긴장이나 경직됨이
어느 곳에도 찾아볼 수 없도록
행한다.

마루에 누워서 눈을 감고
이완한다. 교대로 근육을
당겨 이완시킨다. 당신이
완전히 이완되었다면 5분
이상 누워서 그것을
느끼도록 한다.

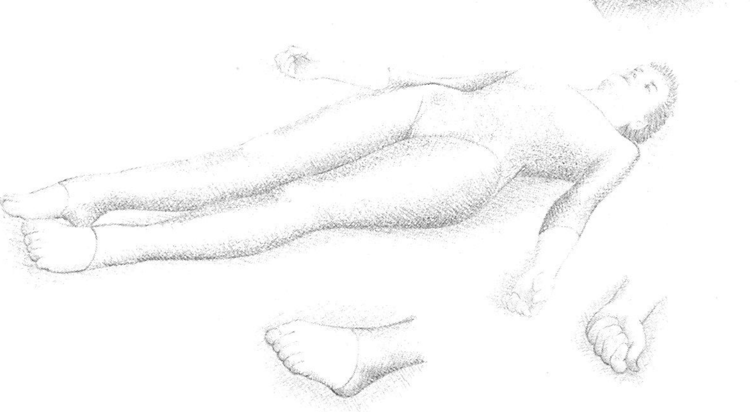

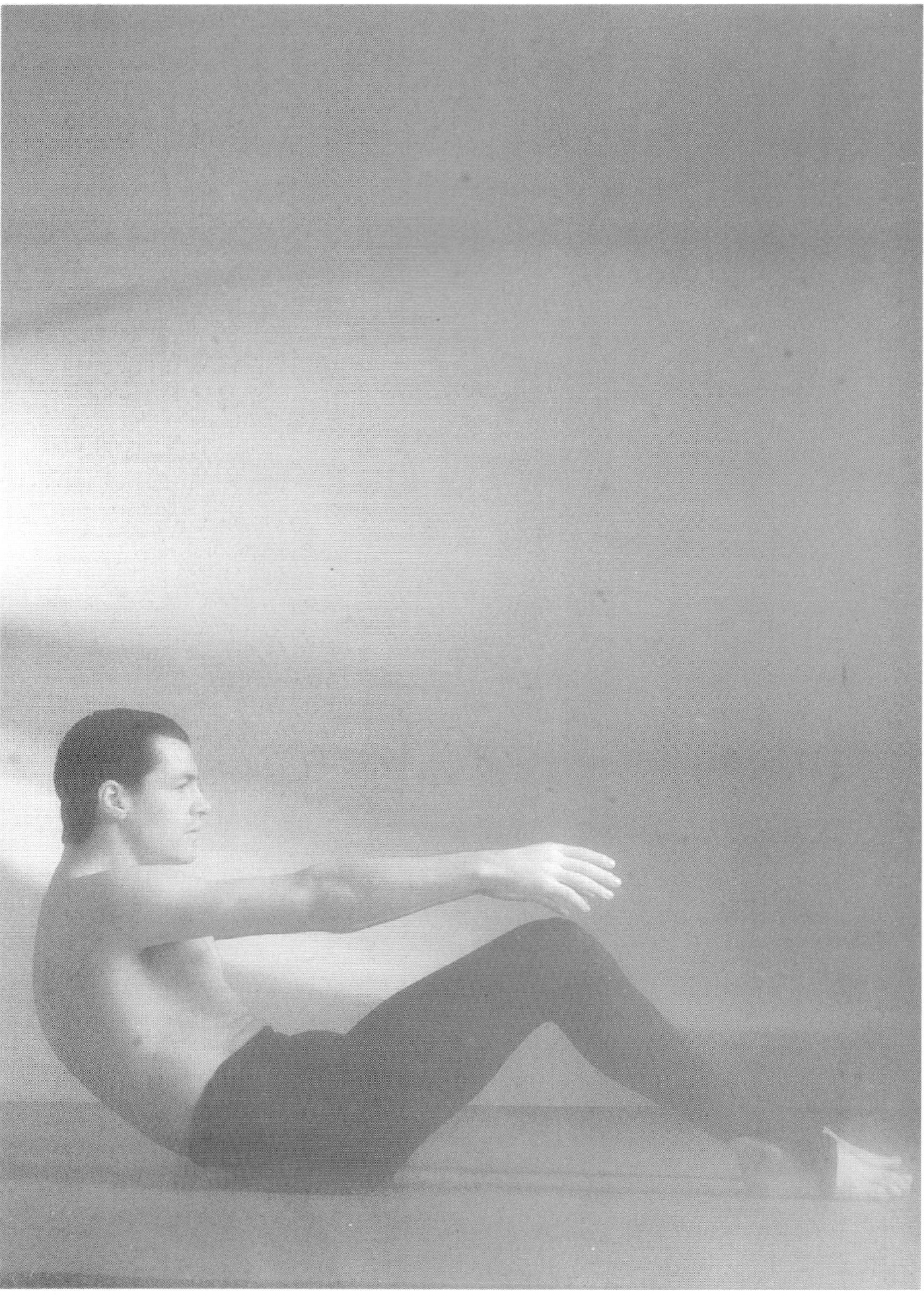

10. 좋은 자세를 위한 동작

자세를 바르게 갖는 것도 스트레스를 극복할 수 있는 방법 중 하나이다. 당신의 몸은 당신의 인성, 느낌, 신체적 자극이나 정서의 정확한 감지력을 전가받는 높은 수준의 표현도구이다.

이 주고받음이 어긋나면 스트레스의 영향에서 벗어나거나 극복하기 어렵게 된다. 또한 신체의 긴장으로 스트레스가 증가되기도 한다. 스트레스가 쌓이게 되면 당신의 신체 조절능력과 쾌적함을 방해하고 통증의 원인이 된다.

효과적으로 몸을 다루거나 좋은 컨디션을 유지하는 방법을 알면 나쁜 자세나 신체적 자각의 결핍에 의해 오랫동안 축적된 스트레스와 긴장을 해소할 수 있다. 그것들은 여러 가지 효과가 있다. 과거의 질병이나 정서적 충격, 외상에 의한 영향들을 제거시켜주며 또한 분노나 우울증 같은 해결하지 못한 부정적인 감정을 순화시키는 데 도움을 준다. 그리고 몸의 일부분만을 사용함에 따른 제한되고 왜곡된 자세를 바로잡아 준다.

이러한 기법은 당신의 나쁜 자세를 바로잡는 데 도움을 준다. 이것은 대부분의 사람들이 중요하게 생각하지 않는 점이다. 그러나 확실히 나쁜 자세는 긴장이나 스트레스를 증가시킨다. 이것은 얼굴 근육에 긴장을 가져오고 동작이 뻣뻣해지고 호흡 상태가 고르지 못하게 된다. 어깨를 굽힐 때 근육이 굳어 있거나 등 뒤의 긴장이나 목, 머리, 배 부위를 둘러싸고 있는 근육이 팽팽하게 되지 않으면 나쁜 결과를 초래한다.

이러한 나쁜 자세는 신체를 허약하게 하고 스트레스를 유발하며 특히 등 쪽에 질병을 불러일으킨다. 등의 자세가 바르지 않을 때 고통이 가장 크다. 미국과 유럽에서는 오늘날 10명 중 8 명이 스트레스와 연관된 질병인 등의 질환을 앓고 있다.

운동을 하거나 동작을 하는 것이 반드시 이완되고 균형잡힌 몸을 보증해 주는 것은 아니다. 자신의 몸을 지키기 위해서도 완전한 자세를 지녀야 하는데 이것은 강함과 유연함, 균형, 조정, 민첩성을 요구한다. 이러한 특성은 몸을 다루는 방법인 몸의 요법들, 즉 메다우(Medau), 펠덴크라이스(FeldenKrais), 필라테스(Pilates), 태극권, 맨센디엑(Mensendieck) 등의 연마로 얻을 수 있다. 이러한 시스템은 우리 개인의 특성의 한계 안에서 강함, 민첩성과 스트레치(근육을 팽팽하게 하거나 늘이는 것) 등을 길러줄 것이다.

이 장에 나와 있는 동작들은 긴장과 자세의 결점을 자각하게 도와주도록 짜여 있으며 몸의 자각을 증진하도록 격려한다.

만약 당신이 그것을 자각하기 어렵다면 몇 가지 좋은 것을 선택해서 하도록 한다. 몸의 한부분은 다른 부분과 전혀 고립되거나 분리될 수 없다.

자세는 원인과 결과의 고리이다. 스트레스와 허약함은 밀접하게 연결되어 있다. 그러므로 어떤 부분을 실행할 때 몸 전체의 자각에서 시작하는 것이 바람직하다. 신체의 모든 기관은 서로 연결되어 있으며 다른 것들에 필연적으로 영향을 미치기 때문이다.

팔과 가슴

이 동작은 호흡을 증진시키고 폐활량을 높여줄 뿐만 아니라
가슴을 넓혀준다. 또한 스트레스와 긴장을 완화시키는 데 많은
도움을 준다. 가슴이나 팔 근육이 약하면 무거운 것을 들거나
옮길 때 등의 긴장을 고조시키므로 이것은 아주 중요한
동작이다. 동작을 꾸준히 하면 등의 윗부분이 강해지며 척추를
곧게 해주고 목을 고정시켜 어깨와 목이 이완된다. 이 장에
나와 있는 동작들 대신 수영이나 아령을 함으로써 가슴근육과
삼두근을 튼튼하게 하거나 스테미너를 증진시켜 줄 수 있다.

팔 돌리기

만약 팔이 아주 약해져 있다면
계속 원을 그리면서 돌림으로써
근육의 피로를 없애준다.
팔꿈치를 굽히지 말고 돌린다.
우선 가슴을 편 다음 척추를
바로 한다. 팔을 부드럽게
돌린다. 갑자기 빨리 움직이거나
비틀지 않는다.

뒤로 젖히기

뒤로 수영하는 자세로, 팔을
튼튼하게 하는 가장 좋은
운동이다. 긴장을 풀어주고
가슴을 확장시키는 운동이다.
팔운동을 할 때 가능한 한 팔을
머리에 가깝게 한다.

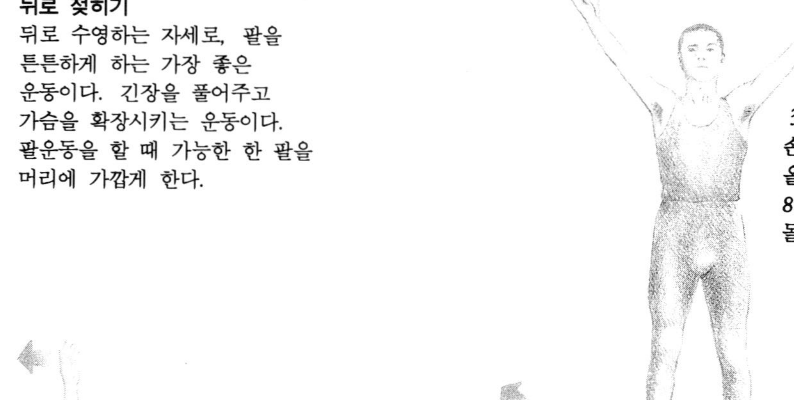

3. 발을 버티고 서서
손을 머리 뒤와 위로
올려 원을 그린다. 각자
8번씩 원을 그리며
돌린다.

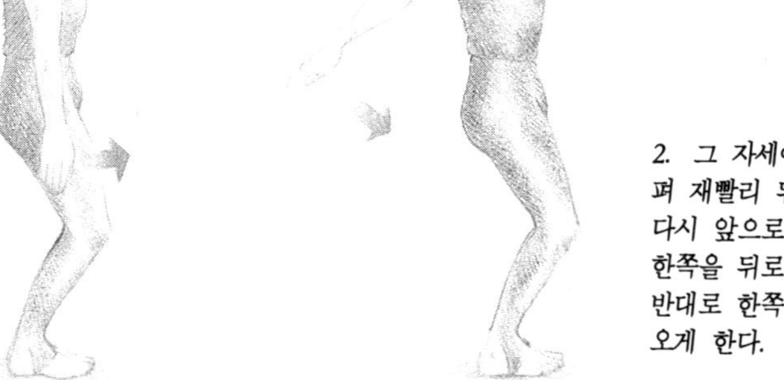

2. 그 자세에서 팔을 쭉
펴 재빨리 뒤로 젖혔다가
다시 앞으로 들어올린다.
한쪽을 뒤로 젖히면
반대로 한쪽은 앞으로
오게 한다.

옆으로 움직이기

팔의 움직임은 팔 뿐만 아니라
특히 어깨의 전면과 상부를
강화시켜준다. 긴장이 쌓이면 이
부분의 근육이 수축됨으로써
약해진다. 어깨나 등을 굽히면
가슴이 좁아져 폐활량이
줄어들고 상체가 약해진다. 이
동작을 할 때는 어깨를 완전히
이완시키고 가슴을 팽창시킨다.

안으로 밀기

가슴과 이두근을 팽팽하게
하고 팔을 움직이지 말고
손가락끼리 서로 민다.
이 동작을 20번
행한다.

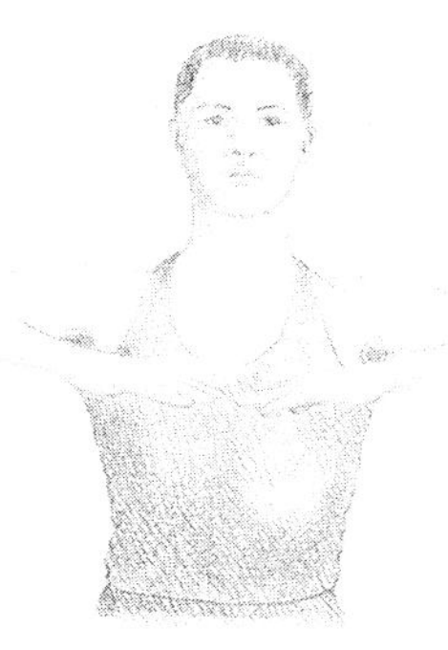

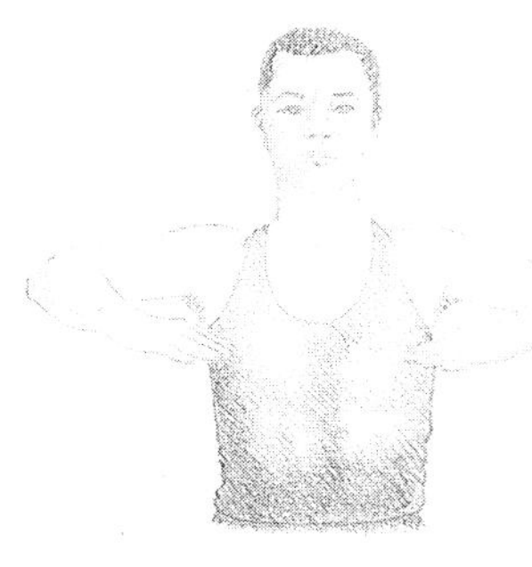

밀어내기

당신의 팔굽을 가능하면
많이 밀어낸다.
반대편 손의 끝을 잡고
당긴다고 생각하라.

팔을 위로 치켜들어 근육 늘이기

어깨와 등의 긴장은 깨닫지
못하는 사이에 생긴다. 몸
윗부분에 근육 늘이기를 해주면
긴장된 몸에 효과가 있다. 그
동작은 등과 팔의 근육을
이완시킨다. 이 동작을 마치면
이완과 중압감을 느낀다. 손을
엇갈려 로프를 잡아당긴다고
생각하라.

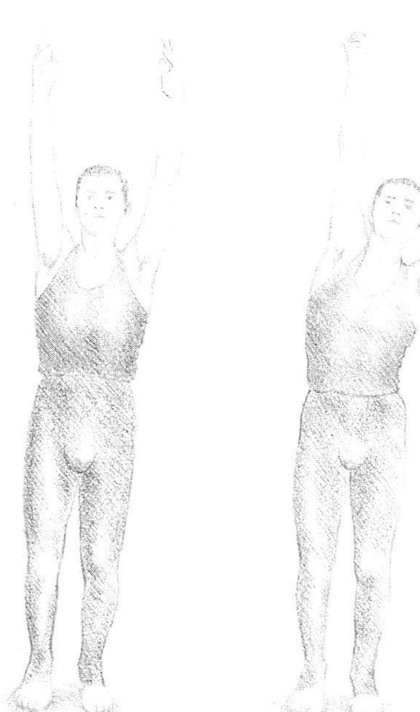

1. 똑바로 서서 두 발을
직선으로, 평행이 되도록
벌려 체중 분배가 고르게
되도록 하라. 두 팔을
머리 위로 똑바로 든다.

2. 오른팔을 가능하면 더
많이 들면서 왼쪽 어깨의
근육을 당긴다. 다시
바꾸어서 왼팔을 높이
올리고 반복한다.
율동적으로 천천히
행한다. 이 동작은
20번 정도 반복한다.

복부 근육

이 동작을 규칙적으로 행하면 위장이 즉각적으로 반응한다. 당신은 이 동작으로 상태가 좋아지는 것을 느낄 것이다. 복부에 탄력이 생기고 강해진다. 섬유질은 유연해지고 복부 근육은 더욱 탄력을 얻는다.

등의 긴장이 점점 풀리게 된다. 동작을 행할 때 다리를 펴지 말고 약간 굽힌다. 위장이 비어 있을 때 하는 것이 좋다. 동작을 한 후에 늘어지지 않도록 한다.

앉았다 일어나기

이 동작은 복부를 균형 잡히게 해주고 골반 하부와 위장 사이를 강화시켜 주며 팽팽하게 해준다. 이 동작은 약간 무릎을 굽히고 행하는 것으로 마루 위에서 다리를 약간 굽히거나 소파나 침대에서, 또는 누군가를 붙잡고 행할 수 있다. 언제나 천천히 부드럽게 행하며 아프지 않게 하도록 한다.

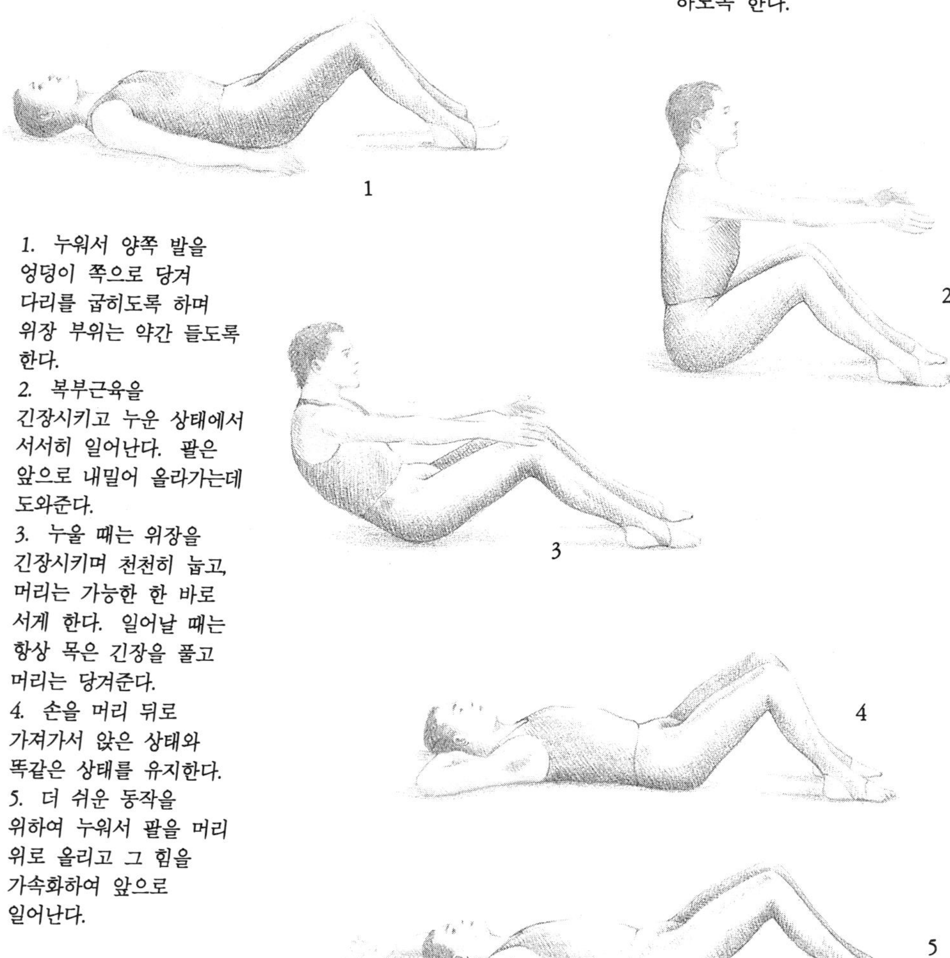

1. 누워서 양쪽 발을 엉덩이 쪽으로 당겨 다리를 굽히도록 하며 위장 부위는 약간 들도록 한다.
2. 복부근육을 긴장시키고 누운 상태에서 서서히 일어난다. 팔은 앞으로 내밀어 올라가는데 도와준다.
3. 누울 때는 위장을 긴장시키며 천천히 눕고, 머리는 가능한 한 바로 서게 한다. 일어날 때는 항상 목은 긴장을 풀고 머리는 당겨준다.
4. 손을 머리 뒤로 가져가서 앉은 상태와 똑같은 상태를 유지한다.
5. 더 쉬운 동작을 위하여 누워서 팔을 머리 위로 올리고 그 힘을 가속화하여 앞으로 일어난다.

복부 운동

이 동작은 복부를 튼튼하게
해주며, 골반을 고정시키고 요추
하부를 수축, 긴장시킨다. 이
동작은 뼈와 배꼽 밑의 특수한
부위에 집중적으로 민감한
운동을 해주는 것이다.

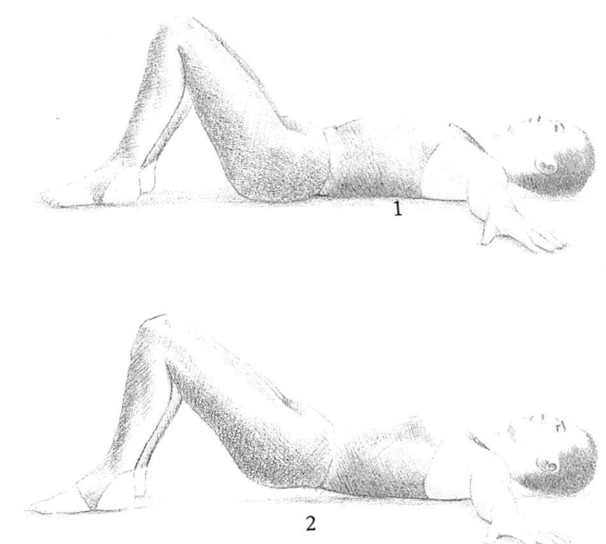

1. 누워서 팔을 벌린다.
복부의 근육을 강하게
끌어당긴 다음 마루
위에서 척추의 기저를
유지시킨다.
2. 골반을 위로 약간
들어올린다. 2초 동안
이완한다. 열 번 정도
반복한다.

앉아서 골반 기울이기

앉는 자세가 나쁜 것은 대개
잘못 만들어진 의자나 가구를
사용함으로써 생기게 된다.
바르게 앉는 방법을 잘 생각해
보고 고민하면 당신의 나쁜
습관을 극복할 수 있다. 이
동작은 복부와 골반의 건강을
증진시킨다.

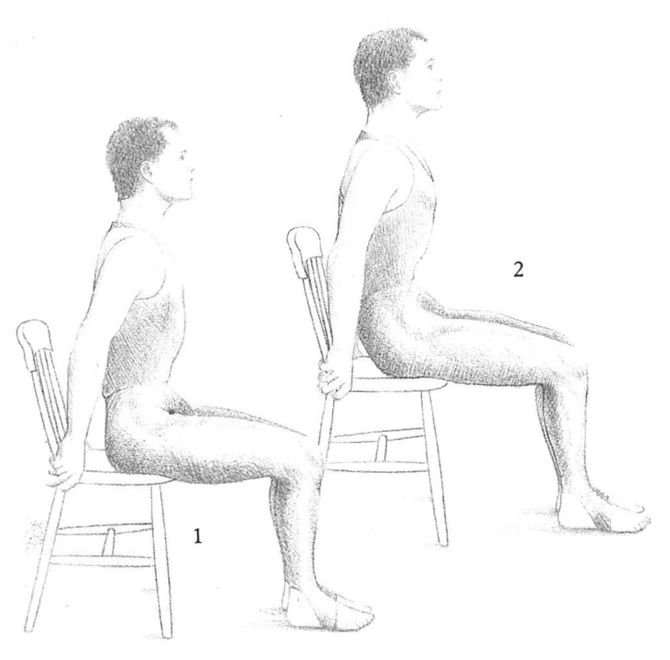

1. 앉아서 정면을
바라보면서 발은 가지런히
모으고 의자 뒤를
잡는다.
2. 복부 근육과 엉덩이
근육을 당기면서 골반을
살짝 앞으로 내민다.
가슴을 위로 당기고
척추하부를 바로한 다음
이완한다. 열 번 정도
반복한다.

등 근육

이 동작은 등 근육을 스트레칭(근육을 늘이기)하기 위해
고안되었다. 아주 천천히 율동적으로 최대한 스트레칭을 하는
동작으로 엉덩이 연결 부위나 다리 안대 근육이나 엉덩이에
손을 모으는 동작을 행한다.

이 동작은 긴장을 없애주고 몸 뒷부분의 근육과 척추 하부의
뒷부분을 강화시켜준다. 동작을 실시할 때 베개를 대도 좋다.
무릎관절, 엉덩이, 상체, 팔의 뒷부분, 어깨 부위의 근육을
풀어준다.

뒤로 아치자세
바닥에 엎드려 척추와 사지를
팽창시켜 몸 뒷부분의 긴장을
풀어준다. 또한 어깨와 목의
긴장, 목 근육을 풀어준다.

1. 누워서 배를 밑으로
한다.
2. 엉덩이와 다리를
올리고 팔을 뒤에서
당긴다. 5초 정도 머문
후에 이완한다. 다섯 번
정도 반복한다.

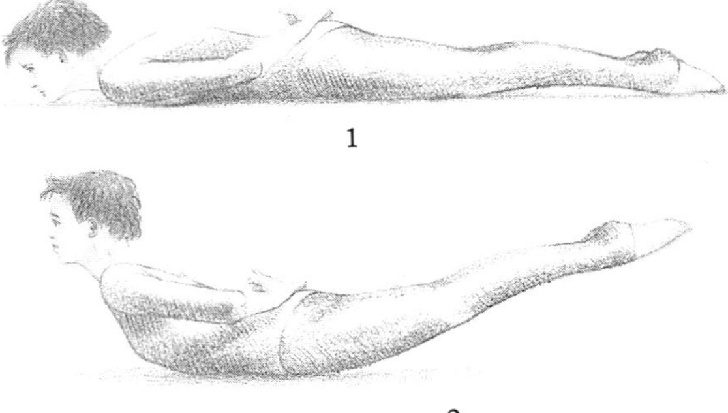

뒤로 스트레칭
배를 바닥에 대고 팔과 다리를
쭉 펴면 등의 근육, 다리,
엉덩이, 몸의 옆부분을 골고루
스트레치해서, 모든 자세를 좋게
하고 등을 강하게 해준다.

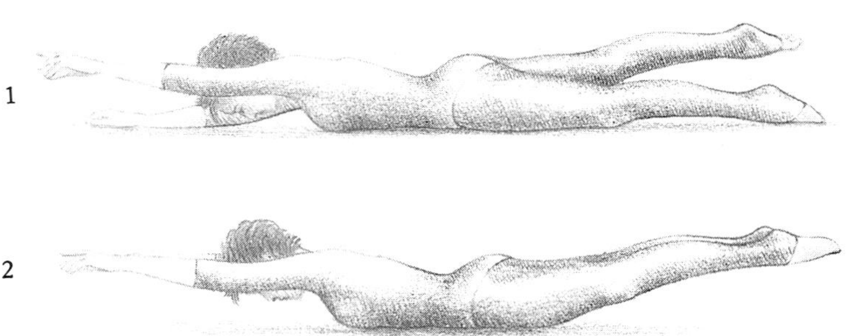

1. 엎드려서 한쪽 다리와
팔을 올린다. 왼팔과
오른쪽 다리를 먼저
올린다. 반대편도
행한다.

2. 양다리와 팔을 동시에
행한 다음 이완한다.
다섯 번 정도 행한다.

다리 들어올리기

이 동작은 허리를 다쳤을 때는
실시하지 않는다. 엉덩이에
베개를 받쳐 요추 부위의 긴장을
풀고 자세를 바르게 한다.
처음부터 다리를 너무 높이
올리지 않는다.

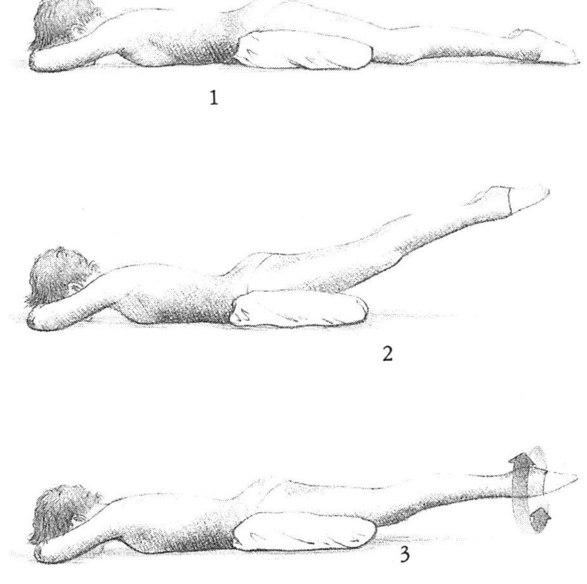

1. 엎드려 아랫배와
허벅지 부위에 작은
쿠숀을 받치고 팔은
굽히고 손은 이마에
댄다.
2. 천천히 양다리를
마루에서 올려 엉덩이
근육과 무릎 관절이
올라가도록 한다.
3. 다리를 올린 상태에서
잠시 멈춘 후 천천히
좌우로 돌린다. 열 번
정도 행한다.

앞으로 굽히기

이 자세는 전체적으로 몸
뒷부분, 즉 등과 엉덩이, 다리
뒷부분의 근육을 늘여서
강화시켜준다.
아킬레스 근육과 오금의 힘줄이
긴장을 막아주고 양쪽 발을
점차로 부드럽게 하여준다.
앉아서 절대로 등을 아치형으로
만들지 말라. 배 근육을
긴장시키면 척추를
강화시켜준다.

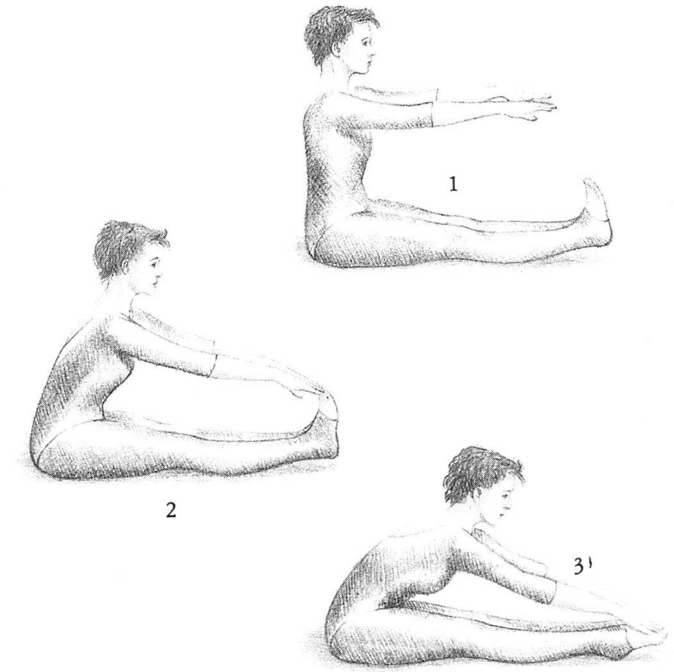

1. 다리를 쭉 뻗고
앉아서 팔을 앞으로
뻗는다.
2. 다리를 뻗고 천천히
당신의 상체를 뻗고 손을
내밀어 발을 잡는다.
3. 발도 앞으로 뻗는다.
열 번 정도 행한다.

골반

골반을 부드럽게 하며 내장기관의 건강을 강화시켜 줄 뿐만 아니라
요추하부의 긴장을 제거시켜 준다. 복부 근육을 팽팽하게 해주고
골반을 정확하게 배열하므로 전반적으로 약해지는 것을 방지하며
자세를 바로잡아 준다.
　이 동작은 골반을 바로 잡아주며 복부와 엉덩이를
부드럽게 해준다. 이것은 월경으로 인한 통증과 경련, 잘못된 자세
등 여러 다른 문제들에 효과가 있다.

골반 앞으로 굽히기

골반 근육과 내장기관의 긴장을
제거시키며
엉덩이와 척추 하부에 효과를
준다. 오래 서 있어서 피곤할
때 행하면 아주 효과적인
동작이다. 골반운동을 할 때
상체는 가능한 한 위로 당겨주는
것이 좋다. 이것은 골반부위를
분리하는 데 도움을 준다.

1. 발을 약간 수평으로
벌리고 팔을 위로 올리고
무릎을 살짝 굽힌다.
2. 율동적으로 골반을
앞으로 민다. 골반을
이완시키고 복부
근육을 팽팽하게 하여주며
상체를 위로 올린다.
절대로 굽히지 않는다.
스무 번을 행한다.

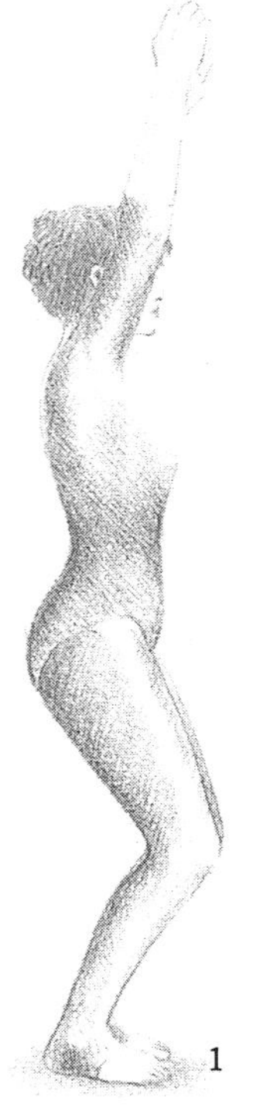

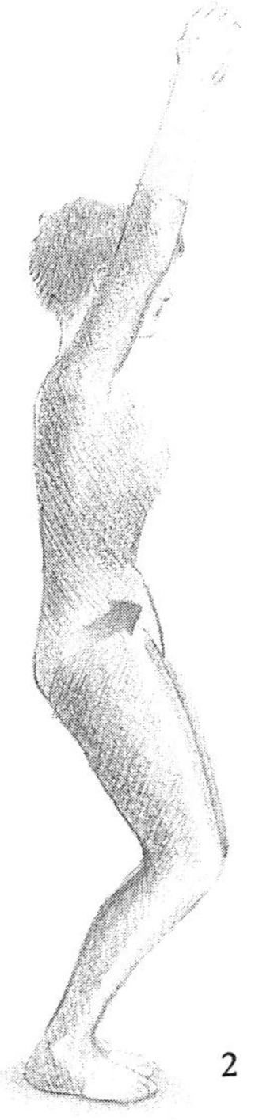

상체를 앞으로 떨어뜨리기

이 동작은 척추 전체와 엉덩이를
완전히 이완시키고 굽혀진 곳을
바로 펴줌으로써 좋지 않은
자세를 고정시켜준다. 전신을
비출 수 있는 거울 중앙에
줄자를 걸어 놓고 자신의 서
있는 자세를 체크해 보라. 만약
이 자세로 몸을 숙이기 시작하면
팔이 귀, 어깨, 허리 중간부분,
엉덩이 부위와 무릎과 발목뼈
앞에까지 연결된다. 상체는
갈비뼈와 복부를 위로
끌어당기고 골반은 가볍게 위로
올리고 척추는 평평하게 밑으로
숙이며 엉덩이 밑으로 머리를
숙이고 목과 어깨를 이완한다.

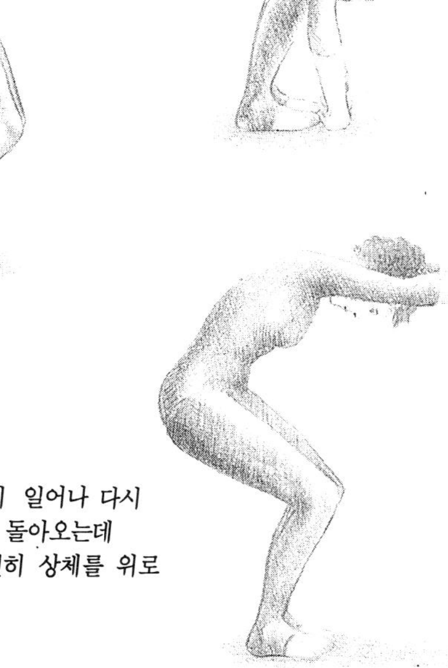

2. 머리와 팔을
떨어뜨리고 상체를 무릎에
갖다댄다. 몸을
이완한다.

1. 발을 수평으로 놓고
무릎을 이완한다. 팔을
머리 위로 올린다.

3. 천천히 일어나 다시
제자리로 돌아오는데
아주 천천히 상체를 위로
올린다.

교대로 밀기

누워서 몸을 충분하게 이완시킨
다음 사지와 모든 근육이
팽창되도록 한다. 그것은 당신의
복부에 강한 자각을
증가시켜준다. 팔과 다리를 늘일
때마다 하체를 마룻바닥에
밀착하여 고정시킨다. 갈비뼈와
배에 힘을 준다.

한쪽 다리가 짧아질 때
한쪽 팔은 길어진다.
이완하고 반복한다.

다리, 발목, 발

균형과 민첩성은 좋은 자세에 중요한 요소이다. 이러한
특성은 발과 발목, 무릎과 엉덩이 부분의 유연성에 의존한다.
하체의 뒷부분 근육과 더불어 다리와 발이 유연해야 한다.
　　다리 인대와 엉덩이는 활동을 하지 않기 때문에 경직되기
쉬운 곳이다. 다리 근육이 경직되면 무릎, 엉덩이, 발목도
경직된다. 달리거나, 가볍게 뛰거나, 빨리 걷거나 할 때
넓적다리와 엉덩이의 유연성을 필요로 한다. 특별하게 굽히거나
당기는 동작은 발과 다리에 아주 효과가 좋다.

첫번째 자세
1. 양손으로 의자의 뒤를
잡는다. 발 뒤꿈치가
마주보도록 발을 붙인다.
2. 무릎을 굽히는데
처음에는 반을, 그
다음엔 완전히 굽힌다.
그런 다음 발 뒤꿈치를
위로 든다.

무릎 굽히기
다리, 무릎, 발목을
강화시키려면 무릎을 굽히거나
많이 움직여준다. 다리는 가능한
한 엉덩이에서 벌려주고 다리
근육까지를 팽창시킨다. 더 힘껏
근육을 당기면 다리와 발의
굽힘을 통하여 힘을 얻게 된다.

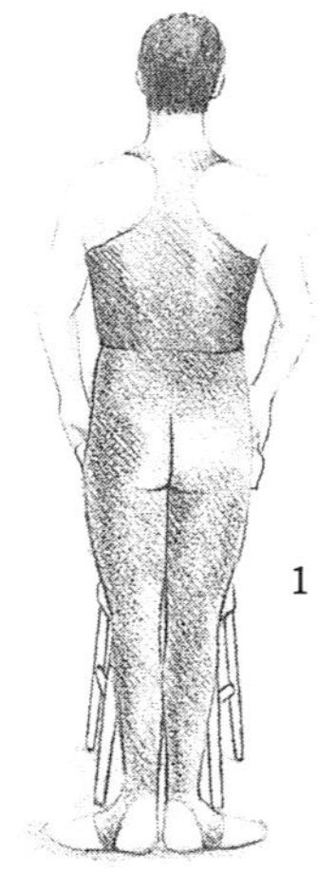

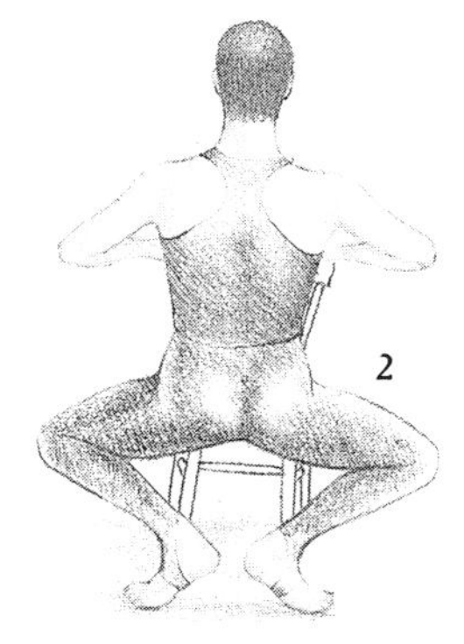

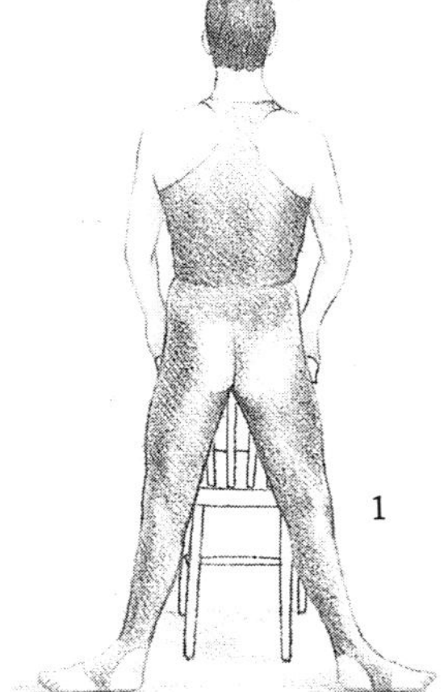

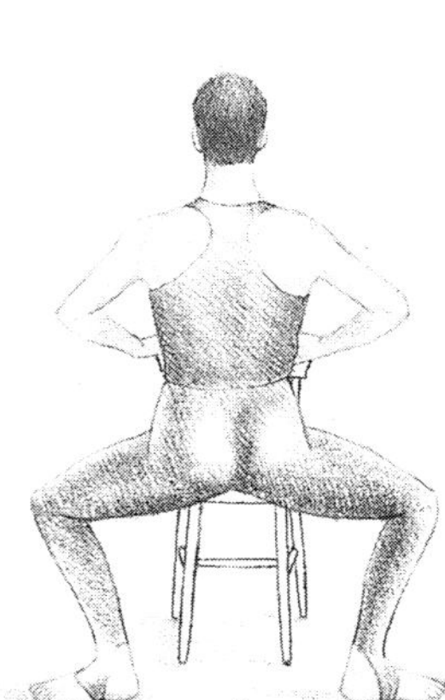

두번째 자세
1. 60cm 정도 다리를
벌리고 발은 바깥으로
벌린다.
2. 무릎을 굽히고 발을
땅에 붙인다. 엉덩이와
허벅지가 시작되는 부분,
그리고 안쪽 무릎의
근육을 당겨준다.

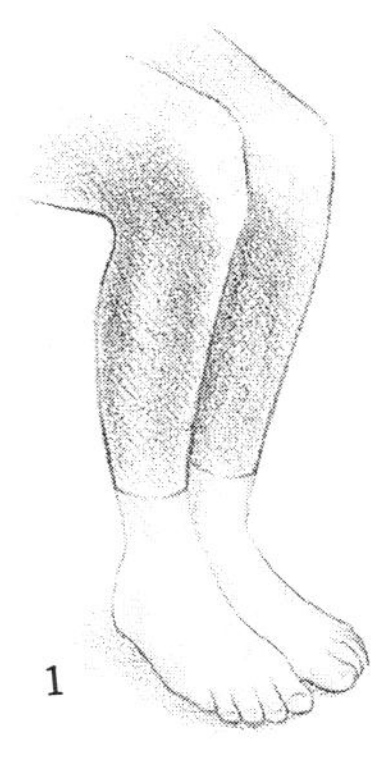

1

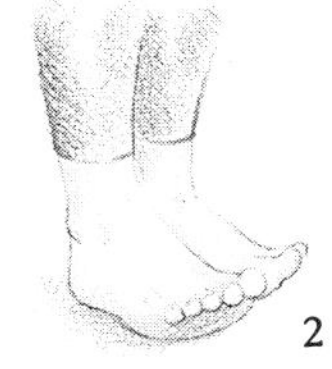

2

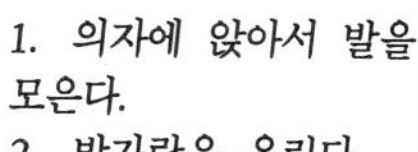

3

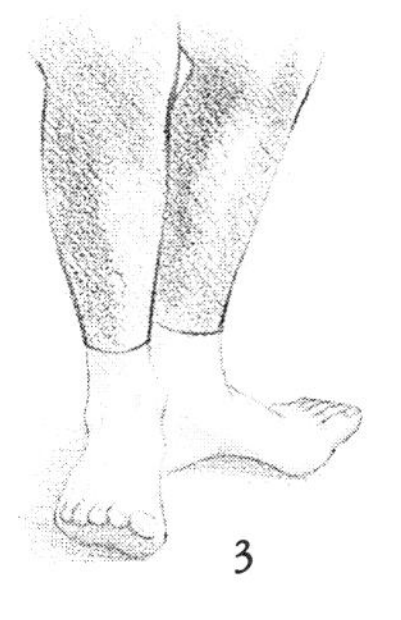

4

1. 의자에 앉아서 발을
모은다.
2. 발가락을 올린다.
3. 발을 위로 들면서
올린다.

발목과 발

이 자세는 발의 운동성과
유연성을 증진시키도록 도와주며
처음에는 힘이 들지만
발을 유연하고 활동하기 쉽게
해준다. 항상 맨발로 동작을
한다.

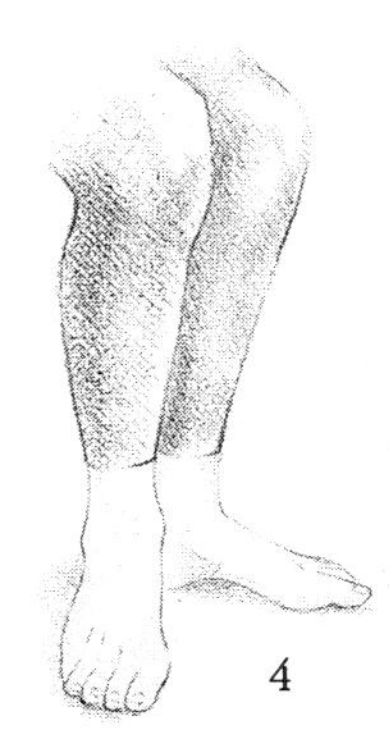

5

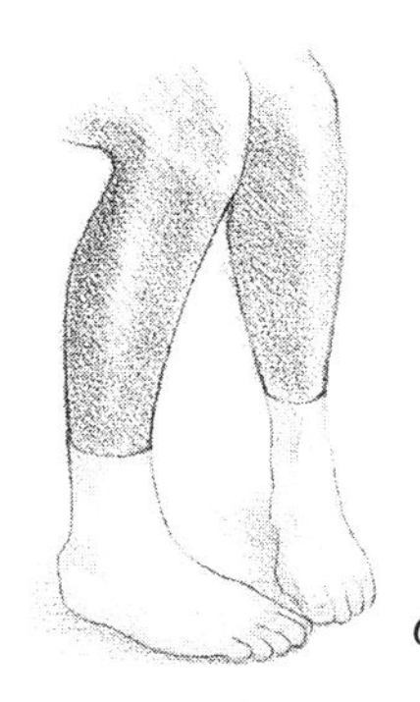

6

4. 발가락을 내린다.
5. 발을 모은다.
6. 발가락은 닿게 하고
발 안쪽을 벌린다. 그런
다음 다시 처음의 상태로
돌아간다.

발의 조임

발가락과 작은 근육들은 발의
여러 부분들의 유연성과 동작을
행하는데 도움을 준다. 단순하게
발가락을 오므리고 펴는 동작이
구두에 의해 조여진 근육들의
압박감을 극복하게 하고
발가락에 유연성을 주어 죄어진
발가락을 풀어준다.

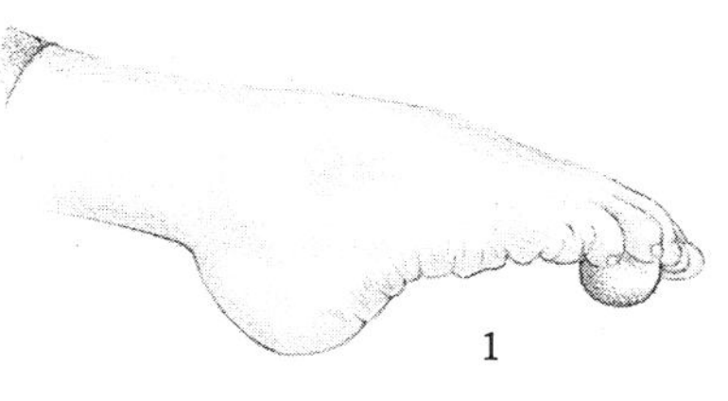

1

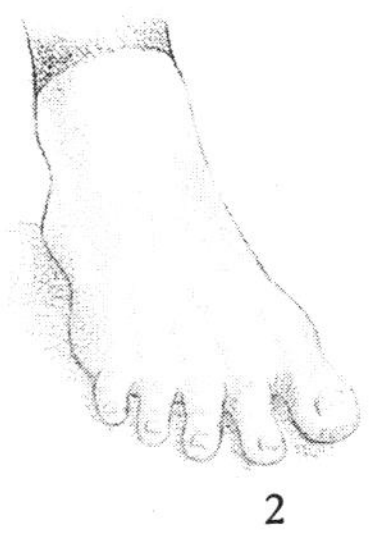

2

1. 부드럽고 작은 공이나
연필 등을 발가락으로
움켜쥔다.
2. 발가락을 부채
모양으로 편다.

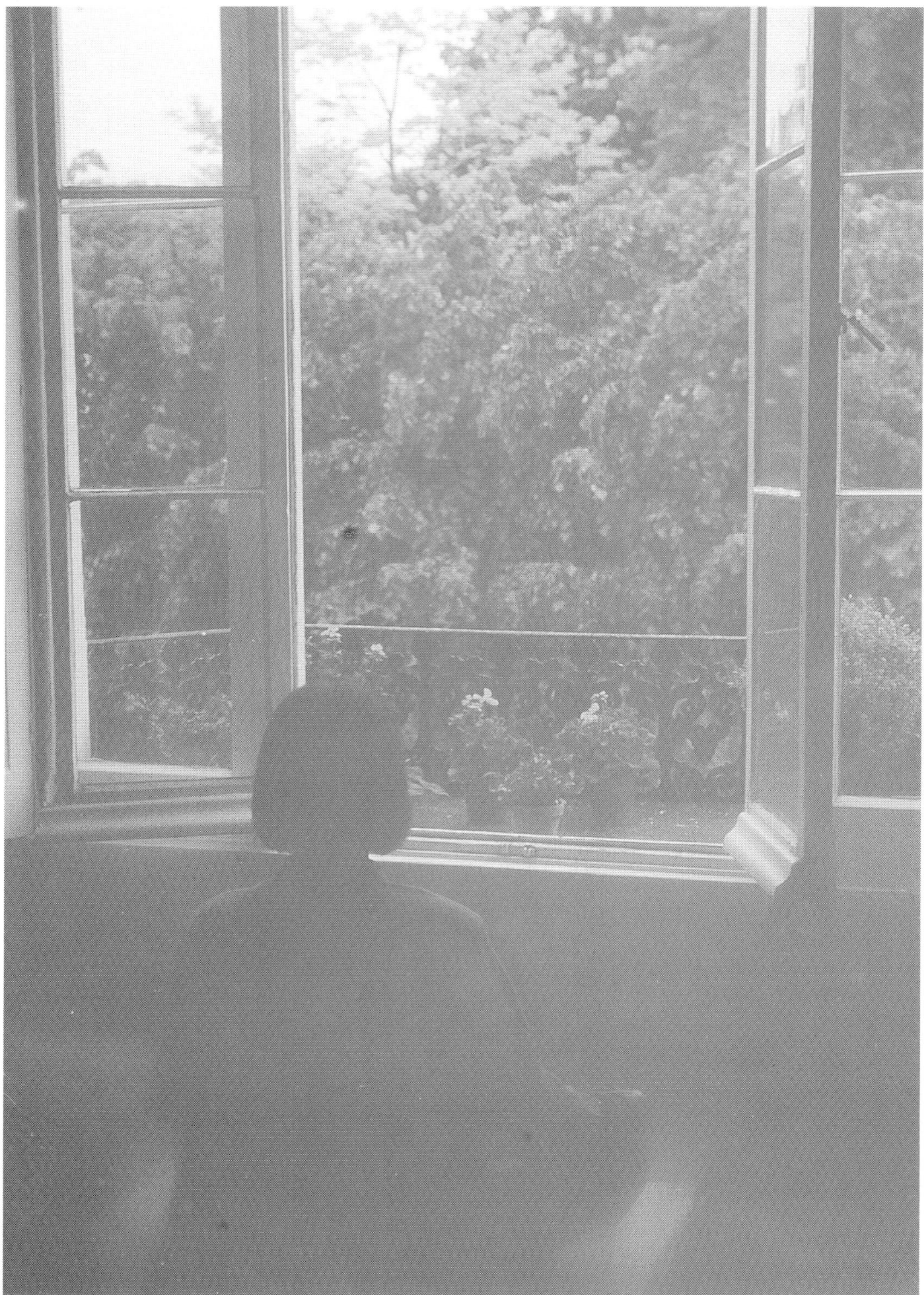

11. 호흡

산소는 사람이 살아가는 데 가장 기본적인 요소이다. 몸의 각 세포는 산소를 연료로 쓴다. 우리는 대부분 자신이 호흡을 한다는 것조차 의식하지 못하지만 사람은 보통 하루에 16,000~23,000회 정도 호흡을 하고 있다. 한 번 호흡할 때 250㎖의 산소를 쓰고, 200㎖의 이산화탄소를 내뿜는다. 우리에게 이완을 느끼게 해주는 이 두 요소의 균형은 아주 중요하다. 정상적인 환경 아래에서는 공기 중의 산소를 조절할 수 없다. 그러나 호흡을 변화시킴으로써 몸에 있는 이산화탄소와 공기 중의 산소의 양을 조절할 수 있다.

정상적인 호흡은 몸의 산소와 이산화탄소의 비율을 통제하는 뇌기능에 의해서 이루어진다. 우리는 혈액에 있는 이산화탄소를 내보내고자 한다. 단식이나 심호흡은 이산화탄소를 몸에서 제거해준다. 이것은 혈액을 너무 알칼리화시키고, 뇌에 공급하는 이산화탄소의 양이 중단되면서 현기증이나 불쾌감이 일어날 수도 있다. 힘을 주거나 부자연스런 호흡은 오히려 반작용을 일으켜 좋지 않은 결과를 가져오나 체계적인 호흡은 산소를 받아들이고 이산화탄소를 내보내는 조절을 한다. 불규칙하고 얕은 호흡은 호흡기 질환이나 자세의 결함, 육체적인 긴장을 가져와 몸의 균형을 깨뜨린다.

그러나 당신은 호흡하는 법을 조절할 수 있다. 먼저 폐에 공기를 가득 들이마시면서 규칙적으로 횡경막 호흡을 행하여 가슴과 복막의 근육을 강화시킨다. 이 방법은 폐로 공기를 밀어넣고 혈액을 순환시킨다. 호흡을 통제하는 데 도움을 주는 동작들도 있는데 모두 횡경막 호흡을 기초로 한다. 역동적으로 긴장을 해소하는 데 도움이 되는 동작이 있고 안정을 시키는 데 효과를 주는 것도 있다. 이 모든 것은 이완하는 데 도움이 된다. 이 장의 동작은 요가 (p. 131~143) 와 명상의 몇 가지 동작과 함께 좋은 호흡을 하는 데 도움을 준다(p. 145~151). 호흡법과 연결된 이 동작을 지속적으로 해나가면 폐활량이 늘고 좋은 호흡을 할 수 있다.

자세 또한 호흡하는 데 영향을 미친다. 구부린 자세로 있으면 가슴과 갈비뼈는 우묵해지고 축소해 들어간다. 이런 자세에서는 횡경막은 움직이지 않고 호흡은 윗가슴으로 행하게 된다. 가슴호흡은 심장에 똑같은 양의 산소를 공급하는 데에 더 많은 피를 펌프질해야 한다. 이것은 혈액을 급속하게 이동시켜 고혈압을 일으킨다. 윗가슴으로 빠르게 호흡하면 일반적으로 경련이나 갑갑함을 일으킨다. 또한 얕은 호흡은 용량의 1/4만 찰 뿐이다.

이완을 하려면 언제나 호흡의 중심부위를 분명히 조절하여야 한다. 걷거나 정원에 앉아 있거나 해변에 누워 있거나 관계없이 항상 해야 한다. 신선하고 오염되지 않은 공기 (특히 바다나 시골 높은 지역 등) 는 마음을 신선하게 하고 정돈시켜주며 몸의 모든 세포에 산소가 충분히 담긴 신선한 혈액을 공급하여 줄 것이다.

과호흡

스트레스와 연관되어 생긴 병이나 근심은 호흡기 계통과 관계
있다. 좋지 않은 호흡은 스트레스를 가져오고 스트레스로
인하여 좋지 않은 호흡이 생기는, 악순환이 계속될 수 있다.
습관적인 호흡순환은 좋지 않은 증상 —— 현기증, 창백함,
땀이 나는 것, 마비증세, 가슴의 통증 등을 야기시킨다. 이러한
모든 현상은 몸 안의 탄소산화물의 고갈로 인해 나타나는
결과이다.

　물론 많은 사람들이 정확한 호흡을 하지 못하여 때로 긴장과
스트레스를 받기도 하지만, 이러한 증상은 나타나지 않는다.
그러나 말할 때나 호흡할 때 자주 한숨을 쉬거나 하품을 해대고
침을 삼키거나, 어깨와 목, 윗가슴을 많이 움직이게 되는
증상들은 주의하라는 신호이다.

　성격이나 직업의 특성에 따라 호흡에 문제가 생기기도 한다.
부지런하여 과호흡의 경향이 있는 사람들은 A유형의 사람들,
즉 언제나 최고이기를 원하는 유형의 완벽주의자들에게
스트레스를 준다. 육상선수, 배우, 가수, 악기를 연주하는
음악가들은 지나친 호흡으로 문제가 생긴다. 클라우데 럼
박사는 이 분야에서의 연구결과를 발표했는데 과호흡은 다음과
같은 때에 더욱 심하다는 것을 보여준다. 사회적 모임이나,
파티 혹은 비행중일 때, 또는 지독한 '일벌레'들이 주말을 맞아
갑자기 쉴 때, 혹은 술을 마실 때 등이다.

　자신이 횡경막을 통하여 자연스럽게 호흡을 하는지 지나친
호흡을 하는지를 간단하게 테스트해 보라. 한 손을 가슴에 얹고
다른 손은 갈비뼈 바로 밑 배로 가져간다. 만약 가슴뼈의
밑부분이 팽창하고 호흡을 할 때마다 위장이 위로 올라가면
당신의 횡경막호흡은 올바른 것이다. 그러나 가슴이 움직인다면
비효율적인 호흡이다.

　가끔 호흡의 문제를 바로잡는 것은 무질서한 것을 바로잡는
것이다. 성 바르토로메우 병원의 의사들은 정확한 호흡을 하는
공간공포증을 통하여 근심과 고통을 제거하는 데 성공하였고
그것을 가르쳤다.

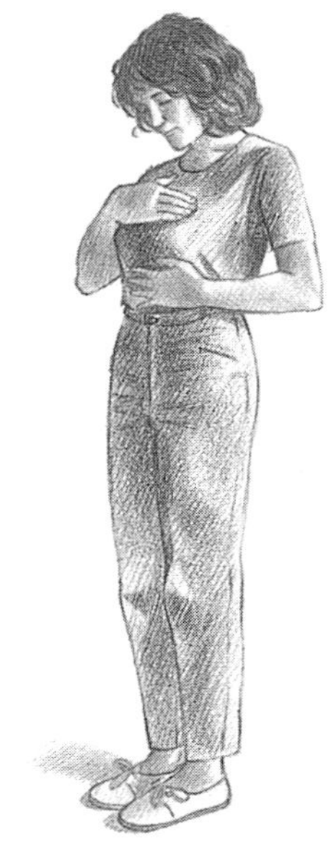

손을 이 자세대로 갖다
대라. 횡경막을 이용하여
호흡하는지 테스트하라.
각 호흡을 시작할 때
위장은 올라오고, 갈비뼈
밑 부위는 팽창된다.

호흡법

대부분의 사람들은 호흡을 잘못하여 스스로 스트레스와 긴장을
가져온다. 가슴과 목의 죄임, 얕은 호흡 등으로 생기는 급한
호흡은 격한 반응을 나타낸다. 의식적인 이완과 호흡동작은 큰
도움을 주는데 그럼에도 만약 당신이 걱정거리가 있는
상태이거나 호흡이 염려되면, 혼란스러운 동작은 피하는 것이
좋다. 그럴 때는 호흡을 천천히 행하는데, 날숨을 확실하게
쉬도록 하라. 그러면 정상적인 호흡을 되찾을 수 있을 것이다.
   이 장에서의 동작은 육체적인 긴장을 가져오는 정신적인
근심과는 다른 유형의 스트레스를 극복해 나가는 데 도움을
준다. 동작을 행함으로써 가능하면 충분하게 이완하고 호흡하는
데 완전히 정신을 집중한다. 결코 호흡에 힘을 주지 않으며
만약 어지러움을 느끼기 시작하면 멈춘다. 또 연습 후에도
천천히 리듬감 있는 호흡을 유지하도록 한다.

호흡의 조정

당신은 호흡법을 배움으로써
불규칙적인 호흡을 극복할 수가
있다. 규칙적으로 호흡을 하되
숨을 들이마실 때 배가
올라가도록 하고 의식적으로 폐
깊숙한 곳까지 공기를 가득
채운다는 기분으로 들이마신다.
호흡을 멈추면 갈비뼈의 앞뒤가
팽창되어 있는 상태를 느낀다.
숨을 내쉴 때 횡경막을 압박하여
밑으로 내려가게 한다. 그러고
나서 텅 빈 폐에서 다시 들이쉬는
것을 시작한다. 만약 어지럽거나
힘이 빠지면 중단하고 공기를
조금씩 마신다.

1. 당신의 오른쪽
콧구멍을 엄지손가락으로
막고 왼쪽 콧구멍으로
여덟을 셀 동안 숨을
들이마신다. 그런 다음
검지손가락으로
왼쪽 콧구멍을 여덟을 셀
동안 막는다.

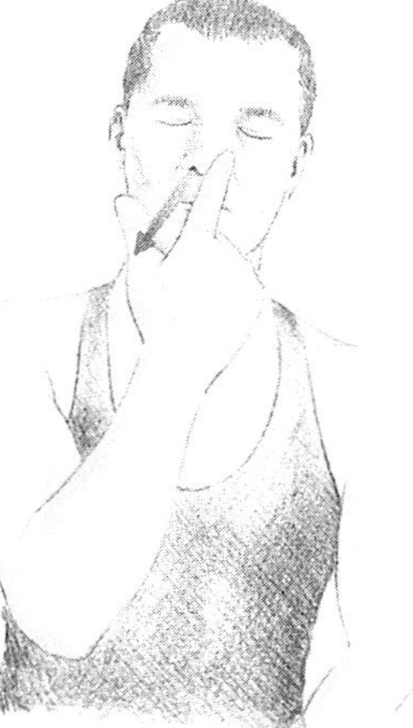

2. 엄지손가락을 떼고
여덟을 셀 동안 오른쪽
콧구멍으로 내쉰다.
검지손가락으로 왼쪽
콧구멍을 막고 다시
오른쪽 콧구멍으로
들이쉬면서 연속으로
행한다. 번갈아가면서 이
동작을 다섯 번 행한다.

활기찬 호흡법

날숨은 긴장이나 정신적 스트레스를 정화시키는 데 도움을 주는 효과적인 방법이다. 숨을 내쉴 때 크게 소리내어서 '후'라고 하는데 가능하면 오랫동안 내쉰다. 이것은 폐에 있는 공기를 다 뱉어내고 다시 가득 채우는 것이다. 이것은 또한 폐의 운동을 도와준다.

상체를 이완하고 앞으로 숙여서 숨을 내쉰다. 가능한 한 최대한 내쉬고 다시 폐에 가득 차게 들이마신다. 숨을 다시 충분히 내쉬고 몇 초를 머문 후 다시 들이쉰다.

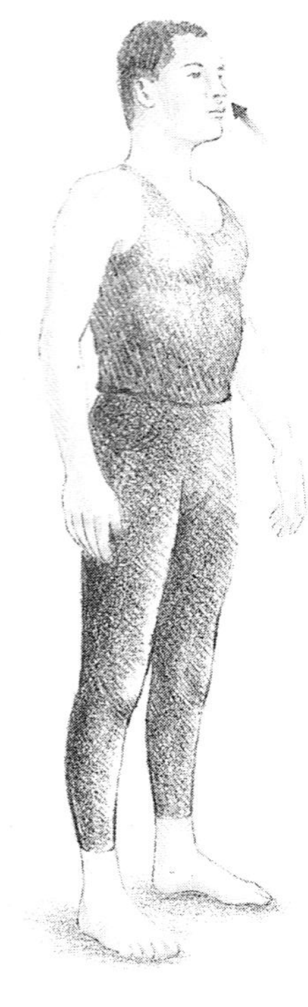

1. 발은 직선으로 간격을 두고 바로 서서 넷을 셀 동안 코를 통하여 폐에 공기가 가득 차도록 숨을 들이마신다.

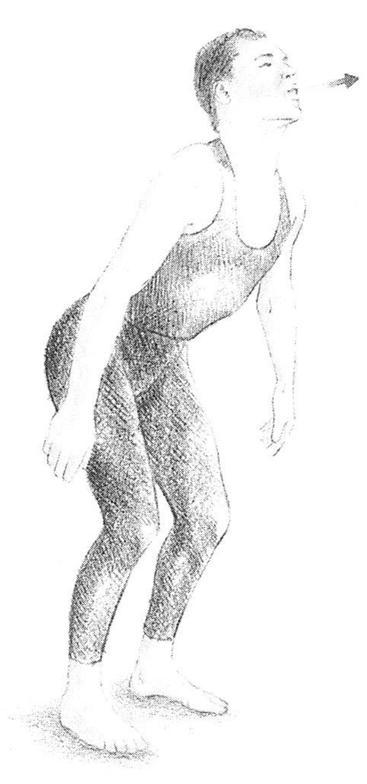

2. 입을 통하여 공기를 세게 내뿜으면서 '쉬이' 소리를 낸다. 상체를 마루까지 떨어뜨리고 무릎을 굽힌다.

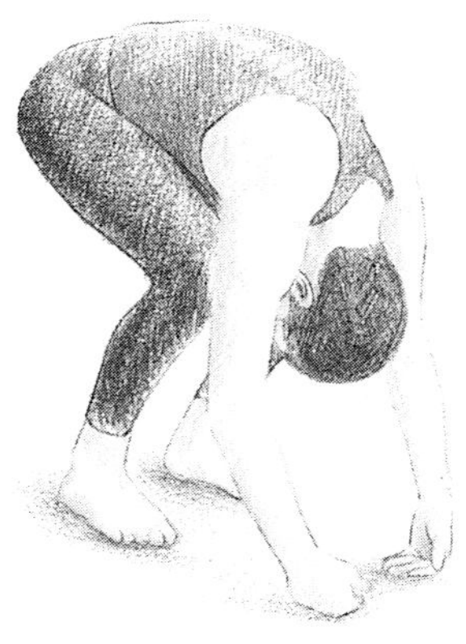

3. 완전히 이완했다가 다시 천천히 일어나며 여덟을 확실하게 세며 숨을 들이마신다. 일어나서 다시 시작한다.

고요하고 안정된 호흡법

이 동작은 요가에서 비롯되었다.
이 동작을 익히는 데는 어느
정도 시간이 필요하지만
노력해야 하는 것은 아니다.
일을 많이 해서 피곤할
때 머리를 맑게 해주고 밤에
잠을 잘 때 깊이 잠들 수
있도록 해준다. 그러나 숨을
들이쉬고 내쉴 때 너무 무리하게
행하지 않는다.
숨을 들이쉬고, 멈추고,
내쉬면서 정확히 각각 여덟을
센다. 그러나 처음 시작할 때는
넷을 셀 동안만 하고 점차
숫자를 늘려나간다.

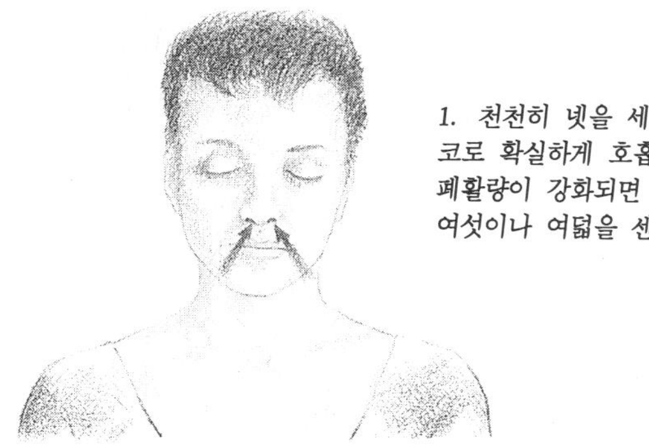

1. 천천히 넷을 세면서
코로 확실하게 호흡한다.
폐활량이 강화되면
여섯이나 여덟을 센다.

2. 몸을 움직이지 않고
넷, 여섯, 여덟을 세면서
천천히 확실하게
호흡한다. 모든 공기를
완전하게 내뿜도록 하라.

호흡자세

나쁜 자세는 신체의 자유로운
호흡을 가로막는다. 바르게 누워
폐나 횡경막을 자유롭게
움직임으로써 몸을 충분히
이완시킬 수 있다.
이 방법으로 목, 하복부, 어깨와
내장기관의 긴장을 풀어주어
호흡을 더욱더 이완된 형식으로
이끌어준다. 이것은 할수록
쉬워지며 어떠한 활동을 하든지
이 방법을 통해 이완된 심신을
유지시킬 수 있다.

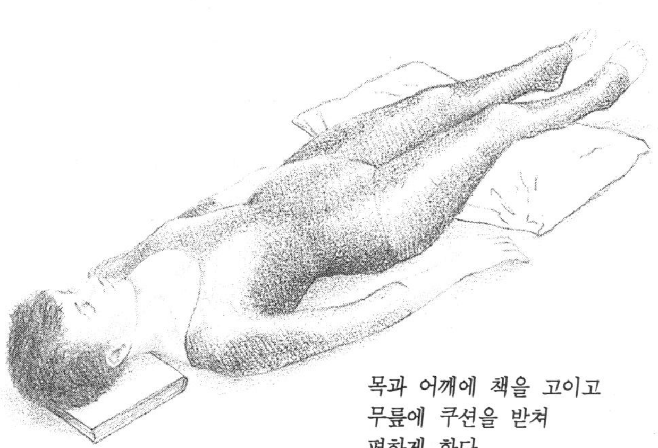

목과 어깨에 책을 고이고
무릎에 쿠션을 받쳐
편하게 한다.

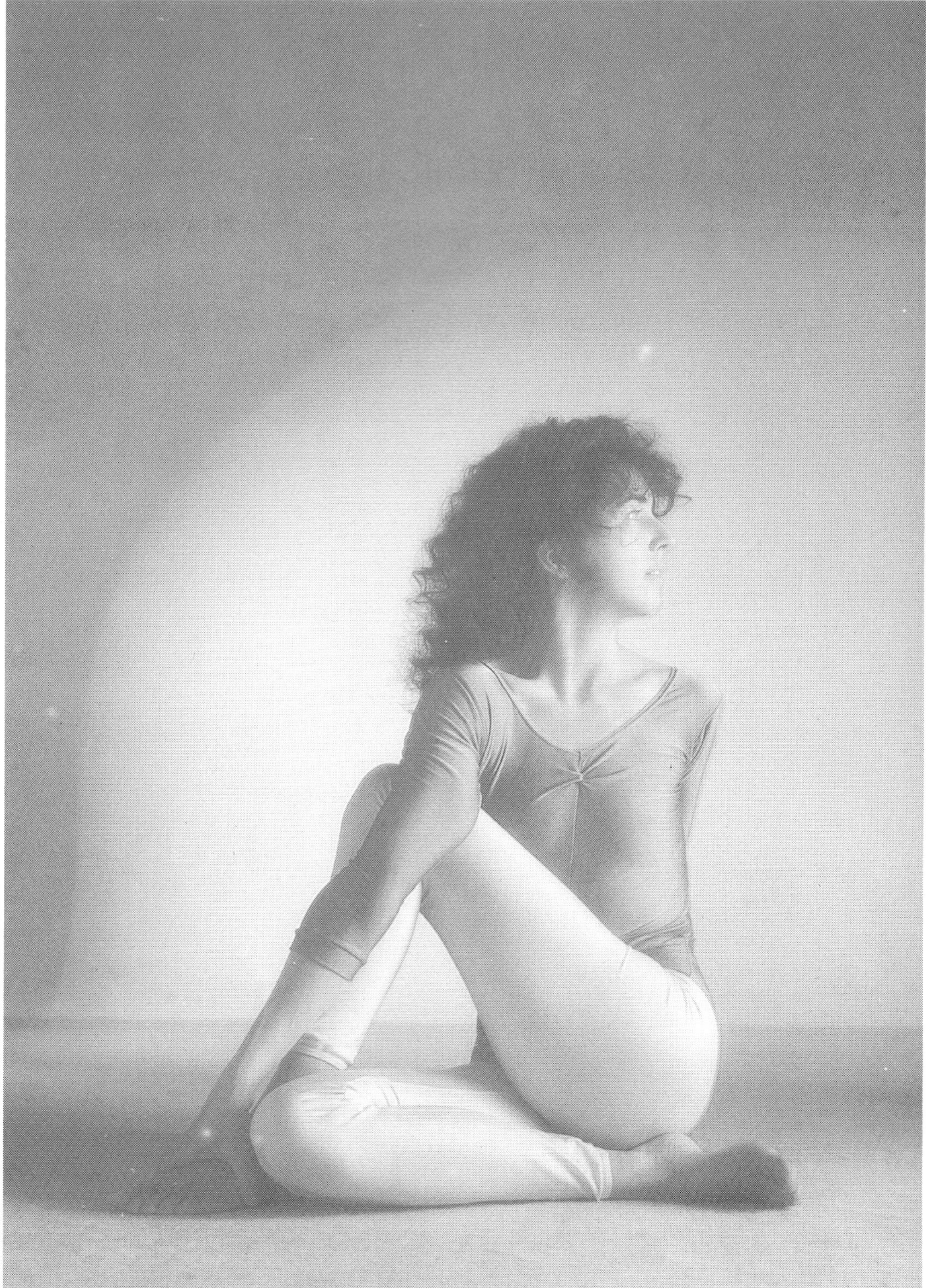

12. 요가

요가는 수천 년 전 인도에서 생겨난 삶의 철학이다. 이것은 현존하는 세계에서 가장 오래된, 몸과 마음을 동시에 건강하게 해주는 방식이다. 요가를 어원적으로 해석하면 '통일'이란 뜻이며 육체, 정신, 영적인 건강의 하나됨이 궁극적인 목표이다. 요가를 함으로써 영적인 자각과 깊은 이완, 정신적인 안정과 집중, 맑은 마음, 강한 육체와 유연성을 갖게 된다.

그러나 몸과 마음의 조화와 내면의 평정을 얻기 위해 요가철학에 깊이 빠지거나 곡예사가 될 필요는 없다. 요가는 나이나 건강에 관계 없이 행할 수가 있다. 요가의 자세(아사나)는 육체적으로 약해졌거나 상처를 입었을 때 효과가 있다. 어떤 자세부터 시작해야 할지 잘 모를 때는 요가 강습소에 들어가는 것도 좋다. 기본자세는 격렬하게 해야 하는 동작이 아니라 몸을 강력하게 밀거나 끌어당기지 않고 천천히 행하기 때문에 긴장이나 자극을 주지 않는다.

요가는 독특하다. 그것은 몸의 모든 부분을 이완시킬 뿐만 아니라 내부 기관과 연결통로들을 마사지해 준다. 몸과 마음을 동시에 이완되게 하는 체계적인 방법으로 혈액순환을 촉진하고 자극을 주어 모든 세포에 산소 공급을 증가시켜준다.

요가로 가장 효과를 볼 수 있는 신체 부위는 등과 가슴, 위장, 폐 등이다. 그 결과 굳어 있는 근육을 풀어주고 피곤을 덜어주며 잘못된 자세를 바로잡으며 노화를 방지할 수 있다.

아사나 동작을 규칙적으로 꾸준히 행하면 요가의 기본적인 것을 알게 되고 개인적인 능력에 활력을 주고 신체 곳곳에 유연성과 탄력성을 증진시켜준다.

요가의 기본적인 과정은 건강을 만들어준다. 요가에 임하는 사람의 자세에 따라 특별한 건강상의 문제를 해결할 수도 있다. 만약 당신이 최상의 건강상태를 얻기 위해 진지하고 규칙적으로 요가를 실천하고자 한다면 요가 교사로부터 훈련을 받아야 한다. 그렇게 하면 호흡법과 아사나와 명상기법까지 충분히 배울 수 있다.

요가를 할 때 아사나의 연속적인 동작을 체계적으로 진행해야 하며 한두 가지 동작이 도움이 된다고 하여 선택해서 행해서는 안 된다. 이것은 한 동작에서의 근육의 늘임이나 스트레칭이 서로 상반되는 다음 동작과 연결되어야 균형을 이루기 때문이다. 준비 단계의 아사나로 시작하여 점차 강도 높은 아사나로 진행해 가야 한다. 이 책에서는 준비단계로 태양예배를 제시하였다. 기본과정을 생략하고 강도 높은 다음 단계의 연속동작을 원한다면 자격 있는 요가 교사에게 배우는 것이 좋다.

어쨌든 적어도 일주일에 세 번 정도는 규칙적으로 행하도록 계획을 세운다. 요가의 연속동작이 진행되는 동안에 이완하는 시간을 빠뜨려서는 안 된다. 이완은 몸과 마음을 이어주는 가장 활력 있는 요가를 행할 수 있게 하는 매개체이며 긴장을 없애주는 방법이다. 그러므로 이것은 몸과 마음의 조화로운 균형을 이루는 데 필수불가결한, 요가의 중요한 촉진제이다.

기본과정

아사나의 연속과정은 초심자나 어느 정도 숙달된 사람 모두에게
적합하도록 구성되었다. 여기에 모든 요가 동작의 핵심적인
형태와 기본적인 자세가 들어 있는 것이다. 이 자세는 척추와
인대, 근육을 유연하게 해준다. 또한 내부 기관에 조화를 준다.
아사나를 천천히 행하되 각 동작의 마지막 자세에서는 가능한
한 최대로 근육을 늘이도록 하라. 천천히 깊게 복부호흡을 하고
마음을 가라앉히면 이완되고, 또한 몸과 마음이 조화를 이루며
자신감이 생긴다. 이 연속과정에서의 아사나는 다른 동작을
서로 보충해 주고, 전체적이고 일률적으로 신체 각 부분의
근육을 풀어주는 결과를 가져온다.

예비동작

가능하면 매일매일 같은 시간에
행하는 것이 좋다. 시간을
정해두고 하면 지속성이
강해지고 또한 연속동작에서
급하게 서두르지 않게 된다.
옷은 최대한 느슨하고 편안한
것으로 입고 담요나 매트를 깔고
아사나 동작을 실시한다. 시작할
때와 끝날 때는 반드시
송장자세로 누워 몸 전체를
이완한다.

아사나의 연속동작들

처음에 송장자세로 몇 분간
있다가 천천히 일어서서
태양예배 자세로 들어간다. 열두
동작을 천천히 행한다. 각
동작마다 율동적으로 연결하여
다음 동작을 진행한다. 굽히고
늘이고 뻗으면서 몸 전체가
아사나를 할 수 있는 준비운동을
한다. 머리로 서는 것은
아사나의 연속동작 중 첫번째
동작이다. 할 수 있다는
자신감과 인내를 가지고
실시한다. 완벽하게 이 자세를

실행했을 때는
육체적 · 정신적으로 큰 효과가
있다. 깊이 이완되고 활력을
주는 그 다음의 두 가지
아사나는 어깨로 서기와
쟁기자세이다. 이 동작들은 목과
척추 상부의 근육을 풀어주며
스트레칭을 하여준다. 어깨를
바닥에 대고 몸을 거꾸로 세워
등과 다리를 곧게 뻗는 것이
어깨로 서기의 자세이다.
거기에서 엉덩이와 다리를
최대한 앞으로 멀리 당김으로써

쟁기자세를 취하게 되는 것이다.
다음으로 물고기자세를 행한다.
앞의 세 동작이 끝난 후에
진행하는데 이 동작은 목과 척추
상단에 압박을 가하고 갈비뼈와
가슴을 최대한 팽창시키며 등
위쪽의 경직된 근육을 풀어준다.
다음은 머리를 무릎에 닿게 하는
자세인데 몸을 앞으로 굽혀서
등을 팽창되게 하며 척추의
밑부분 근육과 다리의 뒤쪽을
당겨준다. 단순히 머리를
발가락에 닿게 하는 동작이

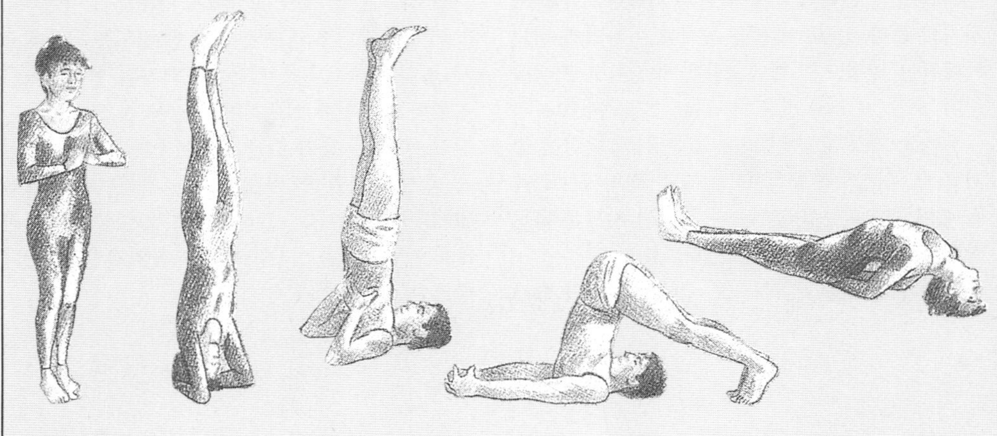

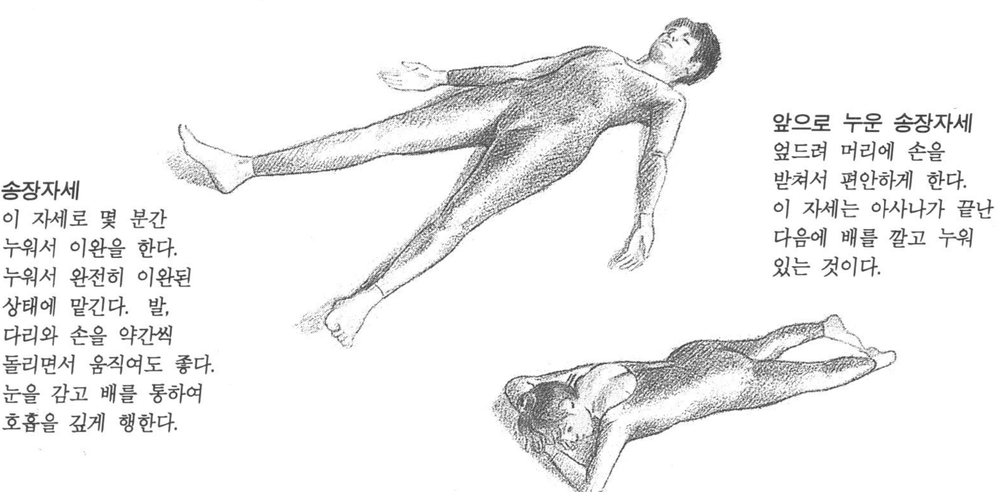

송장자세
이 자세로 몇 분간
누워서 이완을 한다.
누워서 완전히 이완된
상태에 맡긴다. 발,
다리와 손을 약간씩
돌리면서 움직여도 좋다.
눈을 감고 배를 통하여
호흡을 깊게 행한다.

앞으로 누운 송장자세
엎드려 머리에 손을
받쳐서 편안하게 한다.
이 자세는 아사나가 끝난
다음에 배를 깔고 누워
있는 것이다.

아니라 몸을 천천히 굽혀서
무릎에 갖다 대고 가능한 한
오랫동안 신체가 늘여진 상태를
지속한다. 긴장을 주지 말고
부드럽게 행해야 한다. 다음의
두 아사나는 코브라자세와
활자세인데 쟁기자세와 앞으로
굽히기의 반대자세이다. 등
전체를 유연하게 아치형태를
취하여 가슴을 팽창시키고 목을
스트레칭하며 배근육을
강화시킨다. 이 아사나들은
앞으로 굽히고 뒤로 젖히는
효과를 준다. 그 다음 앉아서
행하는 척추 반비틀기 자세이다.
이 자세는 척추를 비틀어 상체를
돌려 목과 엉덩이와 등의 긴장을
풀어준다. 몸을 곧게 세우고
어깨를 수평으로 하며 배를
당겨준다. 이 자세를 취한 후
천천히 일어서서 이 과정의
마지막 자세인 삼각형자세를
취한다. 척추 반비틀기 자세를
더 확장하여 실시하면
척추신경과 소화기 계통이
유연해지고 척추를 늘여준다.
천천히 그리고 부드럽게 무리
없이 굽혀준다. 천천히 그리고
충분한 호흡을 통하여 행한다.
동작이 끝난 후 송장자세를
취하는데 아사나 사이사이에
넣어 집중과 이완을 보충시켜도
좋다. 마지막 송장자세는 시작할
때의 자세보다 더욱 완벽하게
하라. 즉 아사나를 통하여
근육은 충분히 풀어져 있기
때문이다.

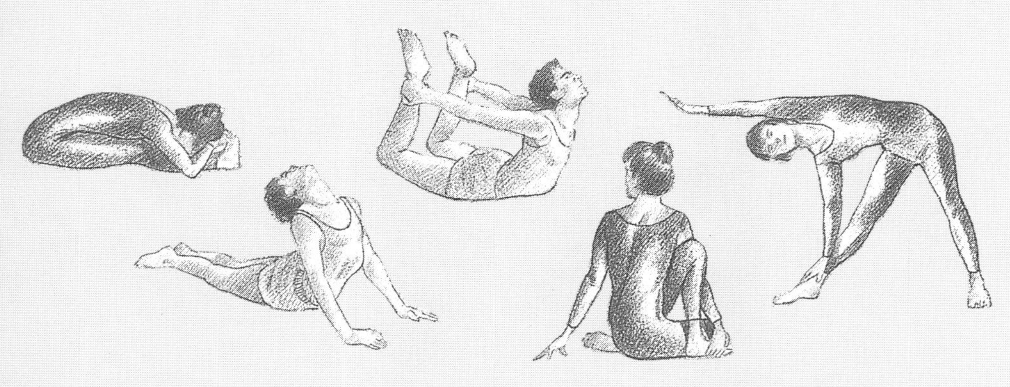

태양경배자세

태양경배 (수리야 나마스카) 는
12동작으로 이루어진 아사나를
하기 위한 준비동작이다.
연속적인 동작을 통하여
전체적으로 상호연결이 되어
부드럽게 행해진다. 모든 자세는
하나하나가 다른 방식으로 몸을
늘여주며 연속적으로 가슴이
팽창, 수축되어 호흡이
부드러워지며 리듬감 있게 된다.
관절과 척추가 점점 강화되어
나갈 것이다. 태양경배의 과정을
완성하는 것은 크게 두 가지
연속 동작으로 구성되어 있는데
첫번째 그룹은 4번 동작에서
9번 동작이고 두 번째는 나머지
동작이다. 처음부터 12동작까지
4번을 반복한다. 점차로
늘여나가 12번까지 행한다.

1. 발을 모으고 허리는
바로 펴서 합장하고
호흡은 천천히 코로
고르게 쉰다.

2. 코로 호흡을
들이쉬면서 팔은 최대한
뒤로 뻗는다. 허리를
젖힌 다음 엉덩이를
앞으로 밀고 다리는 바로
세우고 목을 이완시킨다.

3. 호흡을 내쉬면서
상체를 앞으로 숙이고
머리와 가슴을 무릎에
대고 손은 마루에 닿게
한다. 무릎은 약간
굽혀도 된다.

4. 호흡을 들이쉬면서
왼쪽 다리를 뒤로 빼고
무릎은 바닥에 대고
오른쪽 다리를 앞으로
굽히면서 턱은 최대한
위로 향하고 눈은 위를
쳐다본다.

5. 호흡을 멈추고
발가락과 손에 체중을
싣고 머리와 몸은
직선으로 한 다음 손과
손 사이의 마루를
쳐다본다.

6. 호흡을 내쉬면서
무릎을 숙이고 가슴과
이마를 바닥에 대고
엉덩이를 위로 올리고
발가락을 세운다.

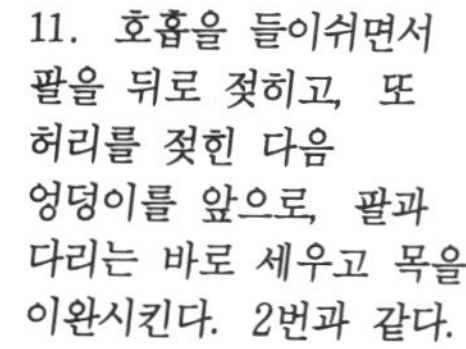

11. 호흡을 들이쉬면서 팔을 뒤로 젖히고, 또 허리를 젖힌 다음 엉덩이를 앞으로, 팔과 다리는 바로 세우고 목을 이완시킨다. 2번과 같다.

10. 호흡을 내쉬면서 가슴은 무릎에 대고 허리를 굽히며 손바닥을 바닥에 댄다. 3번과 같다.

12. 호흡을 내쉬면서 부드럽게 팔을 붙이고 바로 선다. 체중이 전체적으로 골고루 배분되게 하고 몸을 이완시킨다. 처음부터 다시 반복하기 시작한다.

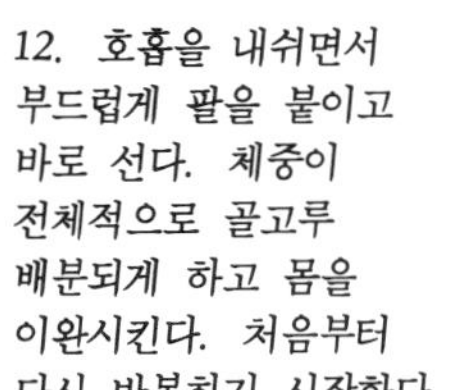

9. 호흡을 들이쉬면서 한쪽 무릎을 바닥에 대고 한쪽 무릎을 굽히고 손바닥은 바닥에 대고 최대한 위로 쳐다본다. 4번과 같은 동작이되 반대로 한다.

7. 호흡을 들이쉬면서 엉덩이를 밑으로 하면서 발가락은 쭉 펴고 두 다리를 붙이고 어깨를 위로 들어 풀어주고 머리를 올려 최대한 위로 쳐다본다.

8. 호흡을 내쉬면서 발가락을 쭉 펴고 엉덩이를 올리고 V자 반대형으로 자세를 취한다. 발목과 머리에 자극을 주어 어깨를 최대한 젖힌다.

머리로 서기

아사나의 왕이라고도 불리는 이 자세는 머리로 서기 자세 (시르시아사나 Sirshasana) 라고 한다. 이것은 혈액과 산소가 뇌로 흘러들어 기억력과 집중력을 강화시켜주며 감각을 활성화시킨다. 정상적인 중력상태를 뒤바꿔놓아 심장을 쉬게 하고 순환기계통의 활동을 증진시켜주고 하체의 긴장을 풀어준다. 그러나 머리로 서기는 고혈압이나 저혈압이 아주 심한 사람, 심장질환이나 독감 또는 안질, 갑상선 기능장애 등이 있는 사람은 행하지 않는 것이 좋다. 익숙하지 못한 사람은 첫번째 자세를 취할 때 다른 사람의 도움을 받아 균형을 잡는다. 완전하게 머리로 서기를 할 수 없으면 5번과 6번 자세에서 중단하라.

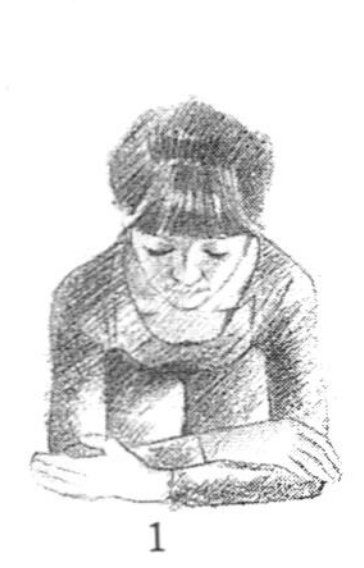
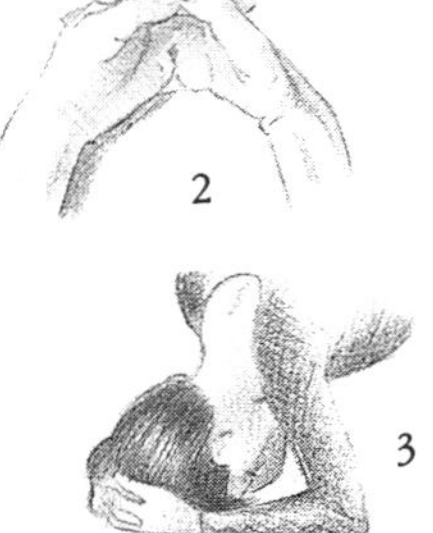
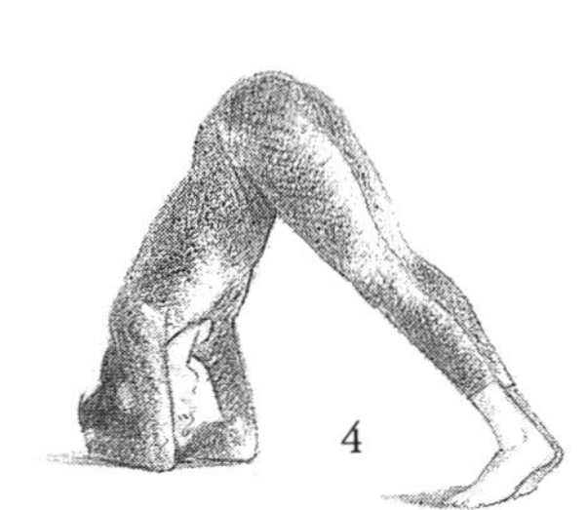

1. 팔꿈치 양쪽을 포개고 꿇어앉아 머리를 숙여 체중에 휴식을 준다.
2. 손가락을 깍지끼고 팔꿈치를 땅에 댄다.
3. 손과 양팔꿈치가 삼각형이 되게 하고 머리 꼭대기를 땅에 대고 휴식한다.
4. 무릎을 직선으로 펴면서 엉덩이를 점차적으로 위로 올린다.

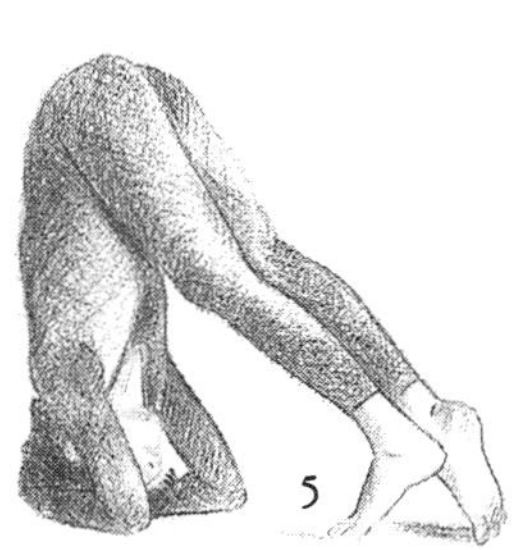

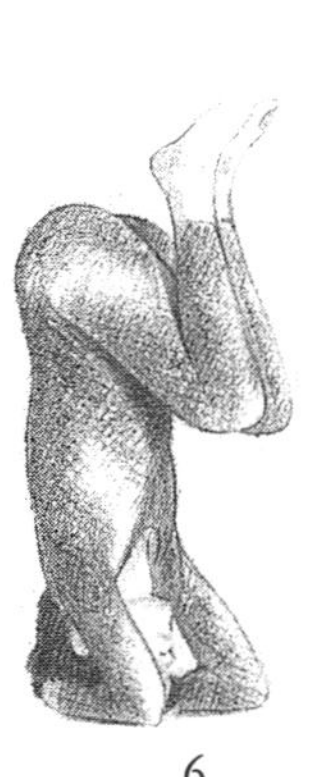
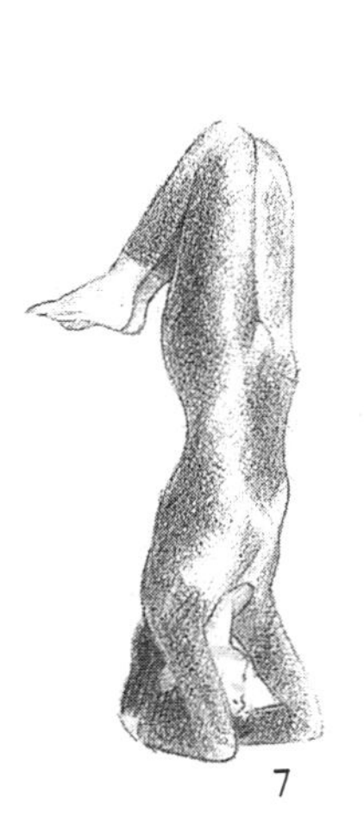
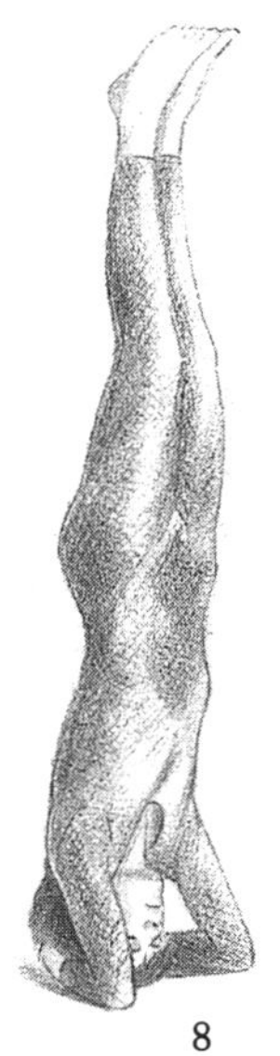

5. 무릎을 구부리지 말고 발은 가능한 한 머리 가까이로 옮겨놓는다. 엉덩이는 뒤로 당기고 목은 굽혀지게 하지 않고 촉수는 바로 세운다.
6. 무릎을 가슴 쪽으로 굽히면서 발을 바닥에서 뗀다. 엉덩이는 뒤로 당기고 이 동작에서 잠시 휴식을 취한다. 무릎을 들어올리는 동작을 곧바로 취해서는 안 된다.

7. 그런 다음 무릎을 굽힌 상태에서 복부근육을 이동하여 위로 들어올린다.
8. 아주 천천히 다리를 직선으로 편 다음 체중을 팔꿈치에 오도록 한다. 내려온 다음 다시 한번 반복한다. 끝난 후 어린이자세로 휴식한다.

어깨로 서기

산스크리트어로 어깨로 서기는
사로방가사나(Sarvangasana)인데
어원은 '모든 부분의 자세'라고
한다. 목과 등 위쪽을 늘여주고
갑상선과 부갑상선을 자극한다.
이 동작은 반복하기보다는 그
동작을 지속하도록 하라. 한
동작마다 30초에서 5분 정도를
머문다. 동작은 천천히 행하며
이 자세로 깊은 복부호흡을 행할
수 있으며 그럼으로써 폐의
윗부분과 심장에 자극을 준다.
천천히 올라가 어깨로 선 다음
다리를 45° 각도로 유지하고
양손바닥을 바닥에 짚는다.
내려올 때는 척추뼈 하나하나가
바닥에 닿는 것을 느끼면서
내려온다. 그러고 나서 다리를
내린다.

1. 바닥에 누워 있다가
호흡을 들이쉬면서
손바닥을 밑으로 하고
힘을 주어 다리를 천천히
들어올린다.
2. 엉덩이를 올리면서
다리를 올리고 머리 뒤로
올리면서 45° 각도가 되게
한다.

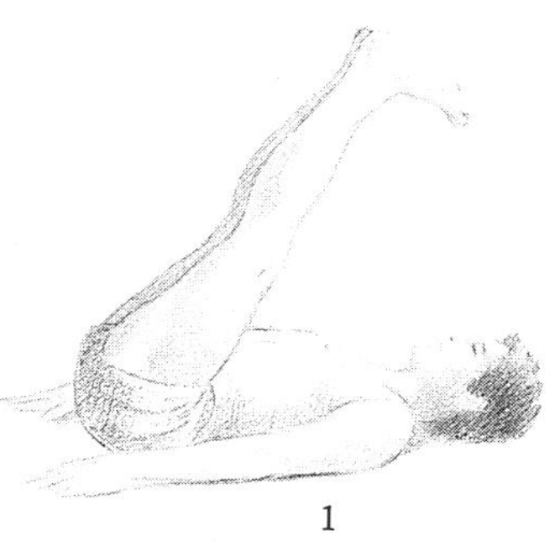

1

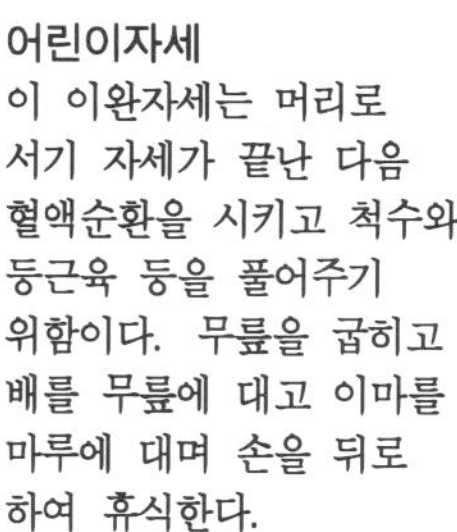

2

3. 호흡을 내쉬면서
손으로 허리를 받쳐 몸을
위로 올린다.

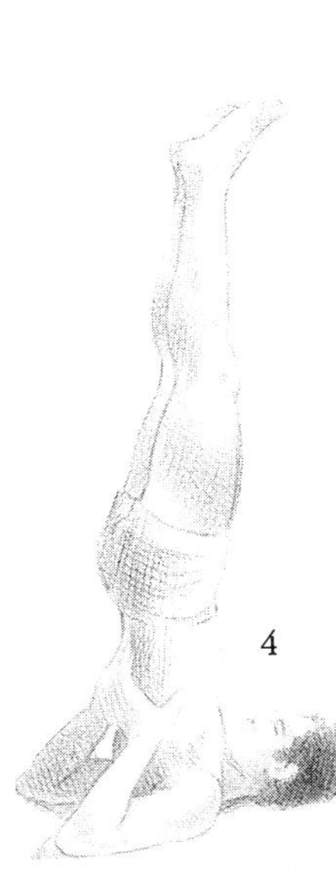

어린이자세

이 이완자세는 머리로
서기 자세가 끝난 다음
혈액순환을 시키고 척수와
등근육 등을 풀어주기
위함이다. 무릎을 굽히고
배를 무릎에 대고 이마를
마루에 대며 손을 뒤로
하여 휴식한다.

3

4. 계속해서 척수를 바로
세우고 다리를 수직으로
바로 세운다. 턱은
가슴에 압박을 주고
호흡을 깊게 들이쉬고
가능한 한 팔굽은 등
뒤로 보조하여 얼마간 서
있다가 천천히 내려온다.

4

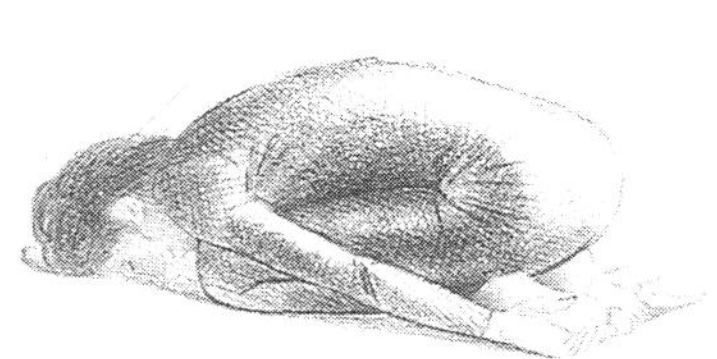

쟁기자세

쟁기자세(할라사나
Halasana)는 어깨로 서기
자세의 연장된 자세이다. 척추의
모든 부위를 유연하게 해주며
어깨, 등, 팔근육의 긴장을
풀어주고 강화시킨다. 또한
내장기관을 마사지 하여준다.
만약 발이 마루에 완전히 닿지
않으면 그 밑에 쿠션을 놓는다.
다리를 머리 쪽으로 충분히
당겨주면 점차적으로 척추가
유연해지고 구부려진다. 풀 때는
어깨로 서기 자세와 같은
방법으로 한다.

1. 누워서 손바닥을
바닥에 대고 팔을 쭉
펴고 호흡을 들이쉬면서
다리를 수직으로 올린다.
그런 다음 호흡을
내쉬면서 엉덩이를
마루에서 떨어뜨린다.

2. 손을 허리에 대고
팔꿈치를 바닥에 받친다.
무릎을 굽히지 않고
펴면서 호흡은 내쉬고
무릎을 천천히 머리 뒤로
넘긴다. 발이 마루에
닿지 않으면 그 상태로
머문다.

3. 발이 머리 뒤쪽
마루에 편안하게 닿을 수
있는 데까지 닿게 한다.
팔을 쭉 편 다음 손을
잡고 호흡을 길게 천천히
쉰다.

물고기자세

물고기 자세
(마츠야사나Matsyasana)는
어깨로 서기와 쟁기자세 후에
행한다. 이 자세는 목과 어깨의
경직된 근육을 풀어 긴장을
해소시켜준다. 이 자세는 등을
강화시키고 가슴을 운동시키며
호흡과 폐활량을 증진시킨다. 이
자세는 쟁기자세의 반 정도의
시간 동안 행하면서 근육을
풀어준다.

1 누워서 다리를 모아
곧게 뻗고 손은 손바닥이
바닥으로 가게 하여
엉덩이 뒤로 살짝
가져간다.

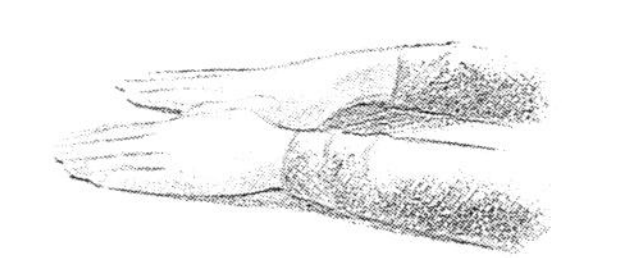

주의 : 물고기자세에서
손은 손등을 위로 하여
엉덩이 뒤로 가져간다.

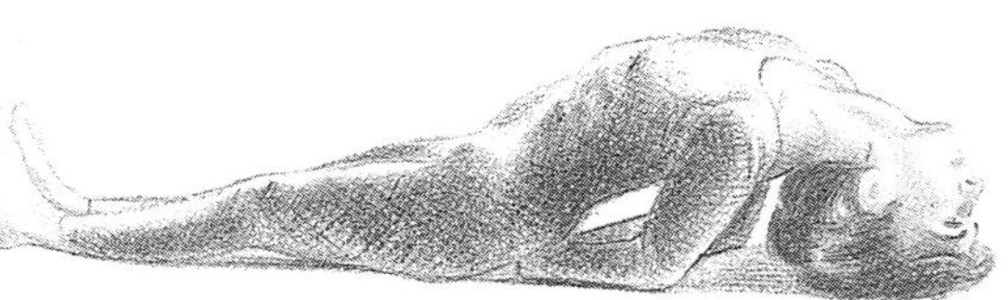

2. 무릎을 쭉 펴고
호흡을 들이쉬면서 상체를
아치형으로 만들고 머리의
꼭대기만 바닥에 닿게
하고 호흡을 내쉰다.

머리를 무릎에 대기

자누 시라사나(Janu Sirasana)는 한쪽 다리를 굽히고 한쪽 다리는 똑바로 편다. 관절과 엉덩이는 최대한 스트레칭을 하여준다. 앞으로 숙이는 동작은 배와 내장기관을 마사지해준다. 척추와 등 근육을 유연하게 해준다.

앞으로 굽히기 자세

앞으로 굽히기 자세 또는 파치모타나사나(Paschimothanasana)는 다리 뒤쪽과 척추의 근육을 아주 강하게 당겨준다. 또한 배의 근육을 강화시켜주며 내장기관에 활력을 주고 척추가 굽거나 어깨가 경직되는 것을 막아준다. 무릎을 바로 펴고 등을 곧게 펴서 상체를 앞으로 숙인다. 머리를 무릎에 닿게 하는 것이 목표가 아니다. 결코 힘을 주지 말고 자연스럽게 점차 앞으로 숙인다. 천천히 숨을 들이쉬고 내쉬면서 마지막 자세를 취하기 전에 일어나고 숙이는 것을 몇 번 행한다.

2. 호흡을 내쉬면서 가슴을 똑바로 편 채 골반을 앞으로 숙인다. 턱을 당기고 가슴이 정면으로 당겨지도록 한다. 이때 척추 중간부분이 굽어서는 안 된다.

1. 두 다리를 앞으로 곧게 뻗는다. 오른쪽 다리를 굽혀서 발뒤꿈치를 발바닥으로 왼쪽 허벅다리를 눌러준다. 두 팔은 머리 위로 뻗는다. 손바닥은 합장하고 숨을 들이마신다.

2. 숨을 내쉰다. 그리고 척추의 밑부분에서부터 앞쪽으로 구부린다. 뻗은 쪽 발을 양손으로 꽉 쥔다. 그리고 머리는 될 수 있는 한 다리 아래쪽으로 멀리 가져간다. 그 자세에서 깊게 호흡을 한다. 그리고 나서 서서히 풀어준다.

1. 다리를 편 상태에서 팔은 위로 수직으로 든 다음 호흡을 들이쉬면서 골반뼈를 바로 하고 손을 뻗은 상태에서 척추를 늘려주면서 자극시켜준다.

3. 다리를 펴고 상체를 굽힌다. 무릎을 굽히지 말고 엄지와 검지손가락으로 엄지발가락을 잡고 팔굽을 바닥에 댄다. 이 자세는 처음에 호흡을 3～4차례 깊게 하고 시작한다.

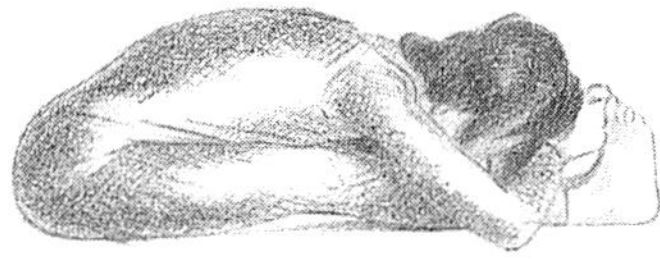

코브라자세

코브라자세 (부장가사나
Bhujangasana) 는 뒤로 젖히는
자세 중 가장 강한 것이다. 이
자세는 가슴부위를 팽창시켜주고
등 아래 쪽을 강화시켜주며
아드레날린 선을 자극시킨다.
갑상선을 심하게 앓는 사람은
코브라 자세를 해서는 안 된다.
천천히 감겨진 뱀이 움직이듯이
척추를 팽창시켜준다. 만약
척추가 굳어 있으면 너무 심하게
행하지 말고 어깨와 얼굴을
이완하는 데 중점을 둔다. 점차
몸이 유연해지면 척추의 뒤로
젖히는 폭을 증가시킨다.

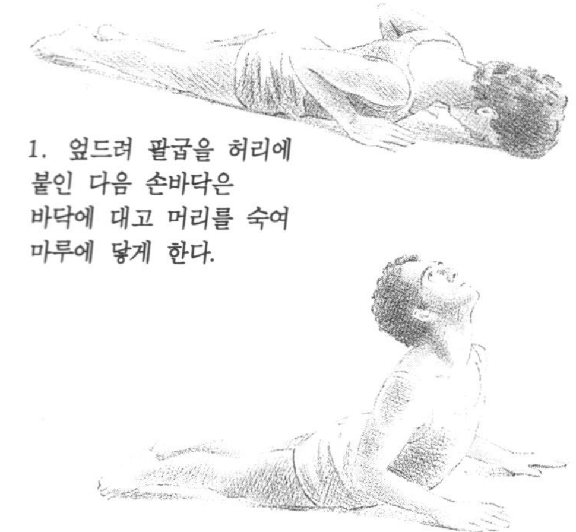

1. 엎드려 팔굽을 허리에
붙인 다음 손바닥은
바닥에 대고 머리를 숙여
마루에 닿게 한다.

2. 숨을 들이쉬면서
팔굽을 붙이고 척추
중반부위까지 젖힌 다음
얼마 동안 호흡을 멈춘
뒤 이완한다. 팔로
억지로 밀려고 하지
않는다.

3. 숨을 들이쉬고 발은
땅에 붙이고 목에서
척추의 부분까지 최대한
젖힌 다음 천천히
내려온다.

활자세

활자세 (다누라사나
Dhanurasana) 는 코브라
자세의 연장인데 머리와 다리,
양쪽 모두를 들어올려 상체와
하체 전체를 강하게 늘이는
것이다. 근육이 강화되고 척추가
유연해진다. 활자세는 간기능,
방광에 효과가 좋고 긴장을
감소시키며 생리불순에 도움이
된다. 활자세를 터득하면 앞으로
숙이는 운동에 도움이 되며
복부근육이 강화된다. 초심자는
다리를 살짝 잡고 가볍게
행한다.

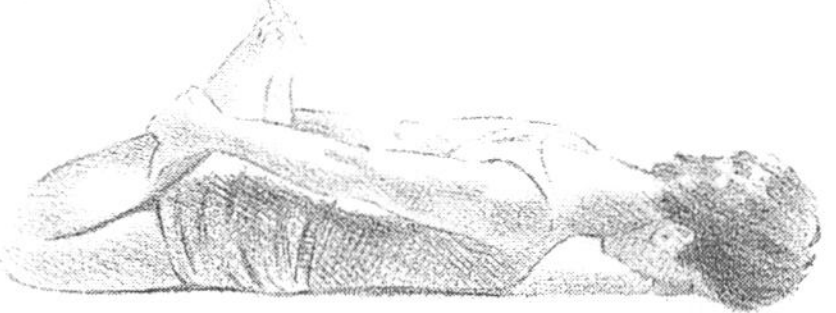

1. 엎드려 머리를 바닥에
대고 호흡을 들이쉬면서
발목을 잡고 서서히
고개와 다리를 들면서
호흡을 내쉰다.

2. 호흡을 들이쉬면서
머리와 가슴을 올리고
동시에 발목을 당기고
무릎을 마룻바닥에서
들어올린다. 시선은 위를
쳐다본다. 이 자세에서
세 번 심호흡을 하고
내쉬면서 다리를 풀어주고
이완한다.

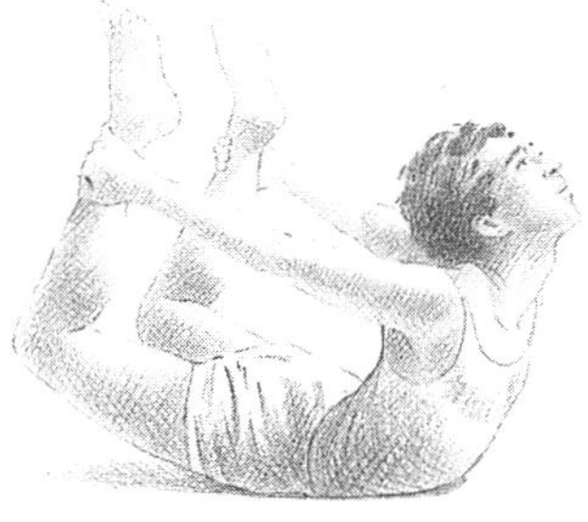

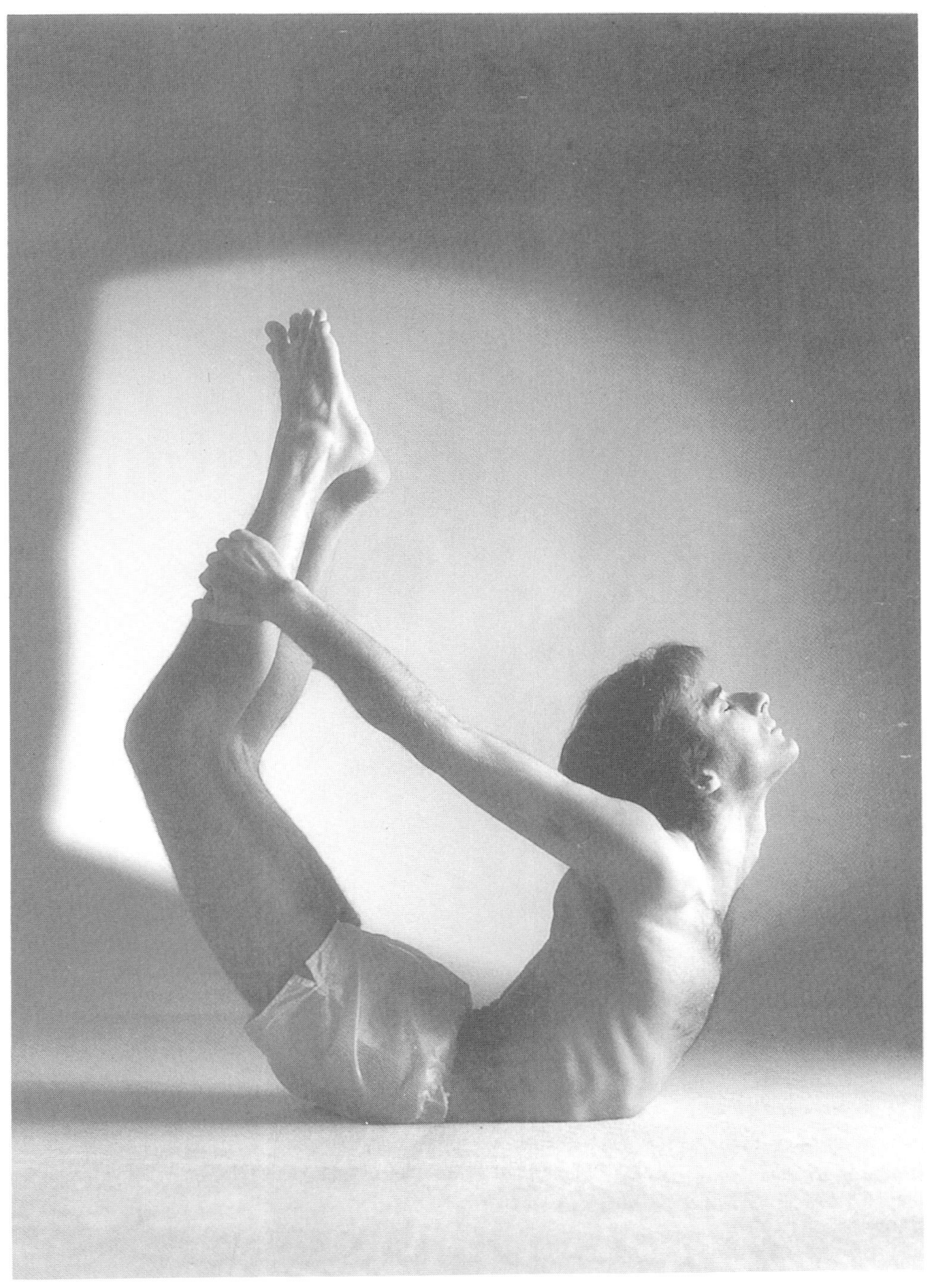

척추 반 비틀기

척추 반 비틀기(아르다
마첸드라사나 Ardha
Matsyendrasana)는 척추를
비트는 기본과정에 포함되는데
대부분의 척추운동이 척추의
앞뒤를 많이 다루었으나 이
운동은 척추를 비틀어 등의
유연성과 자유로운 움직임을
더욱 강화시킨다. 이 운동은
척추신경계와 인대를 자극시켜
소화기계통의 활동을
향상시켜준다. 척추를 바로
세우고 어깨는 수평을 유지하며
숨을 내쉴 때마다 비틀어본다.
　왼쪽부터 시작하여 연속적으로
오른쪽도 행한다.

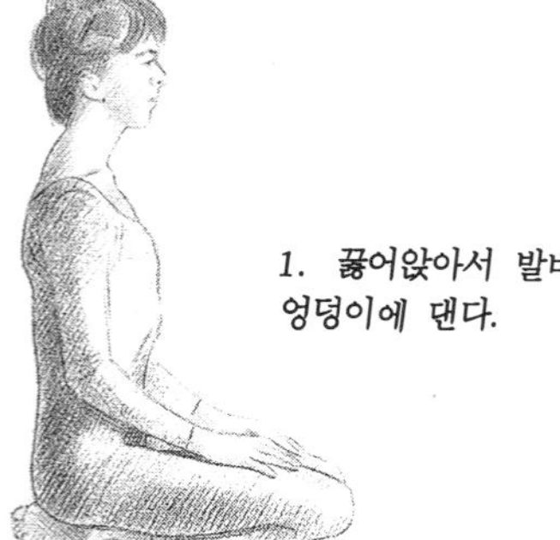

1. 끓어앉아서 발바닥을
엉덩이에 댄다.

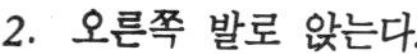

2. 오른쪽 발로 앉는다.

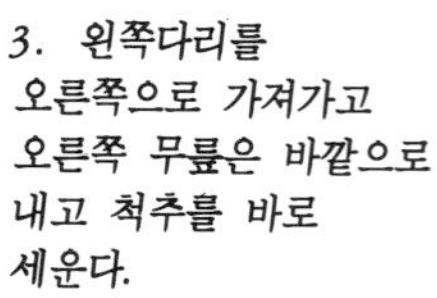

3. 왼쪽다리를
오른쪽으로 가져가고
오른쪽 무릎은 바깥으로
내고 척추를 바로
세운다.

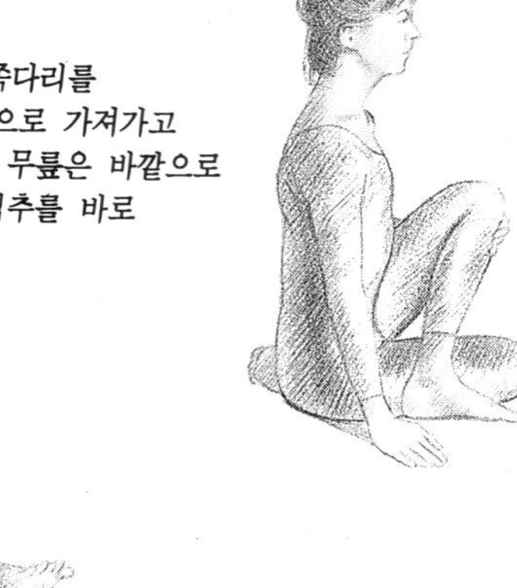

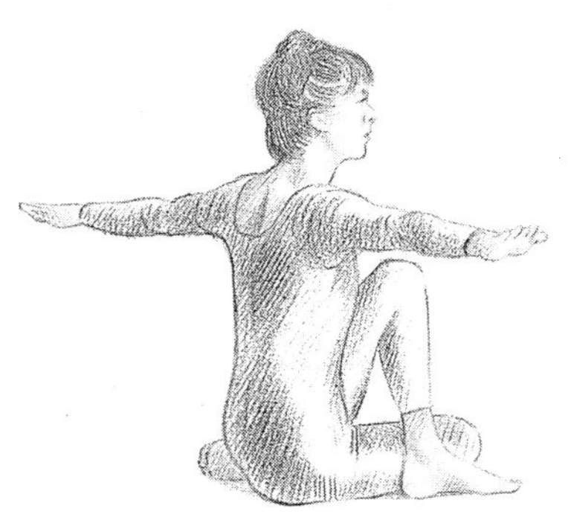

4. 왼쪽 팔을 뒤로
돌리며 척추를 왼쪽으로
튼다. 체중은 고르게
양쪽 엉덩이에 균형을
유지한다.

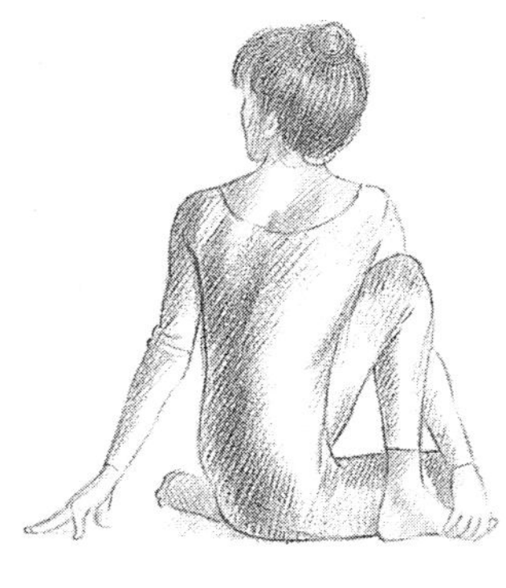

5. 오른쪽 팔은 왼쪽
무릎 바깥으로 가게 하고
왼쪽다리를 오른쪽 팔로
고정시킨다. 왼손은
왼쪽으로 틀며 호흡을
내쉬면서 가능한 만큼
비틀며 왼쪽 어깨를
바라본다. 반대쪽으로
반복한다.

삼각형자세

삼각형 자세(트리코나사나
Trikonasana)는 이 요가과정의
마지막 동작이다. 이 동작은
척추 반 비틀기의 효과를
높여주고 척추와 갈비뼈의
유연성을 더해 준다. 이 동작은
복부근육을 강화시키고 폐활량을
늘여준다. 곧게 펴고 엉덩이를
직각이 되도록 앞으로 당긴다.
옆으로 구부릴 때 엉덩이가
비틀리지 않게 하며 갈비뼈와
가슴이 팽창되고 상체가 휘지
않게 한다.

송장자세

모든 요가의 연속동작이 시작될
때와 마무리될 때는 몇 분간의
송장자세로 이완을 한다. 깊고
율동적으로 호흡하되 오직
호흡만을 생각하고 마음을 비워
마치 명상을 하는 것처럼
집중한다. 체계적인
연속과정으로 몸의 각부분을
이완한다. 다리와 팔, 척추를
돌려가면서 하고 손, 발과 목,
등을 이완한다. 자신의 무게를
느낄 것이며 중력에 의해 당겨져
바닥으로 가라앉는다고 느낀다.
당신의 몸을 깊이 완전하게
이완한다.

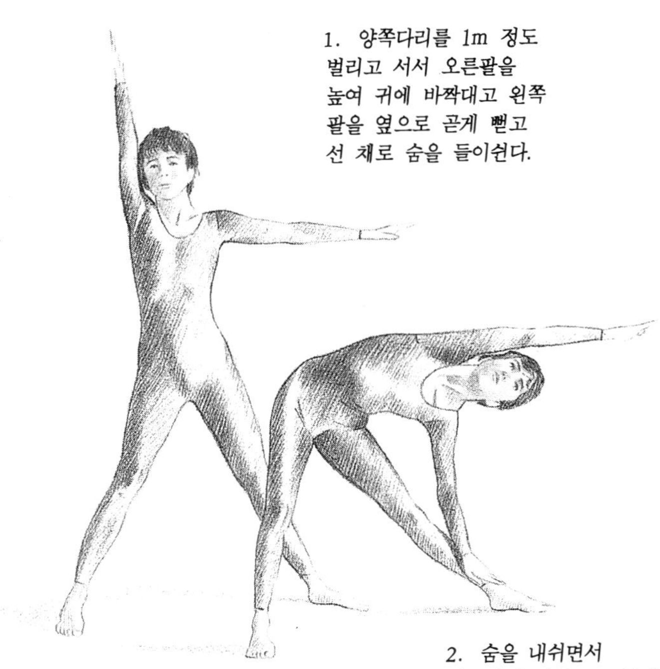

1. 양쪽다리를 1m 정도
벌리고 서서 오른팔을
높여 귀에 바짝대고 왼쪽
팔을 옆으로 곧게 뻗고
선 채로 숨을 들이쉰다.

2. 숨을 내쉬면서
부드럽게 왼쪽으로 굽히고
왼손은 왼쪽 다리에 닿게
하고 오른손은 수평으로
뻗으며 눈은 오른손을
바라본다. 반복해서
반대쪽도 같은 방법으로
행한다.

연속과정이 끝난 후
송장자세로 누워 있는다.
만약 이완감을 느끼지
못하면 몸의 부분마다
긴장과 이완을 교대로
반복하며
행한다(p. 119).

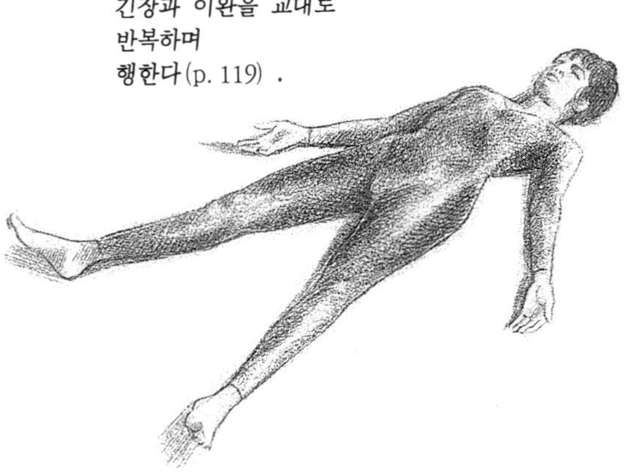

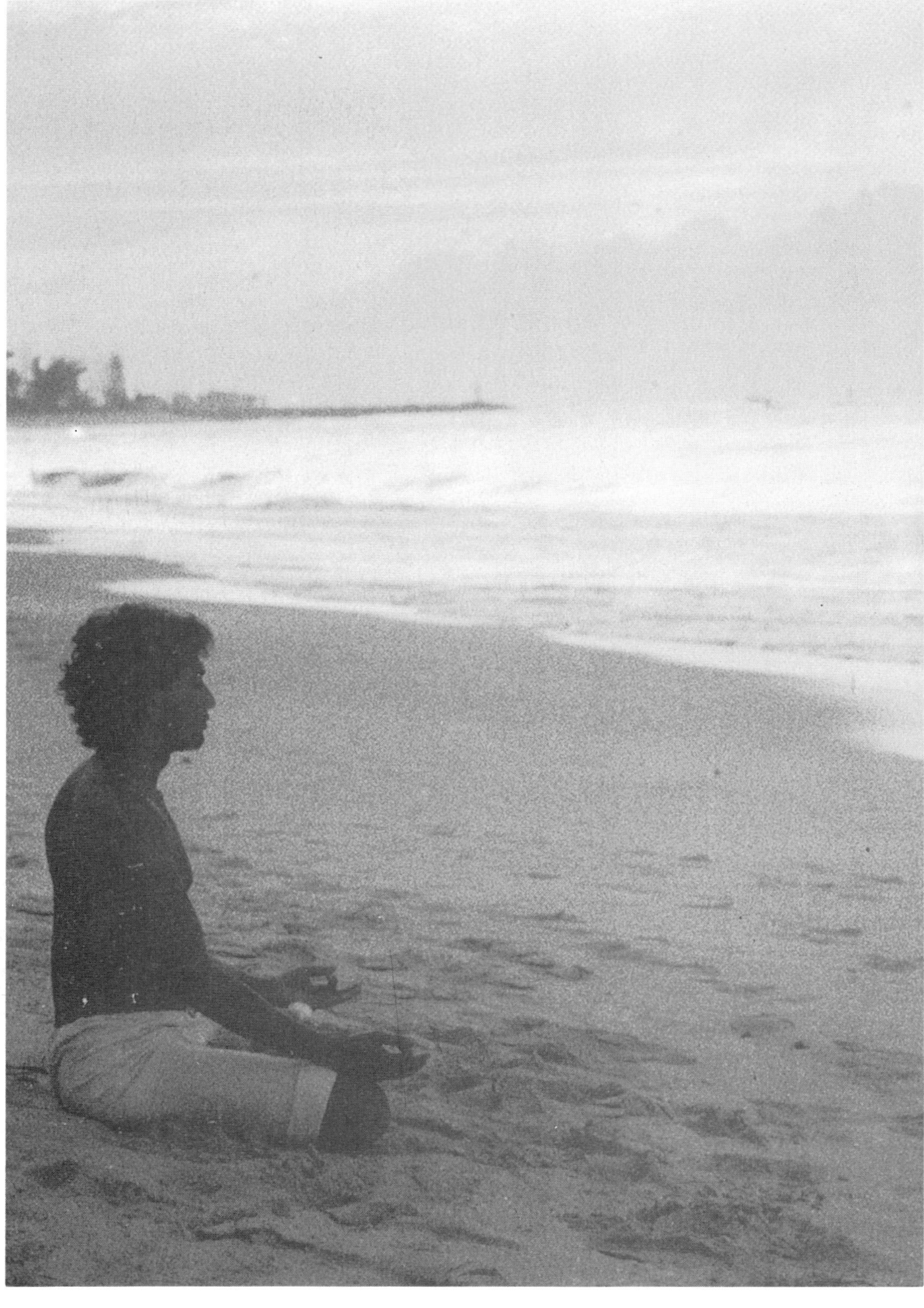

13. 명상

명상은 의식적으로 마음을 비움으로써 이루어진다. 자신과 자신의 문제에 대한 생각을 멀리하고, 관심을 직장, 가정, 환경, 다른 사람들과의 관계 등으로 돌린다. 이렇게 함으로써 서서히 일상의 의식수준과 현재의 혼란함을 초월하여, 무의식적인 생각과 경험을 다루는 뇌의 기능에 다다르게 된다. 이때 팔과 다리가 따뜻해지거나 무거워진 듯 느껴지거나 머리가 수그러질 수도 있다. 아울러 긴장이 풀리고 편안해지며 호흡은 훨씬 더 얕아지고 느려지며 마음이 점점 육체로부터 분리된다.

명상은 2,500년이 넘게 사람들에게 인기가 있었다. 명상의 최대 매력은 그 단순성과 의심의 여지가 없는 유효성에 있다. 명상은 뇌 표면의 '재잘거림'을 잠재우고, 정신을 분산시키고 스트레스를 주는 비본질적인 생각들을 쫓아낸다. 그리고 명상은 전문적인 지도 없이도 방해받지 않는 공간만 있으면 혼자서도 행할 수 있다는 장점이 있다. 하루에 한 번 내지 두 번씩 약 20분간 규칙적으로 명상을 하면 산소소비와 이산화탄소 생성을 20%까지 줄일 수 있으며 혈압을 낮춰준다. 신경을 쓰거나 스트레스를 받으면 평상시보다 많이 생성되는 화학물질인 혈액내의 유산염의 농도를 줄일 수 있다. 바이오 피드백에 의해 감지된 바에 의하면 명상은 뇌에서 알파와 세타 뇌파 리듬이 균형을 이루도록 돕는데, 이렇게 되면 몸의 긴장이 풀어지고 마음이 고요해지면서 맑아진다. 규칙적으로 명상을 하게 되면 진정제로 인한 중독을 극복하고 고혈압·불면증·편두통·우울증·근심 및 그밖의 다른 정신적·신체적 질병을 줄일 수 있다. 또한 신체에 에너지를 북돋아줄 뿐만 아니라 창조성·집중력·정신적 각성, 기억력 등을 향상시킨다.

명상은 몸과 마음이 서로 밀접하게 연관되어 있기에 가능한 것이다. 명상이 성공적으로 이루어지면, 이때 생성되어진 알파 뇌파를 통해 육체가 도달할 수 있는 가장 균형적이고 편안하고 조화로운 상태에 이르게 된다. 육체적 긴장과 정신적 부담에서 벗어나게 되면 육체가 '이완반응'으로 전환할 수 있는데 이것은 스트레스로 인한 육체긴장과 정반대 반응이다.

뇌의 기능에 관한 최근의 연구에 따르면 명상을 하면 두 부분으로 나뉘어진 뇌 —— 논리적이고 이성적이며 과학적인 사고를 담당하는 왼쪽 뇌와 창조력과 상상력을 담당하는 오른쪽 뇌 —— 사이에 균형이 이루어져 뇌의 기능을 확장시킬 수 있음이 밝혀졌다. 건강하고 창조력이 왕성한 사람들은 이 두 반구의 활동이 잘 균형잡힌 사람들이다.

이 책에서는 스트레스를 조절하고 견뎌내며 또 그것을 창조적으로 이용하려는 목적으로 명상의 심오하고 종교적인 측면보다는 치료를 위한 측면, 그리고 긴장을 풀어주는 이점들을 집중적으로 다루고 있다. 그러나 명상을 통해 얻고자 하는 것이 무엇이든 명상을 하면 안정감과 창조력이 커지며 지각의 인식능력이 고양될 가능성이 높아진다.

명상을 위한 자세

명상을 하는 목적은 몸과 마음의 조화를 이루는 것이다.
그러므로 올바른 자세를 취하는 것이 중요하다. 편안한 자세를
취하지만 잠이 들어서는 안 된다. 또한 경련이 일어나 안절부절
못하게 되거나, 몸에 쥐가 나거나, 마비되어서는 안 된다. 꼭
'이것이다'라고 정해진 올바른 자세는 없다. 가장 중요한 것은
당신에게 맞느냐 하는 것이다. 바닥에 눕는 것은 등과 손발,
그리고 내부기관들이 편안해지며 몸을 받쳐준다. 의자에 앉아
등을 기대고 양다리와 발을 한데 모으는 것이 일반적인
자세이지만 바닥에 앉아 등을 벽에 기대고 양다리를 뻗는
자세도 맞는 사람들이 많다. 완전가부좌자세 또는
반가부좌자세, 혹은 책상다리 등 다리를 엇갈려 앉는 것은
건강하고 활동적인 사람이나 명상을 통해 육체의 긴장을 풀거나
예비운동으로 하려는 사람들이 선호하는 자세이다.

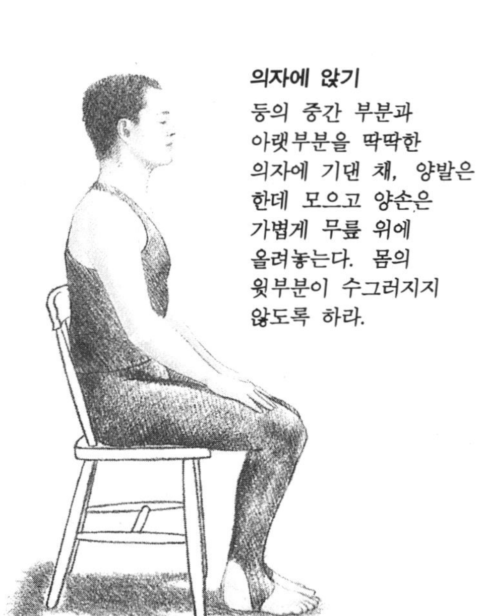

의자에 앉기
등의 중간 부분과
아랫부분을 딱딱한
의자에 기댄 채, 양발은
한데 모으고 양손은
가볍게 무릎 위에
올려놓는다. 몸의
윗부분이 수그러지지
않도록 하라.

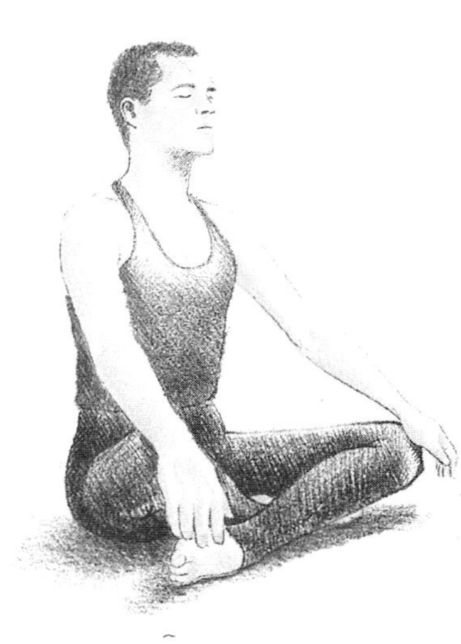

양반다리로 앉기
바닥에 앉아 몸을
바르게 펴고 양손은
편안히 양무릎에
올려놓는다.

가부좌 자세 (연좌)
완전가부좌자세를
취하려면 양발을 각각
반대쪽 넓적다리 위에다
올려놓는다.
반가부좌자세는 한쪽
발만 다른 쪽 넓적다리
위에다 놓고 나머지
발은 다른 쪽 넓적다리
밑에다 포개넣는
것이다. 양손은
손바닥을 편 채 양무릎
위에 올려놓는다.

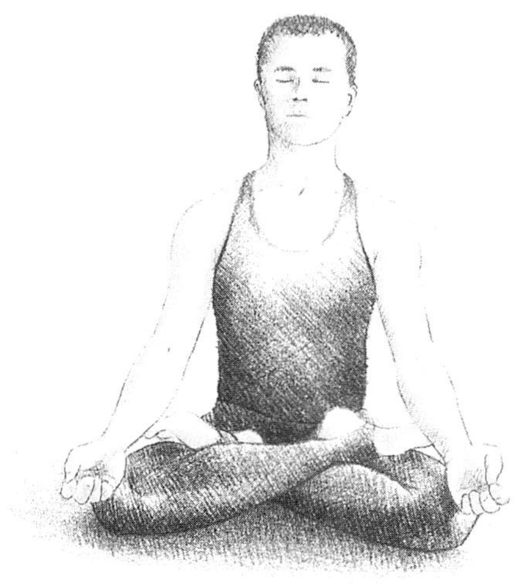

바닥에 앉기
바닥에 앉아 양다리를
뻗고 양무릎과 양발은
한데 모운다. 등을 기댄
채 똑바로 펴고 양손은
양장딴지 위에다
올려놓는다.

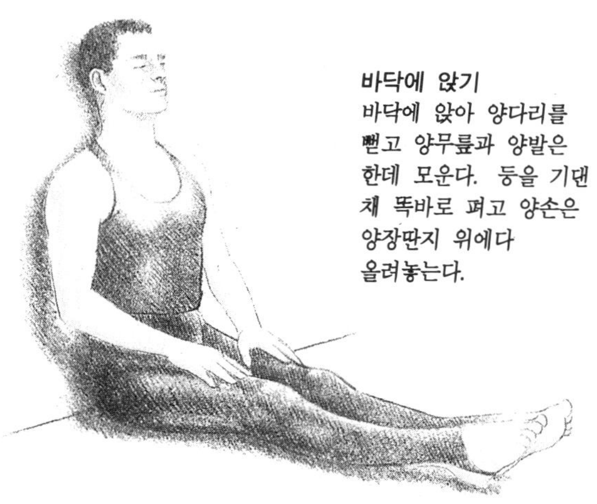

드러눕기
등뼈를 바닥에 붙이고
납작하게 드러눕는다.
어깨와 목의 힘을 완전히
빼도록 하여라.

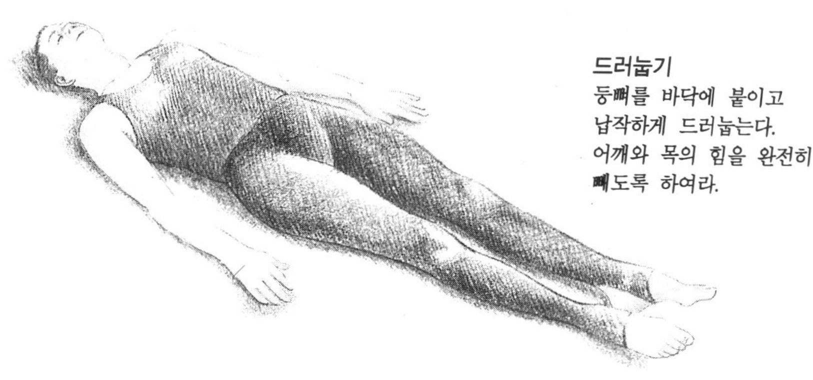

명상기법들

명상을 완성시키기 위해서는 조용하고 평화로워야 한다. 20분에서
30분 가량 어떤 방해도 받지 않고 혼자 있을 수 있는 조용하고
편안한 곳을 찾는다. 조명이 눈에 거슬린다든지, 방안이 너무
춥거나 너무 따뜻하다든지, 소란스럽고 사람들이 많이 드나드는 것
등은 명상하는 데 필요한 몸과 마음의 조건을 만드는 데 장애가
된다. 어떤 사람에게는 향 냄새나 흐린 불빛, 또는 부드럽고
반복적인 음악이 명상하는 데 도움이 된다. 어떤 이들에게는
새소리, 비 내리는 소리나 파도소리 등과 같은 배경음악이
명상하기에 적합한 분위기일 수도 있다. 그러나 대부분은 완전한
침묵을 선호할 것이며 가능한 한 감각적인 자극을 받지 않기를 원할
것이다. 긴장이 풀리면서도 잠들지 않는 편안한 자세를 취하라.
20~30분 동안 명상을 해보도록 하라. 이때 명상의 두 가지 단계,
즉 정신을 집중시켜 그것을 비우는 단계 그리고 그에 따른 육체적
이완이 있는 단계가 있다. 처음 명상을 시작할 때는 이 두 가지
기초단계에 도달하는 데 시간이 걸릴 수도 있다. 먼저 긴장을
풀어야 한다. 몸이 굳어 있으면 명상을 하기가 불가능하다.

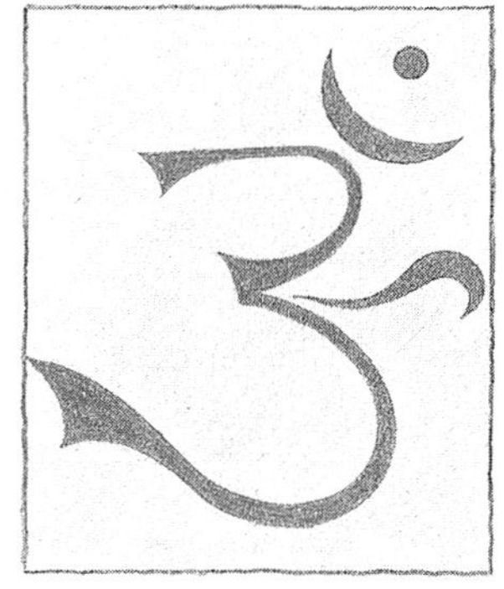

요가를 하는 사람들은
명상을 하는 데
산스크리스트어로 된
옴(OM)이라는 음절을
이용한다. 눈으로 이
글자의 곡선들을
따라간다.

명상과 호흡

호흡은 의식적이고 자발적인 존재의 상태와 초월적이고 무의식적인
이완상태 사이에 중심축을 형성한다. 호흡에 자신을 집중시키는
것은 마음을 한곳으로 모으는 이상적인 방법이다. 이렇게 하면
하나의 대상에 집중함으로써 산만했던 정신이 고요해지고 마음을
비우게 됨으로써 다른 생각들을 차단시킬 수 있게 된다. 몸의
긴장이 풀리면 두 눈을 감는다. 숨을 들이쉬고 내쉼에 따라 배가
부드럽게 올라갔다 내려오는 것을 느껴본다. 잠시 코를 통해 숨을
들이쉴 때는 '안'을 생각하고, 코나 입을 통해 숨을 내쉴 때에는
'밖'을 생각하라. 그리고 나서 각각의 호흡을 세도록 한다.
계속해서 '하나'라고 반복하든지 또는 하나부터 열까지 센다. 마치
최면에라도 걸린 듯 자신을 완전히 내맡긴 채 각각의 호흡에 온
신경을 기울인다. 다른 모든 생각들을 마음에서 몰아내라. 호흡을
센다면 매번 숨을 내쉴 때마다 마음속에 숫자를 그려 아랫배의
단전(丹田) 중심에다 심도록 한다. 다음 숫자를 미리 생각하거나
서두르지 않도록 한다. 각각의 숫자가 부드럽게 용해되어
들어가도록 하라.

한 가지 사물에 대한 명상

호흡에 집중하는 대신, 활짝 핀 한 송이의 꽃, 만다라, 동양의
상징적인 분위기의 문양, 혹은 깜빡거리는 촛불 등 한 가지 사물을
응시하는 명상을 선호할 수도 있다. 조용히 혼자서 한 가지 음을
반복하거나 특별한 오디오 테이프를 이용하여 효과를 볼 수도 있다.

스트레스를 미리 생각해서 막는 것

이것은 공포를 극복하는 데 매우 유력한 방법이다. 스트레스가 생길
수 있는 상황을 마음속에 매우 자세하고 완벽한 그림으로 그려낼 수
있다. 그러고 나서 잘못될 수 있는 모든 경우를 가능한 한 완전히
경험하고 느낀다. 스트레스를 일으키는 것을 사전에 방지할 수
있는, 자신이 알고 있는 모든 강구책들을 떠올리고 경험하면서
이렇게 해나가라. 이러한 '적극적인 프로그래밍'은 단순히 일을 더
잘 해나가야 겠다고 마음 먹는 것보다 훨씬 낫다.

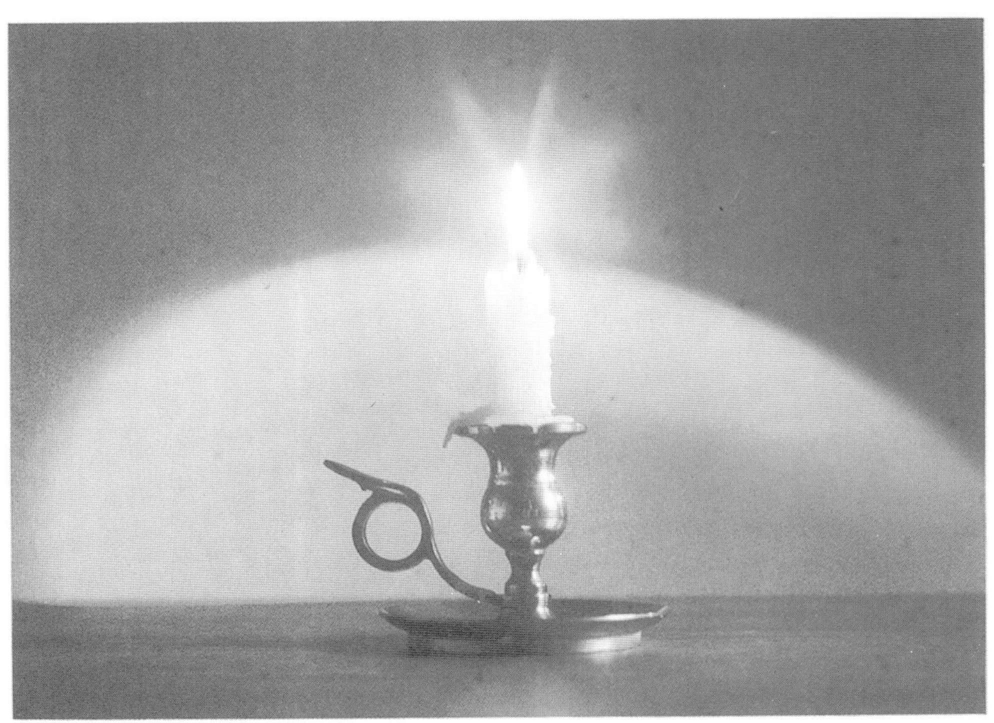

심상화기법

당신은 좀더 시각적인 방식으로 명상에 접근하고 싶을 수도 있다.
목가적인 풍경 속에 자신이 둘러싸여 있거나, 푸른 바다의 지평선을
바라보고 있거나 나뭇잎 사이로 햇살이 비치는 숲속을 걸어가고
있다고 상상하면, 몸과 마음이 깊이 이완될 수 있을 것이다. 어떤
일과 구체적인 기법들을 사용하여 이러한 명상을 행할 경우 생기는
가장 강력한 이점은 부정적인 사고, 신경과민, 근심, 공포,
자기비하를 상쇄시켜 준다는 점이다. 이런 독특한 상상기법들은
오른쪽 뇌와 왼쪽 뇌의 균형을 이루어주고 기억력과 지각의
인식능력을 증진시킨다. 그것들은 또한 소위 무의식적인 행동을
조절할 수 있게 해준다. 이러한 기법들은 실바 마인드 콘트롤이나
순수 최면요법 등과 같은 수많은 스트레스 퇴치법들의 일부분으로써
광범위하게 사용되고 있다. 이것은 점차 일반 의사나 치과의사,
운동선수, 비행기 조종사, 예술가, 교사들에 의해 특별한 스트레스
상황을 제거하는 데 많이 이용되고 있다. 이것들은 특히 공포,
불안, 신경과민을 극복하는 데에도 도움이 될 수 있다.
불안 —— 어떤 일이 일어나기 전에 갖게 되는 공포는 상당한
스트레스를 가져다 줄 수 있다. 긍정적인 생각을 하려고 노력하면
부정적이던 생각이 사라지고 고통, 도전, 어려운 상황들에 자신
있게 대처하도록 도와줄 것이다. 그래서 긍정적인 생각을 하는 것은
심리학자들이 공포심과 근심에 잠겨 있는 상태를 치료하는 데 있어
점점 더 많이 사용하는 방법이다.

심상화 응용

앉거나 누워서 자신의 몸과 마음 그리고 호흡을 이완시킨다. 잠시
동안 자신의 숨소리와 그 리듬에 집중하여 머리를 비우는 데 온
신경을 기울인다. 그러고 나서 자신이 백사장 위를 걷거나 누워
있다고 상상하여라. 모래는 하얗고 마치 분홍빛의 화장분처럼 곱다.
수정처럼 투명하며 짙은 청록색 혹은 남빛의 바닷물이 철썩철썩
밀려와 발을 적신다. 미풍이 부드럽게 몸과 머리칼을 어루만지고
있다. 몸에 쏟아지는 태양의 따뜻한 감촉, 발가락 사이로
빠져나가는 모래, 얼굴에 느껴지는 물보라, 다리와 팔 위로
철썩거리는 바닷물을 그려본다. 그러고 나서 자신이 바다에 누워
떠다니고 있다고 상상해 보아라. 짙은 남색 또는 청록색의 바닷물이
태양을 향해 누운 자신의 몸을 아무런 무리 없이 떠받치고 있다고
생각하라. 태양광선이 부드럽게 사방으로 퍼지고 자신의 몸은
따뜻하고 무거워진다고 생각해 보라.

통증·고통·질병·감염, 스트레스가 사라진 자신을 상상하면서
점차 명상을 확장시켜 나갈 수 있다. 자신의 신체 중에서 치료가
필요한 부분이 완전히 치료되고 튼튼해져 가는 모습을 그려보아라.
당신이 어떤 병에 감염되어 있거나 염증이 있다면 지금 자신의
백혈구가 사나운 전사가 되어 병이 든 건강치 못한 조직과 세포들을
공격하여 전멸시키고, 그 자리에 건강한 새 세포들을 번식시키고
있다고 생각해 보아라. 이렇게 서로 싸우는 세포들이 독성 있는
폐기물과 함께 건강하지 못한 세포들을 쓸어가는 림프액을 따라
운반된다는 상상으로 그것들을 완전히 당신의 몸 밖으로
씻어내버려라. 동시에 건강한 조직을 깨끗하게 해주고 자양분을
주며 튼튼하게 하는, 풍부한 산소를 함유한 신선한 피가 새롭게
공급되고 있다고 상상해 보아라. 편두통이나 신경성 두통 내지는
근육이 저리는 증상이 있다면 그 근육들이 편안하고 느슨해진
상태를 떠올려보아라. 심장박동과 혈압이 낮아지고, 부풀어오르고
팽창되어 심하게 고동치는 혈관이 수축되고 고통이 사라진 모습을
그려보아라.

오른쪽 뇌와 왼쪽 뇌의 동작

이런 운동은 왼쪽 뇌와 오른쪽 뇌의 균형을 이룸으로써 뇌의 기능을
강화, 확장시킨다. 규칙적으로 행하게 되면 집중력과 학습능력을
향상시킬 수 있으며 문제 해결능력을 키우고, 신경과민·긴장,
스트레스를 해소하는 데 도움이 될 것이다.

두 눈을 감고 몸의 긴장을 풀고 호흡을 가다듬으며 마음을
비우도록 하라. 눈을 계속 감고 있어라. 자 이제 한쪽 눈과 한쪽
뇌에만 온 신경을 기울이라. 오른쪽 눈과 오른쪽 뇌로 분홍색 꽃과
흰 꽃이 만발한 한 그루 나무를 보고 있다고 상상해 보아라. 그러고
나서는 왼쪽 눈과 왼쪽 뇌로 그 나무가 눈에 덮여 있는 장면을
그려보아라. 이 두 장면을 선명하고 똑똑히 상상했으면 당신 뇌의
중심 부분에서 이 두 그루 나무를 낙엽으로 덮힌 한 그루 나무의
모습으로 합쳐보도록 하라. 다른 감각기관들을 이용하여 이 운동을
계속해 나갈 수 있다. 예를 들면 맛(즙이 많은 사과와 버터를 바른
뜨거운 토스트), 냄새(장미송이와 커피 주전자), 그리고
소리(고전음악과 재즈)를 각각 그려보고 위와 같은 방법으로 양쪽
뇌의 서로 다른 그림들을 합쳐보는 것이다.

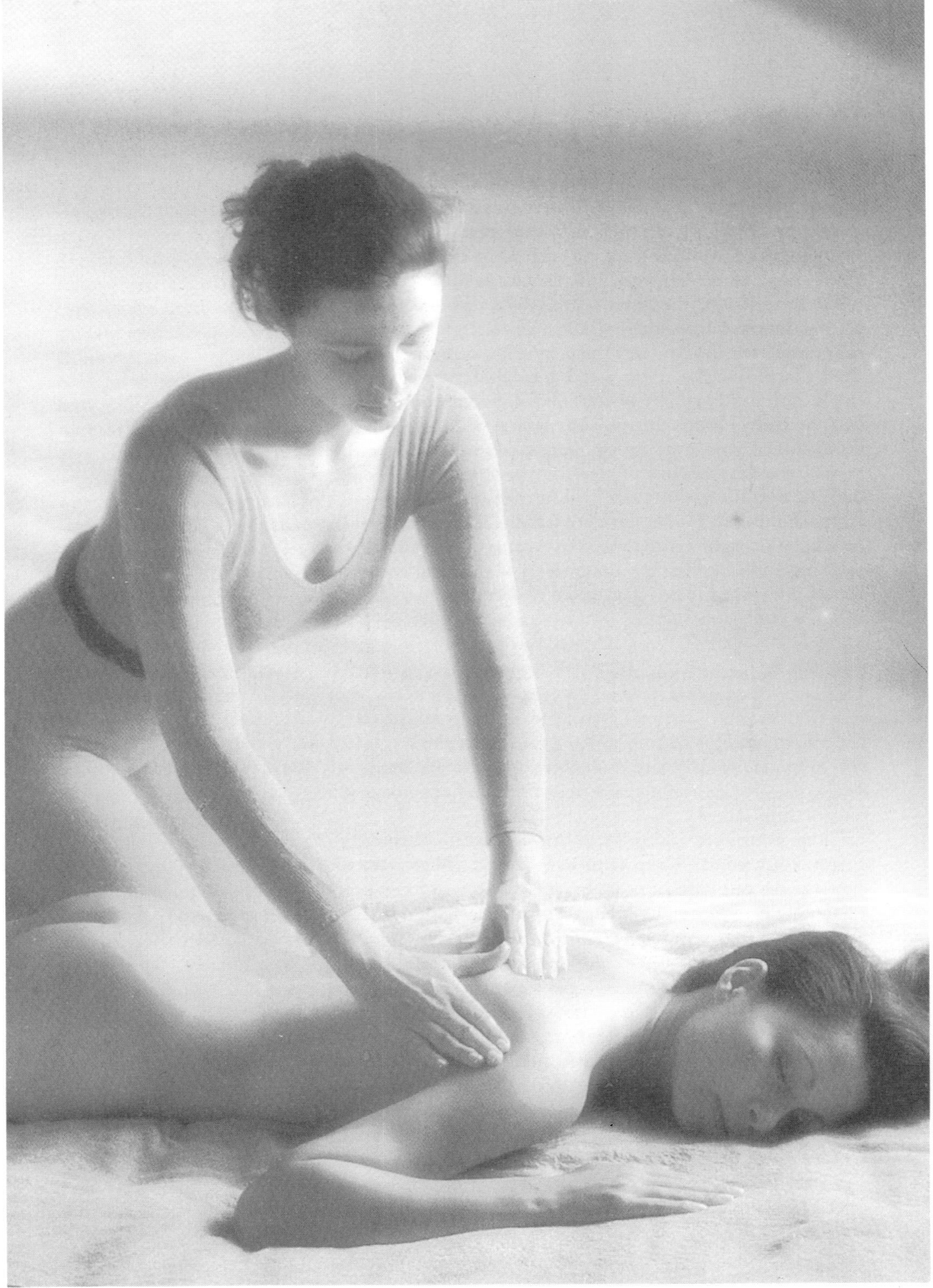

14. 마사지와 수기요법

마사지를 통해 이완, 치료, 재생이 가능하다는 것은 이미 5,000년 전부터 인식되어 실천되었다. 고대 이집트나 중국, 그리스 등지에서는 향기로운 기름이나 연고 같은 특수한 재료를 바르고 몸의 특정 부위를 압박하거나 문질러서 질병을 예방하고 통증을 제거시키는 치료법이 대중적이었다. 마사지 요법으로 발전된 반사요법과 수기요법은 오늘날 다시 대중화되었다. 최근에는 스웨덴의 마사지 요법과 같은, 몸을 다각도로 이완시키고 유연하게 해주는 서양 마사지 요법이 널리 퍼져 있다.

동서양의 어떠한 마사지 요법이든지 목표는 에너지의 불균형 또는 결핍을 회복시켜주고 피곤을 없애주며 근육의 긴장을 풀어주는 것이다. 마사지는 육체적인 약화와 긴장을 방지하여 준다. 상대방의 몸에 손을 대보면 목이나 어깨, 등 부위의 긴장된 근육이 바위처럼 딱딱하게 뭉쳐 있는 것을 확인할 수 있을 것이다. 또한 세포조직이 딱딱하게 응결된 근육조직을 발견할 것이다. 뭉쳐진 근육을 풀어주면 유연하면서도 단단한 느낌을 가질 수 있게 된다.

뭉쳐진 근육은 다양한 방법을 써서 긴장을 풀어준다. 즉, 안마를 하거나 문지르고 밀고 두드리는 마사지로 이완시킬 수 있다. 그렇게 마사지를 하면 혈액순환을 증진시켜 주고 인체에 유해한 독소들을 제거시켜 준다.

동양의 수기요법에서는 침을 놓는 위치와 지압점(경혈)이 거의 비슷하다. 생명에 가장 중요한 에너지의 흐름이나 선(경락)이 신체 곳곳에 흐르게 된다. 수기요법은 발의 반응부위를 집중적으로 자극하여 에너지의 흐름을 진정시키고 균형을 잡아준다. 몸에 있는 많은 지압점을 찾아 풀어주거나 눌러줌으로써 중추신경계와 내장기관과 척추를 이완하고 강화시킬 수 있다. 이 방법은 침 없이 손과 손가락만으로도 가능하며, 눌러줌으로써 침을 놓을 때와 같은 효과를 얻게 해준다. 등의 통증이나 생리통, 두통, 불면증, 피로, 불면공포증, 근육통 등의 치료에 좋다. 수기요법은 혼자서도 할 수 있으며 동맥경화, 편두통, 신경통, 스트레스와 연관된 또다른 증상들을 치료해 준다.

방향(芳香) 요법은 식물에서 추출된 원료를 몸에 문질러 마사지하는 특수요법이다. 기름이나, 몸에 좋은 효과를 주는 물질들이 피부로 스며들어 숨을 들이쉴 때 부조화된 향기들을 중화시켜 준다.

마사지나 수기요법이나 반응요법은 접촉에서 오는 느낌을 경험하게 해주는 것이다. 마사지를 하는 동안 불편함이나 즐거움 등의 섬세한 느낌을 더욱 깊이 느낄 수 있다. 마사지 받는 사람이 완전히 이완되기 위해서는 해주는 사람과 받는 사람 사이에 신뢰와 공감이 있어야 한다. 해주는 사람은 시작하기 전에 손을 따뜻하고 부드러운 상태로 만들어 놓고 서두르지 말고 시작한다.

마사지는 해주는 사람이나 받는 사람 모두가 그 움직임을 거의 지각하지 못하는 상태에서 시작한다. 손은 마사지를 받는 사람의 몸에 계속 접촉시키도록 한다. 이 장에서는 몸의 가장 일반적인 부위에 하는 마사지를 보여준다. 그러나 몸 전체를 마사지하는 것이 가장 좋은 방법이다.

마사지하기

정신을 이완시켜 주고 육체적인 편안함을 주는 분위기를
만들어내기 위해서는 준비가 아주 중요하다. 통풍이 잘 되고,
따뜻하고, 간접적인 조명등, 부드러운 배경음악과 향수는 좋은
분위기를 만들어내는 데 도움을 준다.
초와 향, 순식물성 기름 등이 공기와 섞이면 방향작용을 하여
정신적인 균형을 창출하는 데 도움을 준다.
가능하다면 한 시간 동안 전혀 방해를 받지 않고 전신 마사지를
받는다. 마사지를 해줄 때는 가장 좋은 위치에서 편안하게
실시하여야 한다. 피로하거나 긴장하면 경련이 일어날 수도
있으며 해주는 사람이 서투르고 당황하면 그 느낌이 전달될
수도 있다. 마루에서 실시할 때는 몸 전체를 마사지할 수
있도록 매트리스나 담요를 깔아놓는다. 서서 행할 때는 마사지
테이블을 사용하는 데, 너무 높거나 낮지 않게 조정해 등에
긴장이 가지 않을 정도면 된다.

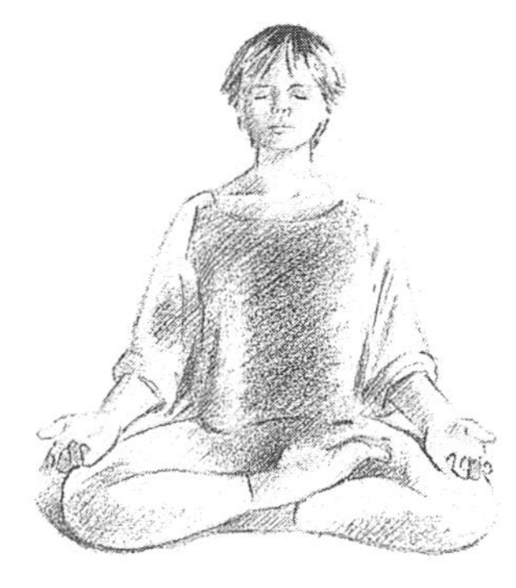

이완
마사지를 행하기 몇 분
전에 이완한다. 조용하게
앉아서 눈을 감고 마음을
비우고 호흡을 집중한다.

등부터 시작한다
등이 가장 예민한 부위이며
경직되거나, 통증이 심하다.
그러므로 이 부분에 집중적으로
실시한다. 시작할 때 상대방의
몸에 오일을 발라 몸을
활성화시켜 준다. 처음 단계는
누르는 강도와 정확한 리듬을
측정하여 상대에게 친숙하게
실시하는 것이다.

등에 오일 바르기
손은 부드럽게 상대의 등
상부를 부드럽게 마사지
하여 주고 점차 척추
하부로 내려온다. 엉덩이
부위까지 내려와서는 손을
다시 돌려 천천히 위로
올라가서 어깨까지 온다.
리듬 있게 몸 뒷부분
전체에 오일을 발라
반복한다.

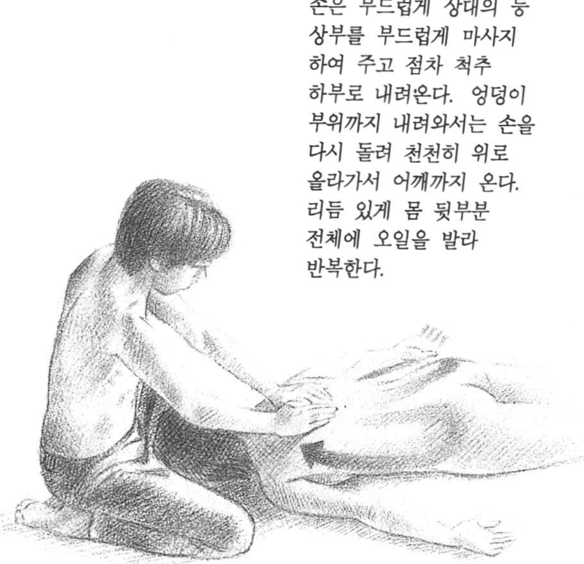

등 마사지

상대방의 몸 뒷부분 여러
부분들을 강도 있게 마사지를
시작한다. 척추와 요추하부의
긴장된 근육이 뭉쳐 있는
부분을 집중적으로 행한다.
31쌍의 척추뼈로부터 어깨에서
허리까지 확장하여 풀어준다.
이것은 전부 내장기관과 연결되어
있고 또한 사지의 신경선과
연결되어 반응을 전달한다.
긴장을 느끼는 곳은 근육의
마디나 작은 덩어리가 뭉쳐
있거나 당겨지는 부위이다. 몸
뒷부분에 기름을 발라 부드럽게
문질러준다(앞그림 오일로
마사지하는 법).

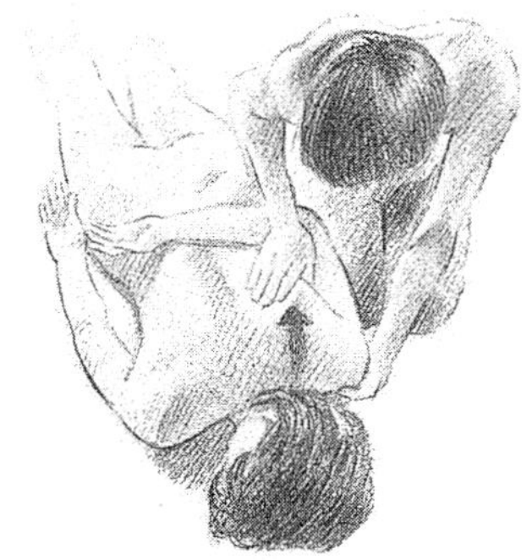

1. 견갑골

상대방의 어깨를 한
손으로 눌러준다. 다른
손은 견갑골 근처를
손가락을 사용하여 깊게
돌리면서 누른다. 어깨
상부에서 견갑골 쪽으로
누르면서 내려온다.

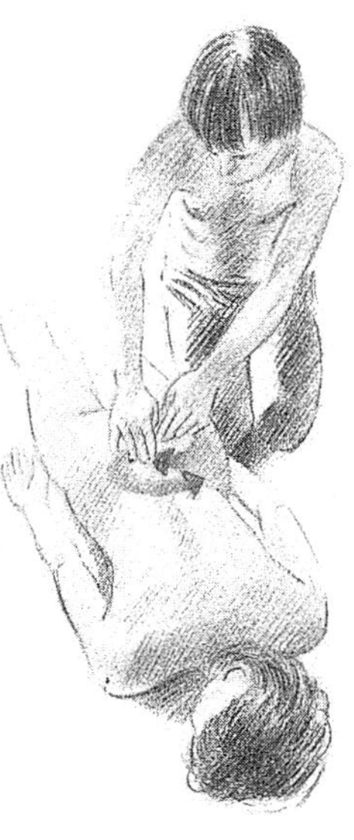

2. 척추의 하부를 돌리면서 마사지

손을 교대로 하며 척추
하부에서부터 원으로
돌리면서 올라온다. 몸
전영역으로 펼쳐나간다.

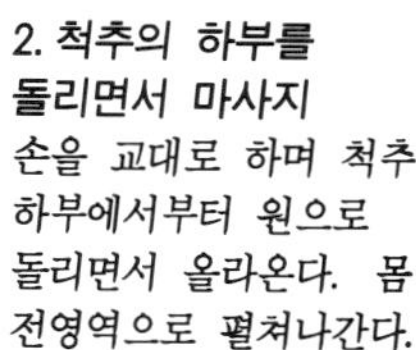

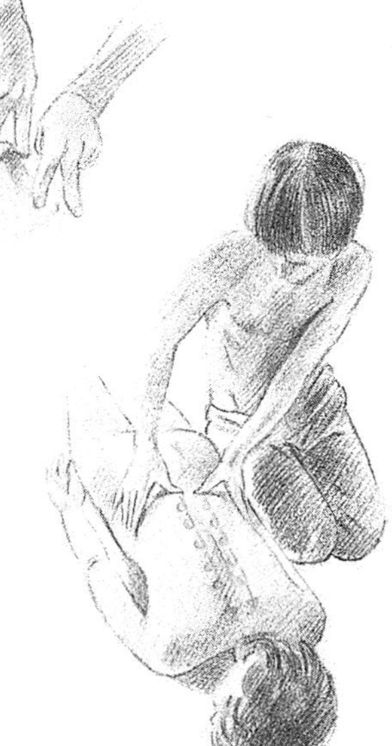

4. 척추를 따라 누르며 마찰한다.

양손의 엄지손가락으로
척추꼭대기에서부터
밑바닥까지 오르고
내리면서 깊게 누른다.

3. 두 손을 함께 누른다.

척추 기저에서부터 목까지
양쪽으로 지그시 누르며
올라간다. 그리고 양손의
검지 손가락과
가운데손가락으로
척추마디를 따라 누르며
내려온다.

어깨와 목

긴장하거나 불안해하면 자동적으로 어깨와 목근육에 그 느낌이 전달된다. 어깨와 뒤쪽 근육이 경직되면 목과 어깨선을 긴장시켜 두통과 눈의 피로와 긴장을 가져온다. 근육이 긴장되면 풀어주어야만 한다. 누워서 상대방이 목과 어깨를 마사지하도록 한다. 어깨와 목을 바로 세우고 앉아 있으면 긴장된 부위를 발견하기가 훨씬 수월하다.

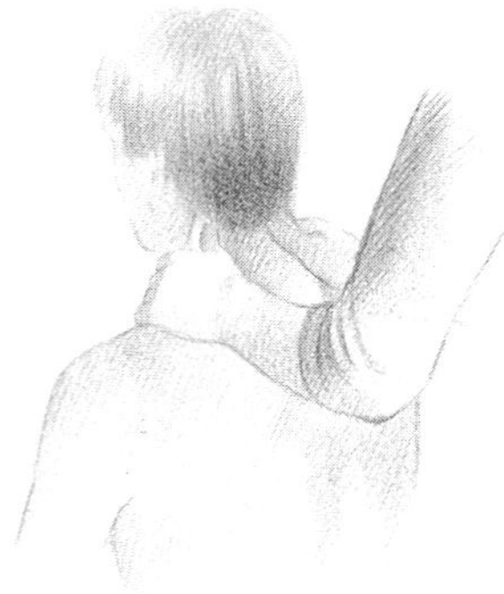

1. 목 주위를 부드럽게 주무른다.

엄지손가락을 머리 위로 고정시키고 네 손가락으로 살을 지그시 눌렀다가 뗀다. 어깨 밑부위에서 두개골 밑부위까지 계속 반복한다.

2. 어깨

어깨를 손바닥으로 누르고 손가락으로 풀어주면서 깊게 쥐었다가 살며시 손을 놓는 것을 반복하면서 어깨밑 쪽에서 위로 오르고 내리는 것을 반복한다.

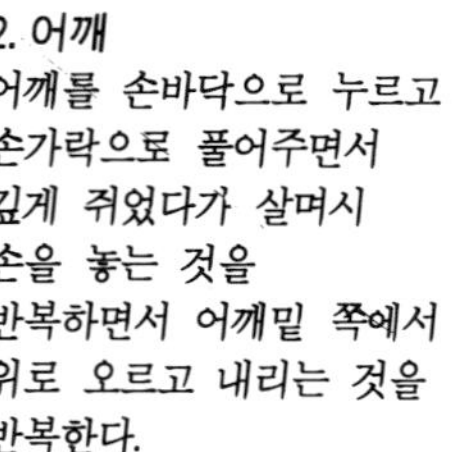

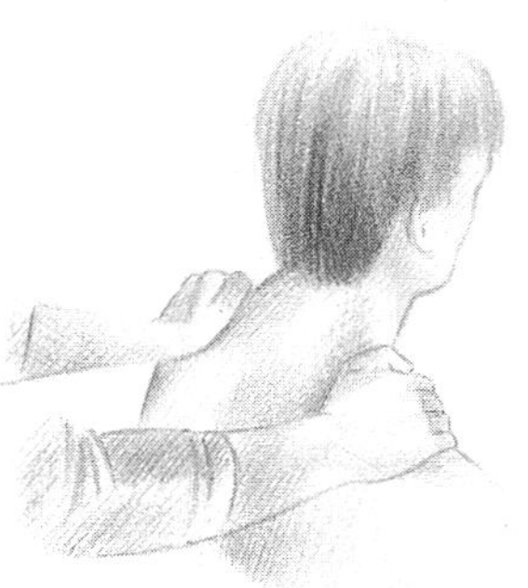

3. 어깨를 깊이 누른다.

엄지손가락으로 어깨선을 따라 깊이 눌러 목까지 간다. 지압을 받는 자가 원하는 만큼 근육을 누르면서 당기며 풀어준다.

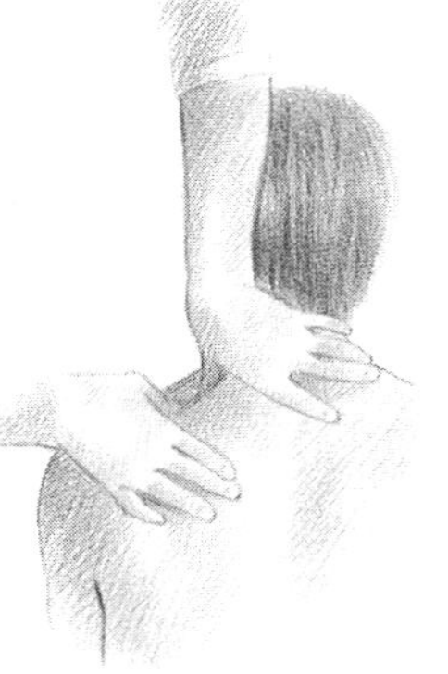

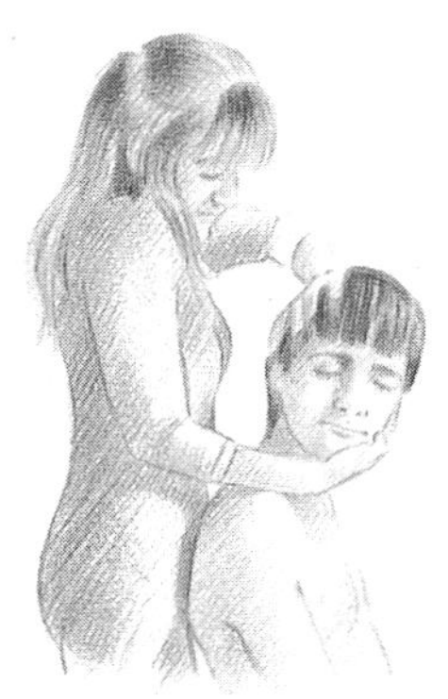

5. 목덜미를 마사지한다.

상대방의 이마를 한 손으로 잡고 한 손으로 목덜미 밑에서부터 마사지하여 올라온다. 엄지손가락과 네 손가락으로 목덜미 부위를 가볍게 움직이며 올라와도 좋다.

4. 목을 부드럽게 틀어준다.

한 손을 턱과 뺨에 갖다대고 한 손을 머리에 갖다대어 아주 부드럽게 머리를 돌려준다. 반대쪽으로도 반복한다. 이것은 반드시 상대방의 머리 부위가 충분히 이완되었을 때 하며 돌릴 때는 아주 살짝 부드럽게 행한다.

얼굴

얼굴의 마사지는 쉽게
피로해지거나 얼굴과 눈의 긴장,
두통, 눈동자가 충혈되었을 때
도움을 준다. 긴장은 턱과 이마,
입에 영향을 준다. 걱정이나
근심을 하게 되면 긴장의 징후가
나타나게 된다. 얼굴을
마사지하기 위해서는 손을 깨끗히
해야 하며 손에 마사지 기름을
약간 바른다. 얼굴의 아래 위로
오르고 내리면서 마사지한다.
얼굴 부위에서는 세게 당기거나
누르지 않고 눈 주위에서도 직접
눈두덩이를 세게 누르지 않는다.
얼굴 마사지에 가장 좋은 자세는
누운 상태이다.

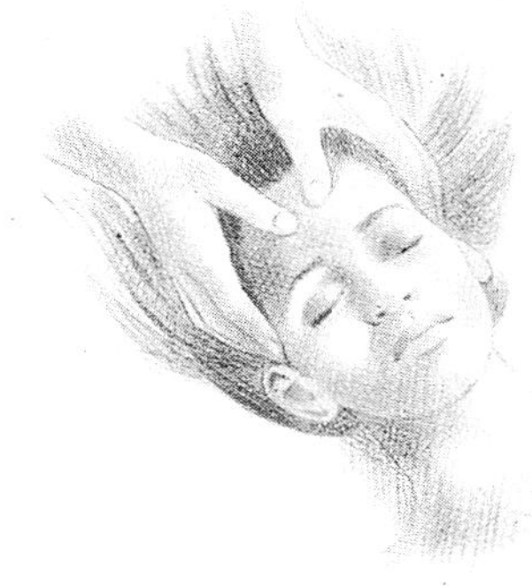

1. 이마
엄지손가락으로 이마를
부드럽게 누르고 나머지
손가락은 이마 주위를
누른다. 엄지손가락으로
이마의 전부위를 돌아가며
누른다.

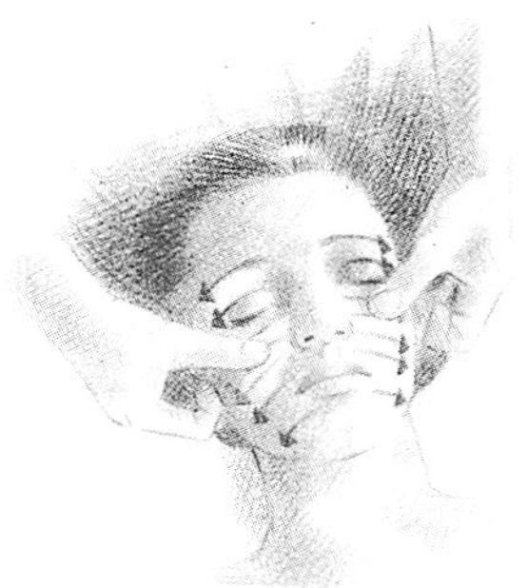

2. 눈부위와 턱
엄지손가락을 수평으로
눈썹부위에서 밑으로
누르며 지그시 밀고 **뺨**
부위도 마찬가지로 누르며
밑으로 내려온다.

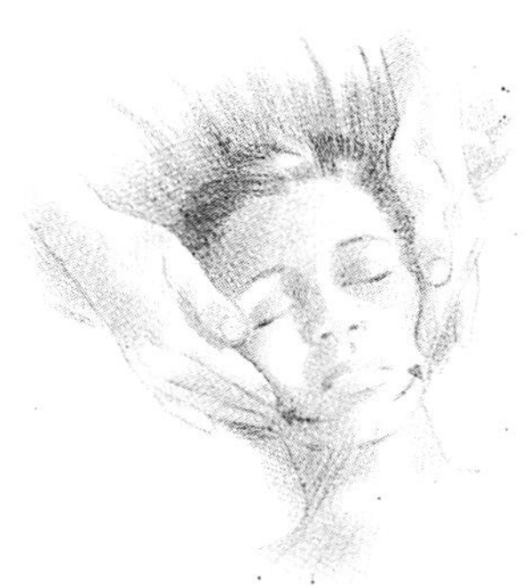

3. 턱
턱 중심에서 위로
누르면서 밀고 올라와
귀뿌리 부위까지 계속
반복한다.

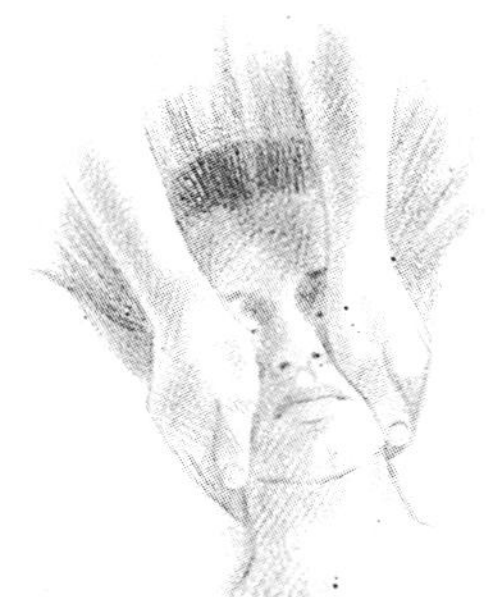

4. 뺨과 턱
손을 턱에서부터 **뺨**까지
지그시 누르면서 위로
올라온다. 부드럽게
누른다.

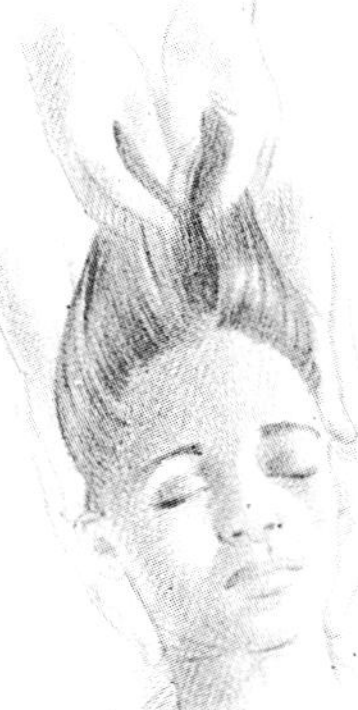

5. 머리와 머리표피
턱 밑에서부터 계속 올라와
얼굴 전체를 마사지하고
머리 위로 올라와
머리칼까지 부드럽게
당겨준다.

발

인간의 발은 놀랍도록 복잡한 구조를 가지고 있다. 발은 두 개의 큰 뼈와 26개의 뼈마디, 인대와 근육으로 구성되어 있다. 발은 단독적으로 충격을 흡수하도록 되어 있다. 신경선과 혈액이 집중적으로 연결되어 고도로 민감한 부위이다. 서 있거나 걸을 때는 발목과 발의 긴장이 증가된다. 그러므로 발목과 발 부위를 많이 풀어주어야 한다. 발을 마사지할 때는 받는자는 바로 눕거나 엎드린다. 누를 때는 깊고 강하게 누른다.

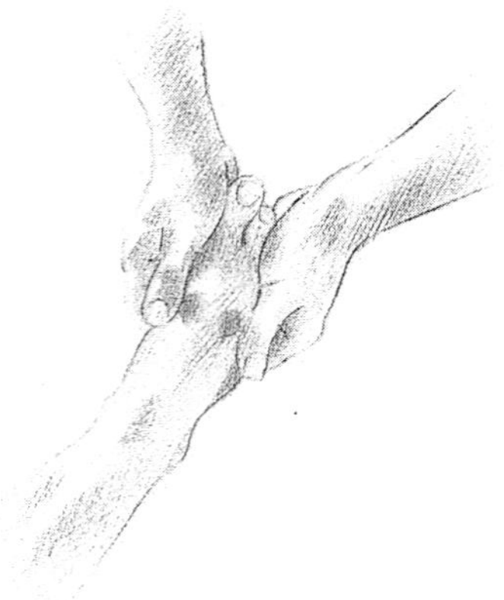

1. 발을 펴준다.
두 손으로 발을 잡고 손가락과 손으로 발을 누르면서 안 쪽에서 바깥 쪽으로 밀면서 쭉 펴준다.

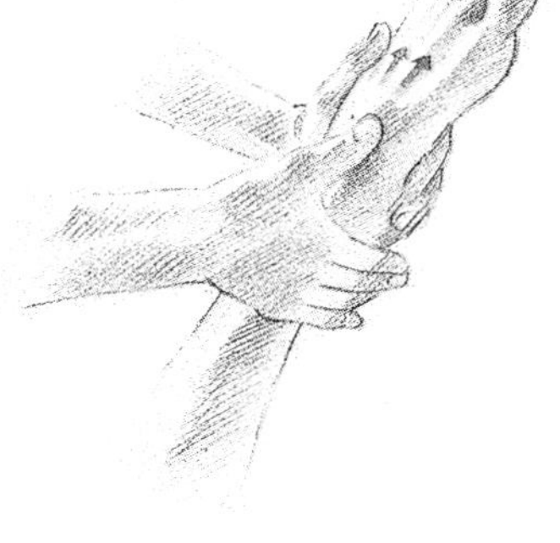

2. 발근육 사이를 푼다.
한 손으로 발을 잡고 엄지손가락으로 발등 위에서부터 밑으로 지그시 누르며 근육을 따라 발가락까지 내려간다.

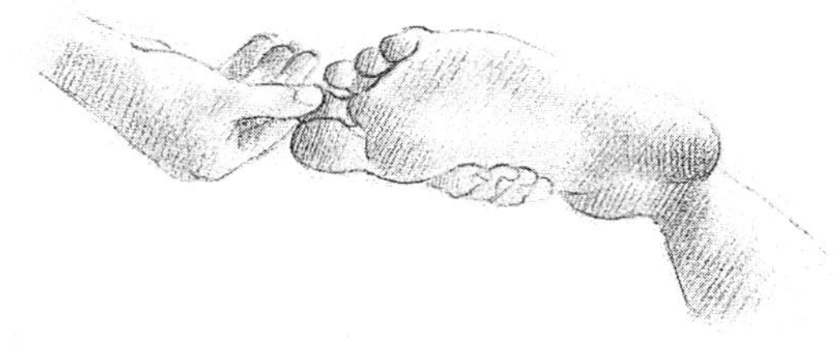

4. 발가락을 당기고 흔들어준다.
각 발가락을 엄지와 검지로 잡고 당기면서 부드럽게 흔들어준다.

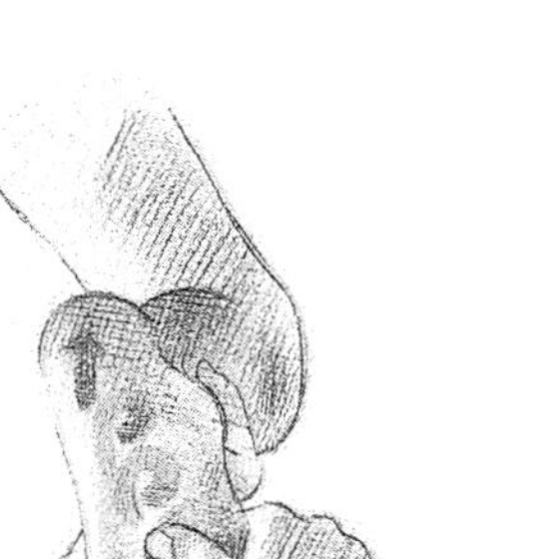

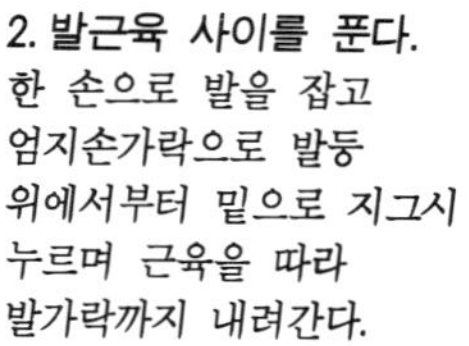

3. 엄지손가락으로 발바닥 누르기
한 손으로 발을 잡고 엄지손가락으로 깊게 눌러준다. 발바닥에서 엄지손가락을 회전시키면서 위에서 밑으로 내려간다.

5. 발을 문질러준다.

양손으로 발을 잡고
손으로 가볍게 문지르며
발을 양손으로 눌러준다.

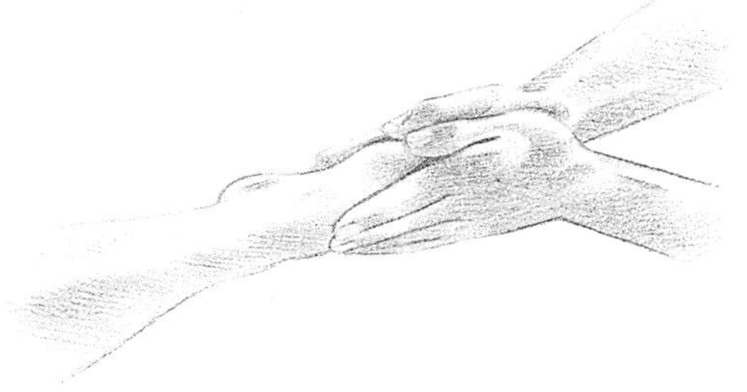

발의 반응요법

수기나 지압처럼 표피에 독특하게 상응하는 반응점이 있다. 각 부위는 몸의 특별한 부위와 밀접하게 연결되어 에너지의 교류가 이루어진다. 깊게 이완하고 엄지손가락으로 지그시 눌러준다. 반응부위는 에너지 흐름이 증진되며 독소가 제거되고 자극을 주며 건강하게 순환되어 간다. 반응요법은 쉽게 터득될 수 있는 것이 아니다. 그래서 전문강좌에 한번 참석하는 것도 괜찮을 것이다. 대부분은 엄지손가락으로 누를 때 받는자가 통증을 심하게 느끼면 무리하게 계속 진행하지 않는다.

발의 반응점의 지도는 인체의 모든 부위와 상응한다. 그러므로 스트레스, 그리고 스트레스와 관련된 질병과도 관계가 있다. 이 상응부위는 다양한 반응을 즉각적으로 대처해 줄 수가 있다.

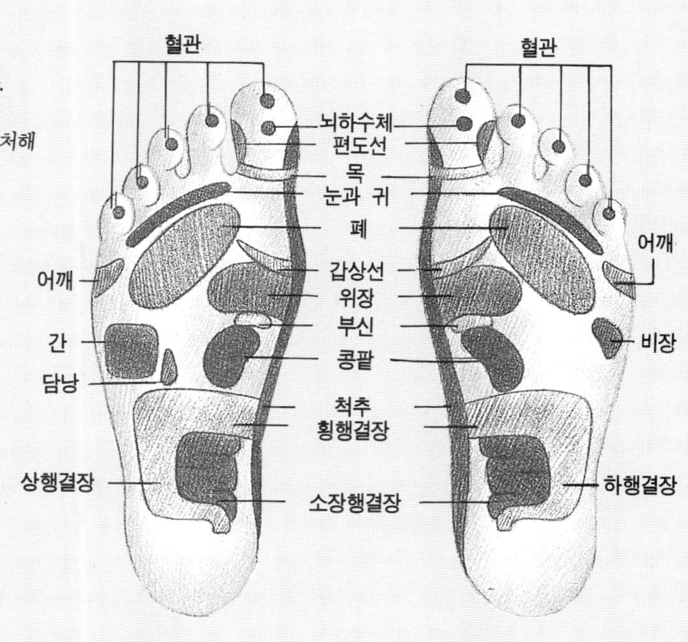

손

긴장은 손목과 손에도 감지할 수
없을 정도로 천천히 스며든다.
근심과 걱정이 손의 활동과
밀접하게 연결되어 있으며
손가락의 경직에 의하여 순환기
계통과 관절이 좋지 않게 된다.
또한 추운 날씨에는 손발의
혈액순환이 좋지 않게 된다. 손을
마사지함으로써 관절의 불편함과
불균형을 방지해 주고
제거시키도록 도와준다. 손을
이완시키고 풀어줌으로써 긴장을
제거하고 혈액순환을 촉진시키고,
운동성을 가중시켜 준다.

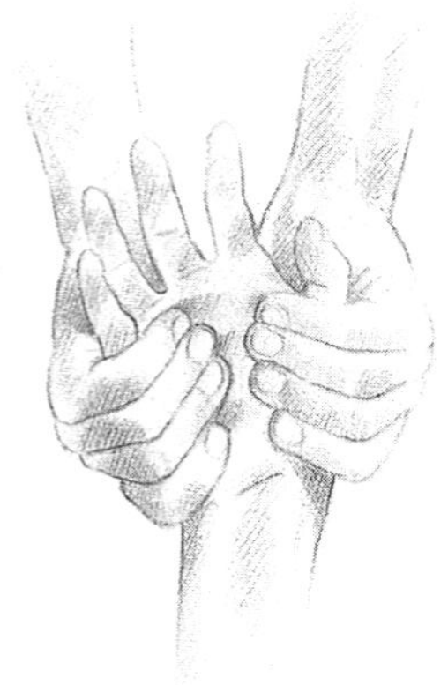

1. 손을 편다.
손을 펴서 양손으로
아래위로 부드럽게
눌러준다. 손을 양쪽으로
당겨주고 밀어주어
부드럽게 풀어준다.

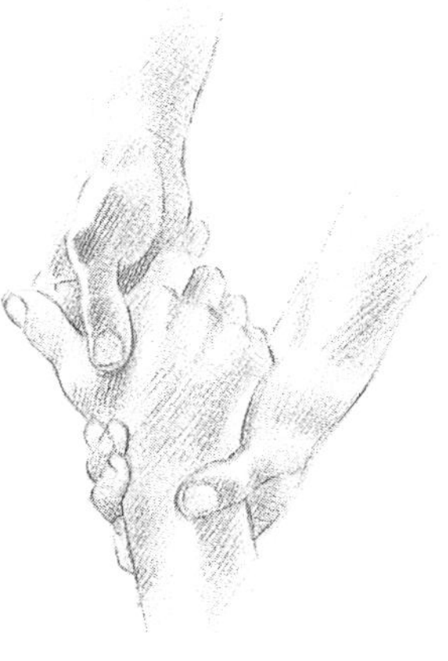

2. 뼈 사이를 눌러준다.
엄지손가락으로 손가락
사이사이의 움푹 들어간
곳을 지그시 눌러준다.
한 손은 팔목을 잡고
있는다.

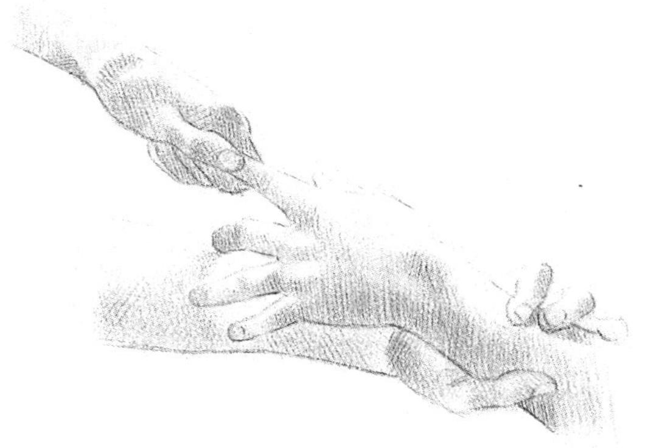

**3. 손가락을 당겨서
튕겨준다.**
손가락 마디마디를 당겨서
탁 튕겨준다. 양손을 다
해준다.

몸 전체 연속동작

몸 전체를 연속적으로 풀어준다.
얼마나 깊이 있게 해주는가는
시간과도 연결되어 있다. 몸
전체를 집중적으로 풀어주려면
적어도 45분에서 한 시간 반
정도가 걸린다. 만약 전체적으로
마사지하려면 연속적인 단계에
따라서 행한다. 우선 오일을
바른다. 그 다음 다양한 일격의
방법을 써서 깊게 실시한다. 누워
있는 상태부터 실시하는데 다리와
발, 그리고 몸의 앞부분과 얼굴을
행한다. 만약 몸, 어깨와 머리가
긴장되어 있으면 특별하게
집중하여 이 부분을 별도로 시간
내어 실시한다.

몸의 뒷부분

어깨부위와 견갑골 등
상부 척추부위를
집중적으로 풀어준다.
엉덩이와 다리 부위를
마사지해 준다.

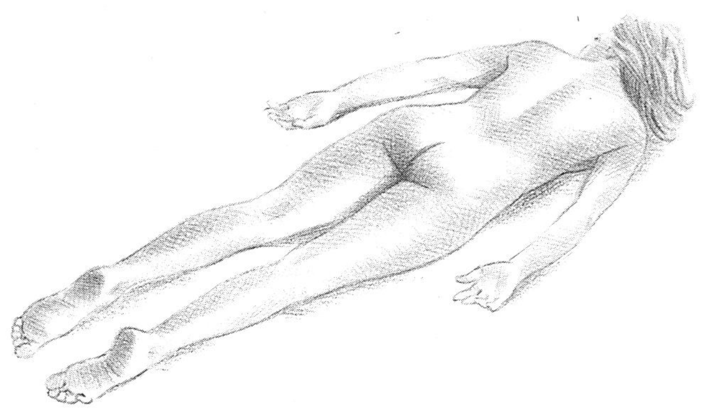

몸의 앞부분

상대방의 다리 부위를
마사지한 다음, 발,
그리고 손과 팔, 팔목의
순서로 하도록 한다. 그
다음 다전부위와 갈비뼈
부위를 한 다음
얼굴부위를 하고 이마에서
뺨, 그리고 머리카락과
관자놀이와 귀를 행한다.
마지막으로 어깨와 목과
머리표면을 마사지한다.
이 부위는 아주 긴장되어
있는 곳이다. 그런 다음
몸 전체 마사지를
끝낸다.

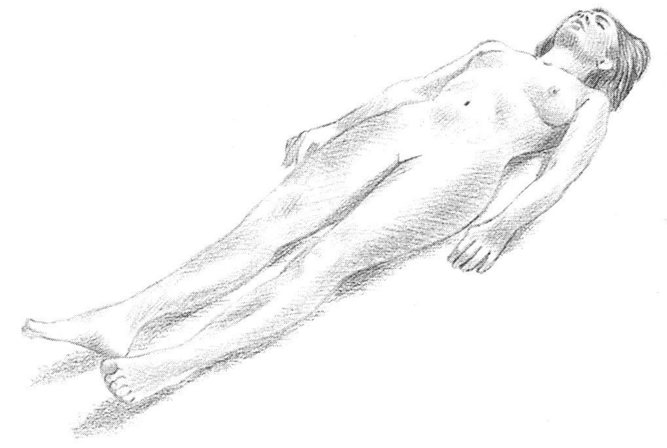

방향요법

기름은 여러 가지 과일, 채소와 약초 등 식물에서 추출한다.
그것들은 몸과 마음에 섬세하고 깊은 작용을 하여준다.
숨을 들이쉴 때 뇌신경계통을 자극하여 편안한 마음을 갖게
해주고 피로와 긴장, 불안을 해소시키며 흐트러진 마음을 바로
잡아준다. 몸에 발라서 피부 속으로 스며들게 하는 것이 가장
강력한 효과가 있다. 오일을 사용할 때는 여러 가지 방법이
있는데 병에서 직접 향기를 맡거나, 공기에 뿌리거나, 물에
타서 목욕을 하거나, 오일을 발라서 마사지를 하는 것들이다.
기름은 차갑고 어두운 곳에 두어야 하며 효과적으로 사용하기
위해서는 100% 순수한 것을 사용해야 하며 인공적이거나
화학적인 것이 가미되지 않아야 한다. 가격이 비싸긴 해도
순수한 것을 쓰는 것이 바람직하다.

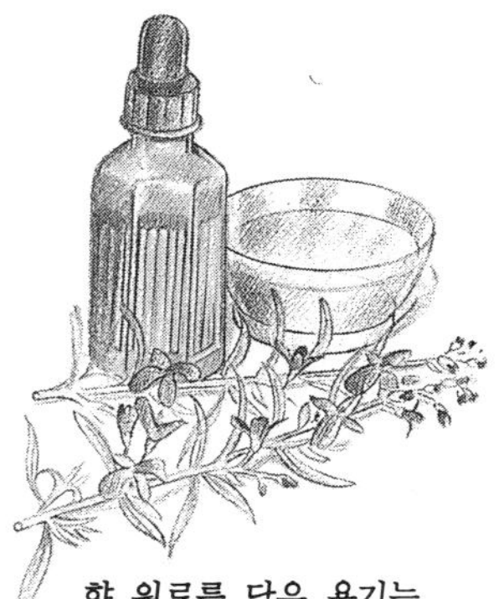

향 원료를 담은 용기는
잘 봉한 다음 어두운
곳에 둔다. 옆의 도표는
어떤 증상에 사용하는지를
보여준다.

방향요법	
문제	추천할 만한 오일향(香)
불안, 순환기 계통의 문제, 혼수상태,	박하, 자스민, 오렌지, 장미, 로즈메리, 얄랑얄랑, 셀비어, 라벤더, 메리사, 카밀레
불면증, 긴장, 자극	장미, 샌달우드, 셀비어, 마조람, 크랑리, 삼나무
다치거나, 화상	안식향, 카모라인, 배가모트, 장뇌, 주니퍼
타박상	장뇌, 버들박하, 박하유
혈액순환, 호흡기 질환	페퍼민트, 라벤더, 버들박하, 후랑크향, 삼나무, 몰약
감기	박하, 장뇌, 로즈메리, 마조람, 후춧가루

수기지압법

이 요법은 침의 원리와 비슷하나 침을 사용하지 않고 손으로
누른다는 점이 다르다. 이 요법은 동양에서 오래전부터 통증과
피곤함, 긴장을 줄이는 데 많이 사용하여 왔다. 이 원리는
기(氣)가 순환되는 곳의 선을 따라 눌러서 자극시키는 것이다.
이것은 침의 자리를 비교하여 눌러주면 된다.

　　눌러주는 강도는 엄지손가락이나 그밖의 손가락으로 지그시
누르는 정도로 한다. 긴장이나 스트레스와 밀접하게 연관되어
있는 부위를 눌러준다. 엄지손가락과 검지손가락,
가운데손가락을 사용할 수가 있다. 누를 때는 편안하게 20번
정도를 눌러준다. 누를 때 정확한 위치를 알면 더욱
효과적이다.

압(壓)요법
수기지압법은 혼자서도 행할 수
있는 기법이다. 그러나 다른
사람이 해주면 더욱 효과적이며
빨리 이완을 수가 있다.
받는자의 머리를 감싸고(위)
안전하고 편안하게 느끼도록
머리를 몸에 붙인다. 손과 마음을
이완시키고 호흡은 천천히 하면서
받는자가 숨을 들이쉴 때 내쉬어
조화로운 에너지의 교류가
이루어지도록 한다. 만약
압통점이 발견되면 작고 부드러운
막대로 지그시 눌러준다.

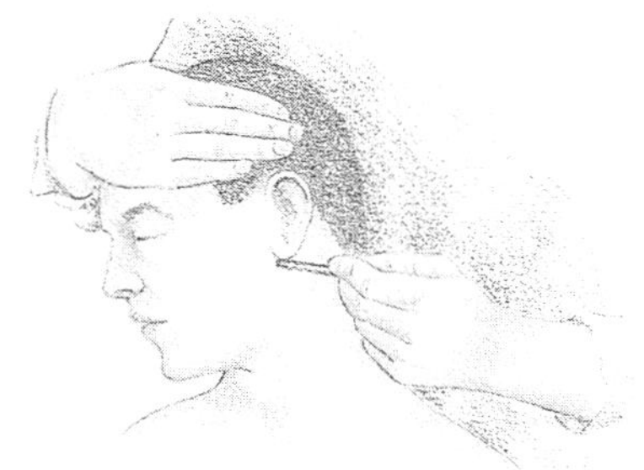
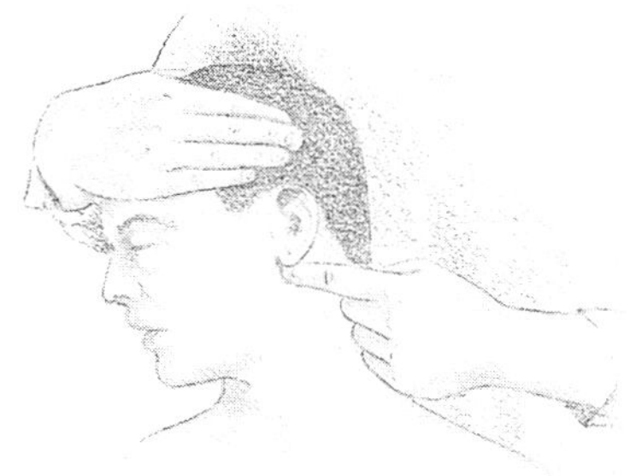

얼굴과 머리
얼굴의 지압점은 특히 눈의 긴장,
피곤, 두통, 신경쇠약, 치통,
코병, 신경통, 편두통과 일반적
근육긴장 등에 효과가 있다.
얼굴부위는 부드럽게 지압을
해주어야 한다. 손톱이 너무 길면
피부가 상할 수가 있으니
부드럽게 깎아야 한다.

양미간 사이는 눈의 초점을
잡아주고 위장과 하체를
강화시켜주며 두 눈의 안쪽
부위는 눈의 긴장이나 위장장애를
해소시켜 준다. 입술 위의 점은
재채기를 막아주고 턱 중간의
점은 장기능의 병에 효과를 준다.

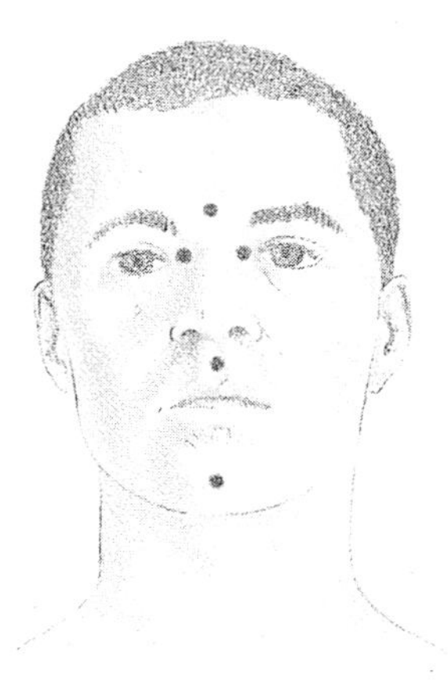

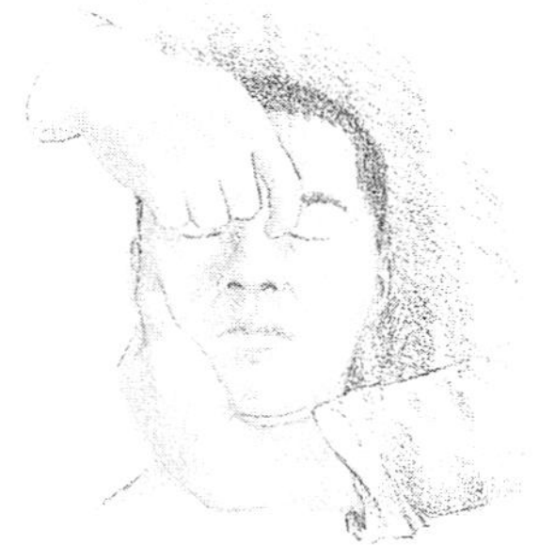

얼굴 부위의 치료
해주는 사람은 아기를
감싸안듯이 머리를
한손으로 안고, 받는자는
몸을 이완하고 체중과
머리에 완전히 힘을
뺀다.

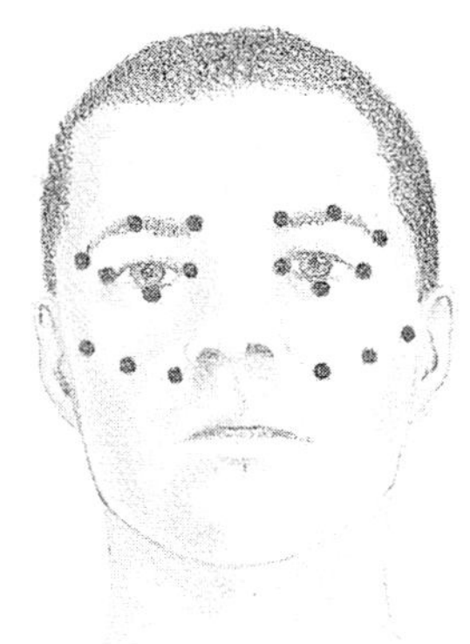

눈썹과 눈 밑이 긴장되어
있고 집중이 잘 안 될
때나 신경이 날카로울 때
효과가 있다. 그 부위는
위장과 간에 연결되어
있다.
뺨 윗부위에 하는
마사지는 신경질이나 화가
났을 때 도움을 주며 눈
주위는 기억력을
향상시켜주는 곳이다.

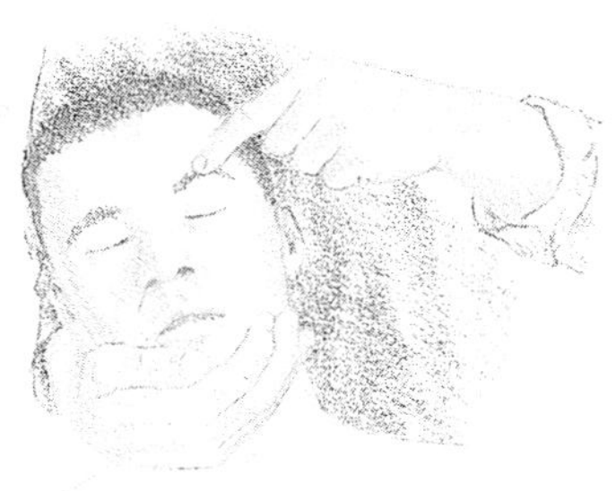

눈 부위의 치료
눈썹 부위는 강하게
누르고 눈두덩은 부드럽게
누른다.

이 점들은 이런 문제에
효과가 있다.
1. 신경성 문제,
알레르기성 질병, 건조
알레르기
2. 눈의 피로
3. 근육통, 신경통
4. 위장, 복부, 가슴,
폐, 비정상적인 눈
5. 콩팥, 장(소장,
대장), 척추신경.
이 부위를 눌러주면
두통이나 긴장이
제거된다.
6. 일반적인 이완.
두통과 소화가 안 될 때
도움을 준다.

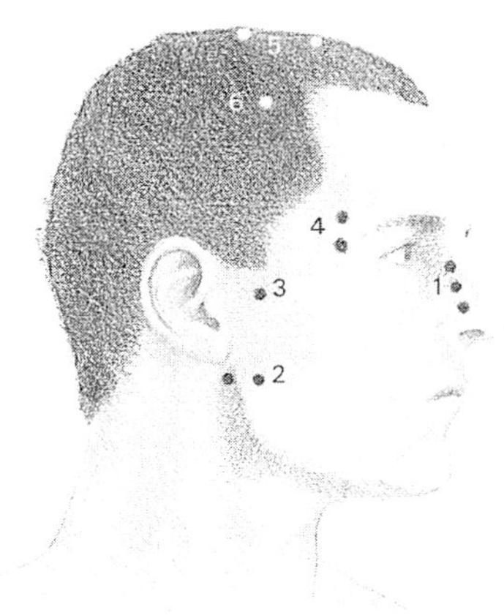

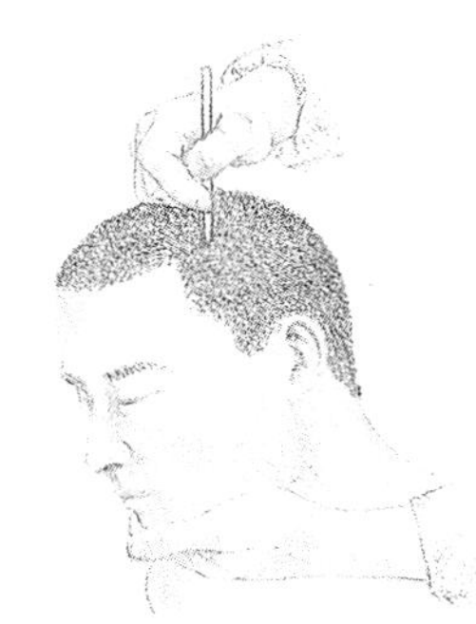

신경선의 치료
둥근 펜으로 코 옆의
부위를 지그시 집중하여
누른다.

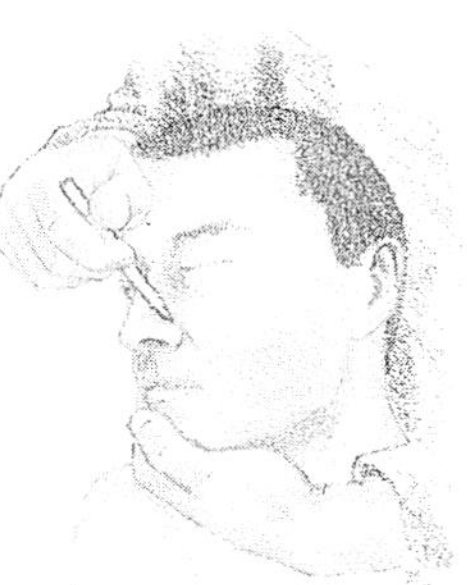

두개골 부위의 치료
천천히 부드럽게 둥근
펜으로 정확한 부위를
누른다.

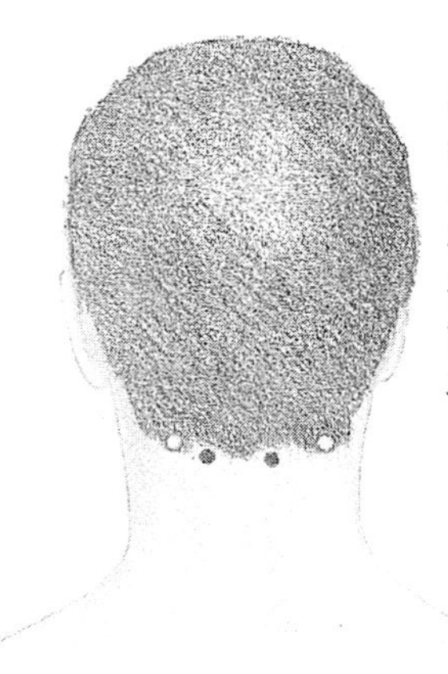

목의 가장 윗부분, 즉
머리가 나는 마지막
부위를 누름으로써
두통이나 코피가 날 때,
눈에 문제가 있을 때,
뱃속에 가스가 찼을 때,
도움을 준다.

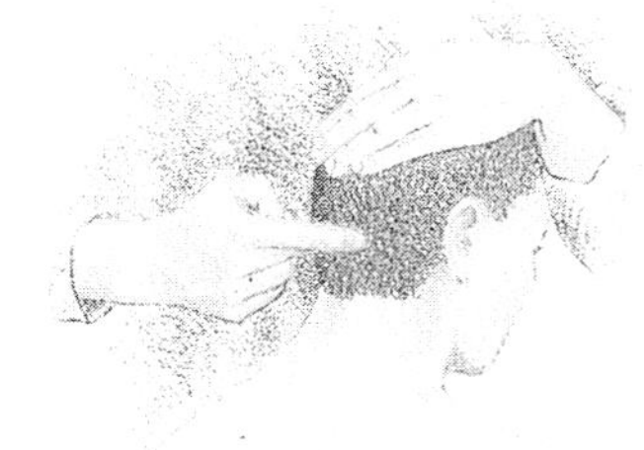

목 부위의 치료
머리 꼭대기 부위를
손으로 감싸고 손가락으로
머리 뒷부분을 지그시
눌러준다.

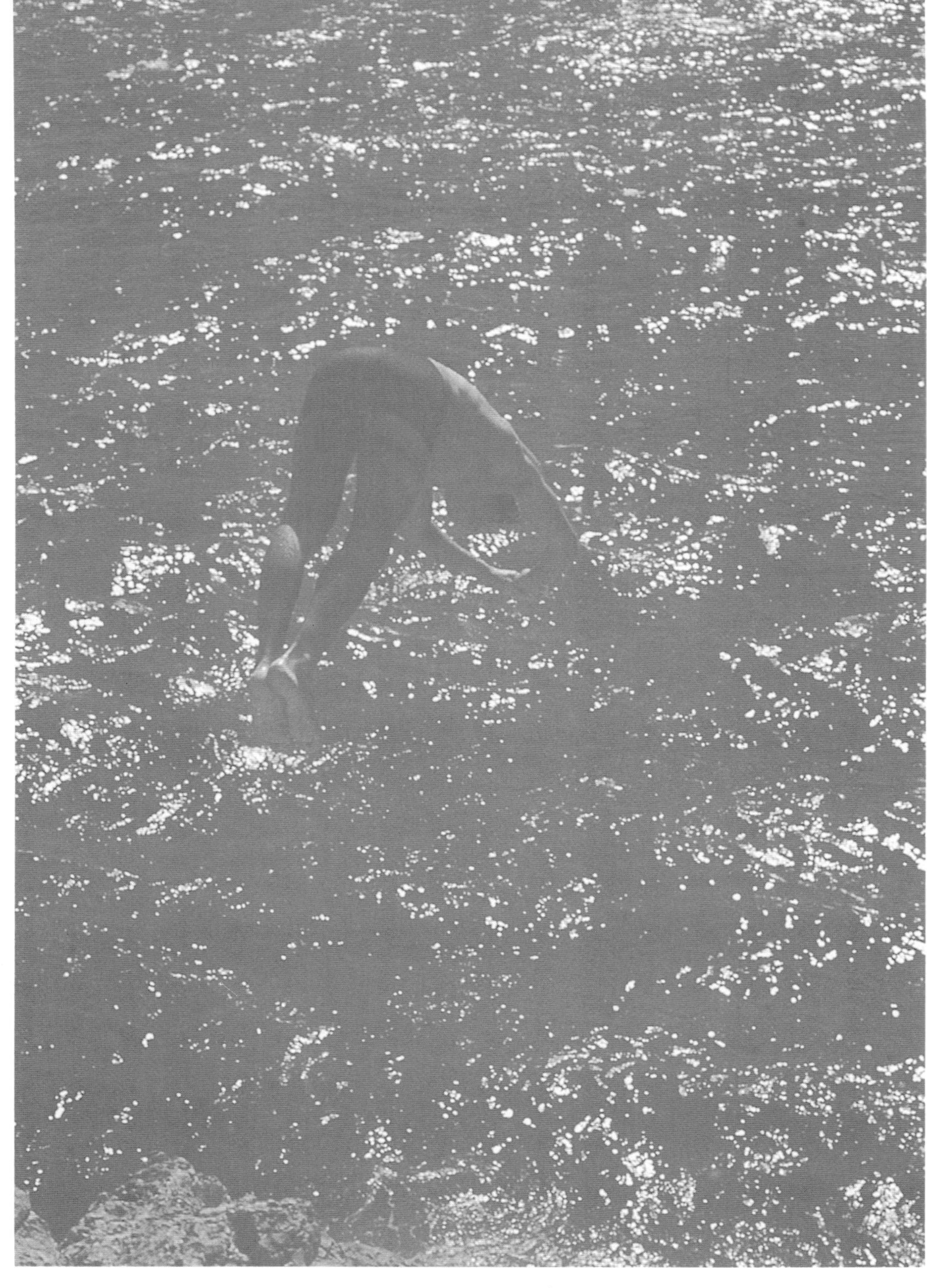

제 4 부

스트레스를 많이 받는 상황들

제 4 부

스트레스를 많이 받는 상황들

15. 스트레스 해결책

아무리 스트레스를 받지 않고 살아가는 사람일지라도 살다 보면 여러 문제에 부딪히게 된다. 위기의 순간들은 예기치 않게 다가온다. 가장 건강한 태도는 인생의 여러 가지 문제들을 정상적인 것으로, 그리고 다양한 도전들을 불가피한 것으로 받아들이는 것이다.

그러나 대부분의 사람들은 이러한 위기들을 그런 식으로 받아들이고 극복해 낼 수 있을 만큼 강하지 못하다. 위기는 다양한 모습으로 그리고 다른 것들과 결합하여 다양한 방식으로 그 모습을 나타낸다. 잠시도 가만히 있지 않고 시도 때도 없이 울어대는 갓난 아이를 돌보아야 하는 스트레스는 산후의 우울증과 겹쳐질 수 있다.

어떤 문제로 인해 생긴 스트레스는 크고 작은 다른 문제와 결합해 가중될 수 있다. 우리가 마주치는 문제들의 원인들은 그 결과만큼이나 예기치 않은 것들이다. 살아가면서 겪어야 할 스트레스의 원인들과 발생할 것 같은 문제들은 미리 각오하고 있는 것이 도움이 된다.

많은 경우에 있어 스트레스를 가져오는 일들은 미처 의식하지 못하는 사이에 나타난다. 아무도 사랑하는 사람의 죽음, 중병, 이혼, 홍수, 화재 같은 사건을 미리 예견할 수는 없다. 우리가 이러한 것에 희생되었을 때 생존을 약속하는 것은 문제에 부딪쳤을 때의 정신적 충격을 극복할 수 있는 방법을 미리 알아두는 것이다.

다음 페이지들의 사건표들은 스트레스를 가져오는 문제들, 인생의 위기들, 그리고 스트레스와 관련된 질병들에 대한 해결책들을 모아놓은 것이다. 그 문제들을 다음의 일반적인 건강 문제, 성적 문제, 감정이나 행위에 있어서의 문제, 인생의 위기들, 주위 환경으로 인한 스트레스, 그리고 직장에서의 스트레스 등으로 분류해 놓았다.

물론 어떠한 문제든지 유일한 해결책이 존재하는 경우는 거의 없다. 스트레스를 받게 되면 해결 가능한 행동을 선택할 만큼의 판단력이 없기 때문에 사태가 더 악화된다.

그러나 자신이 할 수 있는 일이 무엇인가를 알면 그릇된 선택을 방지할 수가 있고, 가장 알맞은 행동방향을 정할 수 있게 될 것이다. 그것이 스트레스를 주는 상황들에 대처할 수 있는 방법들을 도표에서 단기 해결책과 장기전략 두 가지로 제공하고 있는 이유이다.

첫번째 범주에서는 즉각적으로 나타나는 증상이나 스트레스가 생기는 요소의 영향을 줄이려 하였다. 두 번째 범주에서는 근본적인 원인을 제거하기 위한 몇 가지 방법들을 제시하고 있다.

의외의 문제나 위기상황의 해결을 위하여 당신이 할 수 있는 대책을 세워 단기해결책들 속에서 실마리를 풀어나가도록 하라.

만약 문제가 복잡하거나 지속적인 것이라면 그 근본 원인을 찾아내 가능한 방법들을 장기대책들 속에서 찾아보도록 하여라.

이 장은 광범위한 부분을 다루고 있지만 결코 포괄적이지는 않다. 건강, 성 문제, 가정내의 또는 감정상의 문제들 그리고 우리가 살아가면서 만나게 되는 위기상황 들은 다루지 못했다. 그러나 대다수의 사람들이 경험하게 되는 가장 보편적인 것들을 다루고 있으며 인생이라는 힘든 여정에서 당신이 챙겨두어야 할 많은 유용한 연장들을 제공하고 있다.

일반적인 건강문제

문제	단기 해결책	장기 해결책
편두통	방을 어둡게 하고 누워 있거나 검은 안경을 써라. **정확한 치료** : 증세 초기에 약물을 복용하도록 하라. **대안책** : 머리와 목에 마사지를 하라(p. 156~157). 손에 있는 지압점의 부위를 누른다.	초콜릿, 알코올(특히 붉은 포도주), 치즈, 감귤류와 같은 유인 음식들을 자신의 식단에서 점검해 보아라. 여름 국화, 약초를 매일 복용한다. 요가 (p. 131~143), 바이오 피드백 또는 자율신경 통제법(p. 186)을 배우라. 침을 맞든지, 족지압을(p. 159) 이용해 보도록 하라. 월경 주기를 점검하여 편두통이 생기는 것이 월경 기간과 연관되는지를 알아보아라. 긴장이완 법들 (p. 100~101)을 실행해 보도록 한다.
두통	밤에 잠을 푹 자도록 하라. 무엇인가를 먹도록 하라. **정확한 치료** : 편두통의 경우와 마찬가지지만 편두통약은 복용하지 않도록 하라. 자신에게 가장 효과 있는 진통제를 쓰도록 하라. **대안책** : 목과 머리 그리고 양어깨의 긴장을 풀어주는 운동을 하라(p. 102~105)따뜻하고 마른 천 조각 또는 차갑거나 젖은 타월을 얼굴, 머리 또는 목 위에 올려놓아라. 관자놀이 와 머리 피부를(p. 156~157) 마사지하거나 지압을 해보라(p. 164~165).	자신에게 가장 효과 있는 긴장이완법(p.100~111)을 이용하여라.
등의 통증	편안함을 느끼는 자세를 취하고 고통을 가중 시키는 것이라면 모두 피하도록 하라. 다음 중의 하나를 시도해 보도록 하라. 누워서 양무릎을 가슴으로 끌어당기기, 누워서 엉덩이와 허벅지를 좌우로 한 번씩 차례로 비틀기, 거꾸로 매달기(p. 110), 이리저리 움직이기, 등뼈를 쭉 뻗기, 같은 자세로 30분 이상 앉아 있지 말기. 이러한 자세들을 취하기 힘들면 평평한 곳에 가만히 누워 있어라. 뜨거운 물로 목욕을 하면 근육의 긴장을 푸는 데 도움이 될 것이다. 찜질크림을 아픈 부위에 문지르거나 뜨거운 수건을 그곳에 갖다 대도록 하라.	매트리스를 깔거나 그 밑에 널판지를 대도록 하라. 의자를 바꾸도록 하라(p. 81). 무거운 물건을 들어올릴 때는 등을 똑바로 펴도록 하라. 오랜 시간 동안 서 있거나, 허리를 구부리고 있거나, 무거운 물품들을 운반하지 않도록 하라. 두 시간마다 하던 일을 멈추고, 긴장을 풀 수 있는 조용한 시간을 가지도록 하라. **정확한 치료** : X레이 촬영을 해보도록 하라. 담당의사를 찾아가 다리의 약한 부위나 쑤시는 곳, 또는 마비된 곳이 있는지를 알아보아라. **대안책** : 침을 맞아보거나, 알렉산더 기법, 안마기법(p. 186~187)을 시도해 보아라.
위장병	쉬면서 처음 하루 동안은 아무것도 먹지 말도록 하라. 두 번째날에는 달지 않은 묽은 과일 주스를 마시도록 하라. 셋째날에는 평소에 먹	자신의 식습관을 바꾸도록 하라. 기름기는 적게, 섬유질은 많이 섭취하도록 하라(p. 88~91). 자신에게 맞지 않는 음식들은 제외시키

문제	단기 해결책	장기 해결책
	던 자신에게 '맞는' 음식을 먹기 시작하여라.	도록 하라.
건초열 열병	꽃가루가 많이 날리는 날에는 집에 있도록 하라. 태양빛이 밝은 날에는 외출시 검은 안경을 쓰도록 하여라. **정확한 치료** : 항 히스타민제를 사용해 보되 그 결과 생겨날 수 있는 나른함에 유의하도록 하라. **대안책** : 부작용이 없는 동종요법치료를 받아 보도록 하라. 유칼리유, 장뇌유, 박하유 (p. 162) 와 같은 필수 기름들을 흡입하도록 하라.	집과 직장의 중요 공간에 이온화 (전기) 장치를 설치하여라. 겨울철에는 예방주사를 맞도록 하여라. 스트레스를 받게 되면 열병이 악화될 수 있으니 긴장을 풀어주는 운동(p.100~111) , 또는 다른 긴장이완기법들을 시행해 보아라.
알레르기	돌아가면서 사흘에 한 번 정도 중요 식품군을 뺀 식사를 해보라. 일정한 음식들을 다시 먹기 시작했을 때의 반응을 조사해 보아라. 신체의 스트레스 반응을 가중시키는 음식들 — 예를 들면 설탕, 카페인, 소금과 같은 — 은 멀리한다.	이미 알고 있는 오염균들이나 알레르기를 일으키는 물질들은 피하라. 가공처리된 음식물에 있을 법한 첨가물들을 점검해 보아라. 임상생태학자나 알레르기 전문의에게 자극실험을 받고 알레르기의 강도를 줄이기 위해 가능한 치료를 하도록 하여라.
피부병	순한 피부환칼라민 (이극광) 로션이나 화제 크림을 바르도록 하라.	자신이 먹고 있는 음식들에서 알레르기를 일으킬 만한 것이 없는지를 점검해 보아라. 의류들, 장신구들, 화장품, 세면용품들, 시계끈, 브래지어 연결고리 등에 자극화학물질들이 들어 있지 않는가를 점검해 보아라. 만약 스트레스와 관련되어 일어나는 것이라면 최면요법 내지는 바이오피드백을 시도해 보도록 하라.
머리카락이 빠짐 (여성의 경우)	머리를 세게 빗질하거나 손질하지 말라. 머리를 당기거나 잡아끌지 말며 또는 말꼬리처럼 단단히 위로 올려 묶지 말라. 고무밴드, 빽빽한 머리핀이나 빗, 퍼머머리, 그리고 염색 들을 피하도록 하라.	피를 더 잘 순환시키기 위하여 머리 표피를 매일 마사지하여라. 등과 어깨 그리고 머리를 마사지하여라(p. 154~157) . 자신이 먹는 음식물과 스트레스 정도를 점검해 보아라. **주의** : 아기를 가지게 되면 일시적으로 머리가 빠질 수 있다. 열병이나 약을 잘못 복용했을 경우 좀 심할 수가 있다.
누(瘻)질환	집에 통풍이 잘 되도록 하여라. 연소되는 정유 (精油) 나 향초를 사용하여라. **대안책** : 유칼리유를 흡입하여라(p. 162) . 지압을 하여라(p. 164~165) .	이온화 (전기) 장치를 사용하여라. 동물에게서 나오는 점액으로 만들어지는 유제품에 대한 자신의 감도를 점검해 보아라. 알레르기를 일으키는 다른 물질들, 먼지, 동물들 그리고 옷의 섬유 등을 검사해 보아라.
일반 감기	온도 변화가 고른 곳에 머물러 있도록 하라.	계속될 경우 신선한 과일과 야채류를 매일 충

문제	단기 해결책	장기 해결책
	증세가 처음 나타날 때 두 시간마다 12그램의 비타민 C를 먹도록 하라. **대안책** : 포도주를 따뜻하게 해서 마시거나 마늘과 양파 스프를 만들어서 먹어라. 방향요법을 해보라(p. 162).	분히 섭취하고 있는가를 점검해 보아라. 감귤류 과일의 소비를 늘려라. 빈번한 감기는 스트레스와 관련되어 있을 수 있으니 긴장을 풀어주는 운동을 규칙적으로 해보라(p.100~111).
월경 전 긴장	긴장을 풀어주는 운동들을 하여라(p.100~111). 잠을 더 자도록 하라. 사회활동량을 줄여라. 헐렁한 옷을 입어라. 액체류의 섭취량을 줄여라. 카페인 없는 커피나 카밀레꽃을 달인 차를 마신다. **대안책** : 김초근과 같은 천연 신경안정제를 복용하도록 하라.	월경을 시작하기 약 10일 전부터 비타민 B$_6$, 아연 그리고 달맞이꽃유를 특별히 양을 늘려 복용하여라. 이 기간 동안에는 카페인, 설탕, 그리고 소금의 양을 줄여라. 자주 조금씩 먹고 한꺼번에 많이 먹는 것을 피하라. 계속해서 환약을 복용해야 하는지의 여부를 담당의사를 찾아가 물어보도록 하라.
수종	신선하게 갓 딴 과일과 야채주스를 마시도록 하라. 미네랄 워터를 6잔에서 8잔까지 마시도록 하라. **대안책** : 약초로 된 이뇨제를 복용하도록 하라.	내과의사를 찾아가 콩팥의 기능과 전반적인 건강상태를 진찰하도록 하여라. 소금과 양념의 양을 줄이도록 하라. 지금 먹고 있는 한약 복용을 멈추거나 다른 것으로 바꿔보도록 하라.
체중증가	달고 설탕이 든 모든 음식들, 알코올류, 달짝지근한 음료수들, 가공음식들 그리고 기름기 있는 음식의 섭취량을 줄인다. 신선한 과일과 야채류, 그리고 현미처럼 부담이 안 가면서 몸을 정화시켜 주는 식사를 낮 3시에서 7시 사이에 한차례 먹도록 하라.	식습관을 다시 조정하여 건강을 유지할 수 있게끔 지속적인 방안을 세우라. 목표를 설정하라. 일주일에 1~2파운드를 감량하겠다고 마음먹어라. 규칙적인 운동을 시작하여라. 의사를 찾아가 갑상선 기능을 점검해 보고 특히 체중증가 증상이 피곤함과 같이 일어나는가를 알아보라.
생리통	다리를 올려놓은 채 누워 있거나 앉아 있어라. 카페인이 들어 있지 않은 차나 과일주스를 마시도록 하라. 뜨겁게 한 수건 같은 것을 등뼈 밑부분에 올려놓아라. 가벼운 운동을 하여라. 탐폰보다는 위생면을 사용하도록 하라. 옷을 헐렁하게 입으라. 잠을 푹 자도록 한다. **정확한 치료** : 진통제를 먹도록 한다.	침을 맞거나, 최면 또는 다른 긴장이완 기법들을 시도해 보아라. 사전에 미리 계획을 세워 사회활동과 업무일정을 조절하라. 의학검진을 받아 체킹을 한다. IUD를 사용한다면, 다른 피임 방법을 고려해 보라.
화상, 외상, 사고로 생긴 상처	화상의 경우 즉시 덴 부위를 찬물에 집어넣도록 하라. 요구르트, 신 우유, 토마토 또는 식초(모두가 산을 함유하고 있음)를 바르도록 하라.	비타민 E, 비타민 C, 그리고 아연을 특별히 섭취하도록 하며 비타민 E 기름을 상처에 바르면 빨리 낫고 흉터가 남는 위험을 덜어줄 수 있다. 긴장이완 기법들(p. 100~111)을 시행하면 자신을 진정시킬 수 있고 사고를 미연에 예방하는데 도움이 된다.

성적 문제들

문제	단기 해결책	장기 해결책
발기불능	때때로 실패하는 것에 대해 걱정하지 말라. 누구나 그런 경험을 하며, 근심은 문제를 악화시킬 뿐이다. 배우자에게 자신이 가장 좋아하는 방법으로 흥분시켜 주기를 부탁하라. 자신이 가장 좋아하는 섹스 장면을 상상 속에 그려보아라. 일이 진전되지 않으면 억지로 하려고 하지 말고 대신 애정 어린 포옹을 나누며 마음을 가라앉히라.	편안한 기분이 들 때에만 섹스를 나누고, 피곤하거나 술에 심하게 취했을 때는 하지 말도록 하라. 문제가 번번하게 발생하기 시작할 때는 잠시 동안 성교를 가지지 말도록 하라. 자신이 흥분되는 유형의 섹스 유희를 즐기도록 하여라. 자신감이 생기면 다시 시도해 보도록 하라. 이러한 노력에도 불구하고 발기가 전혀 되지 않는다면 담당의사를 찾아가 진찰을 받아보도록 하라.
조기사정	다시 발기가 된다면 다시 한번 시도해 보아라. 너무 빨리 흥분해 버리지 않는다면 더 오래 지속될 것이다. 상대방이 충분히 흥분되었는가를 확인한 뒤 성교를 시작하여라. 자신의 동작을 덜 정력적이고 도발적이게 하라. 상대방이 주도권을 가지도록 하라.	자위행위를 통해 오르가슴에 도달하기 직전의 느낌들을 알아두도록 하라. 가까워졌다고 느끼면 멈추어 가능한 한 오래 오르가슴을 잡아두도록 하여라. 그러고 나서 성교를 하는 동안 오르가슴에 가까이 간 순간마다 멈추어 위와 같이 하도록 하라.
오르가슴 불감증 (여성의 경우)	너무 심하게 애쓰지 말라. 그것에 대해 걱정하지 말도록 하라. 배우자와 함께 그 문제에 대해 의견을 나누어라. 자신이 가장 좋아하는 섹스 장면을 상상 속에 그려보아라. 새로운 것을 시도해 보고, 색다른 자세를 취해 보아라. 흥분감을 더 맛보기 위해서 자신의 몸을 움직여라. 성적으로 확실히 달아올랐을 때, 성교를 시작하도록 하라. 섹스를 하기 전 긴장감을 느낀다면 운동을 하도록 하라.	책이나 잡지를 통해 섹스에 대한 환상적인 상상력을 키워나가라. 골반 부위를 발달시키는 운동을 하여라. 색다른 장소와 시간에 사랑을 해보도록 하라. 충분한 시간과 아무의 방해도 받지 않을 만한 장소에서 자신의 몸 중 어디가 성감대이며 어디가 가장 예민한 부위인가를 알아두어라. 당신의 배우자와 이점에 대해 이야기를 나누라. 피곤함과 스트레스 수준을 점검하여라. 섹스 관련 치료학자를 찾아가도록 하라.
불감증	이 점에 대해 걱정하지 마라. 배우자와 마음을 터놓고 이 점에 대해 이야기를 나누도록 하라. 상상력을 동원하거나 섹스기구의 도움을 받으라. 인내심을 가져라. 만약 어느 한쪽이 섹스를 원하지 않을 시에는 자위를 하도록 하라.	경구 피임약의 사용을 중단하거나 새로운 제품을 사용해 보도록 하라. 피로도와 스트레스 정도를 점검해 보고 적절한 휴식과 오락을 즐기도록 하라. 섹스에 대한 멋진 상상력을 키워나가라. 마음속에 독창적인 모습을 그려보아라(p. 150~151). 인삼, 비타민 B 복합체, 비타민 E를 계속 복용해 보도록 하라. 근본적인 문제점을 찾아내어 그 해결책을 찾아보도록 하라. 휴가를 가져보아라. 호르몬수준을 점검해 보도록 하라.
성교공포증	배우자와 함께 이 점에 대해 이야기를 나눠보	상대방이 질 속으로 들어올 때 꼭 마음이 뒤따

문제	단기 해결책	장기 해결책
	아라. 몸과 마음의 긴장을 풀도록 노력하라. 긴장을 풀어주는 운동들(p. 100~111)을 해보도록 하라. 적당한 음악과 조명, 향기 그리고 복장 등으로 무드를 잡도록 하라. 한두 잔 정도의 포도주를 마시도록 하라. KY젤리를 사용하여라. 충분히 흥분되었을 때 성교를 시작하도록 하라. 새로운 체위와 기법들을 시도해 보아라. 상대방이 들어올 때 자신의 질근육을 약간 앞으로 밀도록 하라.	라야 하는 것은 아님을 알도록 하라. 마음의 방법들이 그렇게 되도록 당신을 도울 것이다. 즉 KY젤리를 사용하여, 처음에는 손가락 하나를 그러고 나서는 두 개를 당신의 질 속으로 집어넣어라. 그 주위의 근육을 죄었다가 다시 넓히도록 하라. 탐폰을 사용하게 되면 자신의 신체에 대한 두려움이 덜어지고 몸을 더 많이 움직이게 된다.
불임증	마음을 편안히 먹고 너무 신경을 곤두세우지 말도록 하라.	정확한 배란일을 계산하여라(월경기로부터 14일 전). 배란일 몇 일 전부터 금욕생활을 한 뒤 바로 배란 전날이나 배란기간 중, 그리고 배란일 다음날 관계를 가지도록 하여라. 전문의를 찾아가 호르몬이나 정자에 대한 검진을 받아보도록 하라. 너무 몸을 혹사시키거나 폭음은 삼가하도록 하라. 처방약에 대한 당신의 반응을 검사해 보아라.
경구피임약 부작용	경구피임약 복용을 막 시작하였다면 일단 두세 달을 시도해 보아라. 그러나 심각한 증상이 발생하면 복용을 멈추어라.	경구피임약 복용을 중단하거나 다른 제품을 사용하여라. 비타민B_6, 아연 그리고 염산을 특별히 섭취하도록 하라.
IUD부작용 (출혈, 경련, 긴장)	의사를 찾아가 빈틈 없는 진찰을 받아보도록 하라. 생리기간이 아닌데도 출혈이 있다면 이 문제는 특히 중대하다.	매달 검사를 하여 IUD가 제자리에 있는지를 확인하여라. 계속 문제가 될 경우 검진을 받아 보거나 빼내도록 하라.
페서리사용 (pessary) 의 문제	사전에 미리 삽입하도록 하라. 절차를 따르도록 하라. 목욕 후 매일 같은 시간에 규칙적으로 페서리를 착용하도록 하라. 항상 성교가 끝난 뒤 6시간 동안 그냥 끼고 있도록 하라.	착용을 올바르게 하고 있는지를 정기적으로 확인해 보아라. 어디 손상된 곳은 없는지의 여부도 꼼꼼히 알아보아라. 적어도 일 년에 한 번씩은 수리하도록 하라.
콘돔의 문제	배우자와 마음을 터놓고 장난스럽게 이 문제에 대해 이야기를 나누어라. 몸을 뒤로 빼는 동안 빠지지 않도록 주의해라.	만약 심각한 문제가 발생할 경우에는 다른 피임법을 쓰도록 하라.

감정과 행동상의 문제점들

문제	단기 해결책	장기 해결책
공포에 떰	공포에 떨 때는 아무리 겁을 집어 먹었을지라도 그것이 당신을 해치지 않을 것이며 곧 지나갈 것임을 기억하라. 자신의 느낌들을 마주하여라. 그것들과 싸우려고 하지 말라. 그렇게 되면 당혹감만 가중시킬 뿐이다. 긴장을 푸는 데 도움이 되는 '멈춤'운동을 하거나 호흡운동 중의 한 가지를 시도해 보아라(p. 127~129). 악몽을 꿨을 경우에는 자리에서 일어나 긴장이완운동들 중 몇 가지를 시험해 보거나 (p. 100~111) 요가를 해보거나(p. 131~143) 또는 배우자와 사랑을 나누어 보아라.	당신이 할 수 있는 한 지금 이 순간에 온 신경을 기울여 미래에 대한 걱정을 쫓아버리도록 하라. 만약 당신의 걱정이 어떤 특정한 스트레스로 인해 야기된 것이라면 이것을 제거하기 위해 당신이 취할 수 있는 조치들을 행하라. 누군가 당신을 이해해 주고 신뢰할 수 있는 사람에게 근심을 불러일으킨 원인에 대해서 털어놓아라. 규칙적으로 운동을 하라. 긴장감이 느껴지기 시작할 때마다 긴장이완기법들(p. 100~111)이나 호흡운동(p. 127~129)을 행하라.
우울증	감정을 있는 그대로 받아들이고 숨기려 하지 말라. 반드시 충분한 수면을 취하도록 하라. 우울증을 일으키는 원인이 무엇인가를 알아내라. 절망적일 때는 가까운 친구나 가족 중의 한 사람 또는 당신을 도와줄 인정 많은 누군가에게 전화를 걸도록 하라. 될 수 있는 만큼 자신의 감정과 느낌을 놓치지 말도록 하라. 혼자 있는 것을 피하라. 친구들을 만나 그들과 자신의 문제점에 대해 이야기를 나누어라. 보다 긍정적인 시각으로 사물들을 바라보도록 하라. 가능하다면 문제를 해결할 수 있는 적극적인 행동을 취하여라. 지금 직면한 문제에만 신경을 쓰고 지나간 일이나 앞으로 닥칠 일에 대해서는 생각하지 말도록 하라.	이 같은 상태가 주기적으로 일어나는지 그리고 월경이 시작되기 몇 일 전과 일치하는지를 알아보아라. 분별력 있게 음식을 섭취하도록 하라. 규칙적으로 활발한 운동을 시작하여라. 증세가 너무 심각하여 잘 수도 식사를 제대로 할 수도 없고 기운도 하나도 없는 것 같으면 의사를 찾아가도록 하라. 우울할 때는 중대한 결정을 내리는 것을 피하도록 하라. 전통 의학의 도움을 받을 수는 있지만 치료에 약이 동원된다.
공포증	공포심을 불러일으킬 만한 원인을 피하라. 간단한 호흡운동(p. 127~129)을 하거나 일반적인 이완법(p. 110~111)을 시행해 보도록 하라. '멈춤' 긴장이완 기법(p. 44~45)을 사용하여라. 심상화기법을 시도해 보아라(p. 150~151).	무엇이든 자신이 두려움을 느끼는 그림들을 보면서 서서히 자신을 진정시켜 나가도록 하라. 그러고 나서 두려움의 근원이 되는 것을 잠시 동안 직시하고 난 뒤에는 오랜 기간 그것을 뚫어져라 바라보아라. 만약 이것이 실패로 끝난다면 전문적인 도움을 구하도록 하라.
피로	피로와 싸우려고 하지 말라. 될 수 있는 한 충분한 수면을 취하도록 하며 매일밤 일찍 잠자리에 들도록 하라. 낮 동안에 규칙적으로 적은 양의 탄수화물 복합체를 섭취하도록 하라.	만약 스트레스로 인해 야기된 것이라면 이것을 감정적으로 억압적인 상태로 받아들여라. 비타민 B 복합체 알약이나 인삼을 복용하도록 하라. 휴가를 가져라. 상상력을 동원하여 마음속에 그림을 그려보아라(p. 150~151). 기호식품들(차 종류나 음료수, 설탕, 소금, 술

문제	단기 해결책	장기 해결책
		등) 을 끊어라. 알레르기 반응검사를 받아보아라.
불안, 초조	월경 전에 일어나는지를 알아보아라. 도로마이트, 페시푸로라 등과 같은 자연산 신경안정제를 복용하여라.	커피, 홍차, 설탕, 소금의 양을 줄여라. 담배를 끊도록 하라. 긴장이완기법들(p. 100~111)이나 자율신경훈련법을 이용해 보도록 하라. 요가(p. 145~151)와 명상(p. 145~151)을 시작하여라. 술을 피하고 가급적이면 교통 체증이 심한 곳에서 차를 운전하지 말아라.
과식	냉장고에 쌓여 있는 모든 살찌는 음식을 내던져버려라. 식사 전에 식욕을 떨어뜨리기 위해 과일, 채소 또는 밀기울 등을 먹도록 하라. 또한 식욕을 떨어뜨리는 단것 (아이스크림, 푸딩, 젤리 등) 이나 껌을 씹도록 하라. 밖에 나가 오랫동안 달리기를 하여라. 냉장고 문에다 경고문을 붙여놓아라. 만약 과식이 따분함 때문에 생겨난다면 할일을 찾도록 하라. 외출을 한다든지 클럽이나 사교단체에 가입한다든지 새로운 취미나 흥미거리를 찾아 시작해 보도록 하라.	자신의 감정상의 상태와 스트레스를 측정해 보라. 건강하고 균형잡힌 식사를 하도록 하라. 규칙적인 운동을 시작하여라. 살빼는 클럽이나 지원모임에 가입하여라. 귀의 지압점을 이용하는 지압을 시도해 보라(p. 165)
외로움	가까운 친구에게 전화를 걸거나 방문하라. 전시장, 콘서트, 또는 거기 모인 사람들끼리 서로 의견을 주고받을 수 있는 야외 모임장소를 찾아가도록 하라. 당신이 마음속으로 생각하고 있는 누군가에게 편지를 써라. 외로운 사람들의 난에 광고를 실어라. 여러 사람이 모여 활발하게 활동할 수 있는 단체에 가입하여라. 만약 새로운 사람들을 만나는 것이 걱정된다면 긴장이완기법들(p. 100~111)을 시행하여라.	당신이 가장 관심을 가지고 있는 분야의 클럽이나 모임에 가입하도록 하라. 같은 아파트나 이웃에 사는 사람을 사귀어라. 야간강좌를 들으러 다녀라. 비슷한 처지에 있는 사람들끼리 모여 모임을 만들어라. 체육관, 테니스클럽, 또는 헬스클럽에 가입하여라. 외국인과 거래하는 업무에 지원하도록 하라. 개나 고양이를 기르도록 하라.
알코올중독	적당량을 설정하라(가령 하루에 맥주 약 1리터나 위스키 4잔). 일주일에 이삼 일은 술을 마시지 말도록 하라. 천천히 마시며 항상 안주와 같이 마시도록 하라. 절대로 혼자 마시지 말며 낮술은 피하도록 하라. 집에서까지 술을 마시지 말라. 친구나 동료들을 맥주집이나 선술집에서 만나지 말라. 남들이 뭐라고 하건, 술잔을 거부하는 것은 결례가 아님을 알라.	당신이 세운 음주량을 지켜나가도록 하라. 이것이 효과가 없다면 지원모임이나 상담센터에 전화를 걸도록 하라. 그룹요법을 시도해 보아라. 스트레스 수준과 업무량을 조절하도록 하라.
흡연	지금 당장 완전히 끊어버려라. 니코틴향이 도	긴장을 풀어주는 운동들(p. 100~111)을 해보

문제	단기 해결책	장기 해결책
	는 껌을 씹거나 약초로 된 담배를 피워보도록 하라,	거나 귀에 침을 놓아보거나, 최면술 또는 혐오요법을 써보도록 하라. 지금까지 당신이 원하는 것을 사고자 모아 두었던 돈을 써버림으로써 자신에게 보상을 하라. 담배를 피우게 되는 장소나 활동들은 피하라. 처음에 체중이 불더라도 걱정하지 말라.
진정제중독	진정제의 양을 서서히 줄여나가도록 하라. 담당의사의 감독하에 이 일을 해나가는 것이 필요하다. 금단증상이나 우울증을 겪을 수도 있기 때문이다. 도로미테와 같은 천연 신경안정제로 대처해 나가도록 하라.	지원하는 모임을 찾아가거나, 최면요법, 자율신경요법, 명상 그리고 침술과 같은 대안책들을 강구해 보아라.
불면	소음이 문제라면 귀마개를 써서 소음을 차단하도록 하라. 천연 신경안정제인 도로미테, 칼슘, 폐시푸도라를 복용하도록 하라. 잠자기 전에 뜨거운 우유류의 음료를 마셔라. 저녁에는 프로테인과 탄수화물이 많이 든 음삭을 먹고, 특히 이 시간에는 커피나 차를 피하도록 하라. 저녁을 평소보다 일찍 먹는다. 주량을 줄이도록 하라. 침실 창문을 열어라. 그래도 여전히 잠들 수 없다면 건강을 푸는 데 도움이 되거나 남아 있는 에너지를 다 써버릴 수 있는 무엇인가를 해보아라. 사랑을 한다든지, 일어나서 집안일을 한다든지, 명상을 하거나 (p. 145~151) 건강을 푸는데 도움이 되는 운동들을 해보아라.	더 좋은 침대나 매트리스를 구입하라. 잠자러 가기 전에 마음을 편안히 가지고 긴장을 풀도록 하라. 너무 피곤해서 잠들지 않을 수 없을 때까지 버티어라. 낮에 낮잠을 잠깐 자두고 밤에는 수면시간을 줄여라. 긴장을 풀어주는 마사지를 하여라.
안절부절못함	마음을 가라앉히기 위해 멈춤긴장이완 운동을 해보아라(p. 44). 긴장을 풀어주는 간단한 운동들을 해보아라(p. 100~111) 또한 위에 있는 잠못이룸 난을 참조하여라.	이 책에 실린 긴장이완기법들 중의 한 가지를 익혀라. 당신이 혼자서 행하는데 가장 좋은 것들은 간단한 운동들(p. 100~111), 요가 (p. 131~143) 그리고 명상이다. 당신이 학자를 찾아가기를 원한다면 자율신경 조절법과 최면요법도 또한 매우 효과적이다. 자신에게 남아도는 에너지가 너무 많다고 느낀다면 매일 활발한 운동을 하여라.

가족문제

문제	단기 해결책	장기 해결책
산후우울증	가능한 한 많은 수면과 휴식을 취하라. 건강하고 균형잡힌 식사를 하라. 비타민 B 복합체를 특별히 섭취하라. 아기를 돌보는 데 배우자나 친지들의 도움을 구하라.	휴가를 가져라. 운동을 시작하여라. 유모를 고용하여 직장에 복귀할 계획을 세우라. 너무 우울하여 삶을 즐길 수도 아기를 돌볼 수도 없을 경우에는 담당의사의 진찰을 받아보도록 하라.
갱년기	밤에 땀이 나는 것을 흡수하기 위해 천연섬유로 된 옷을 입고 침대보를 깔도록 하라. 만약 건조한 것이 문제가 된다면 호르몬 크림을 사용하거나 질 주위를 매끄럽게 하기 위해서 바셀린을 바르도록 하라. 짜증이 난다면 카페인을 삼가도록 하라. 반드시 충분한 수면과 휴식을 취하도록 하라. 얼굴이 확 달아오르거나 흥분이 되는 것을 방지하기 위해 주량을 줄이도록 하라.	의사를 찾아가 호르몬 교체요법에 대해 알아보도록 하라. 만약 낮은 리비도가 문제라면 남성호르몬의 일종인 테스토스테론이 이 요법 중에 포함됨을 알아두라. 헤어스타일, 화장 또는 복장을 바꿔 새로운 이미지를 연출해보라. 도로미테, 칼슘을 복용하면 수면에 도움이 된다.
이혼	실력 있고 우호적인 변호사나 법률가를 확보하도록 하라. 친구들 그리고 가족들과 계속 연락을 취하도록 하라. 자신의 느낌을 있는 그대로 바라보고 표현하도록 하라. 자신의 느낌을 감추려 하거나 사실은 그렇지 않은데 아무렇지도 않은 듯 가장하지 말라. 바쁘게 움직여라. 충분한 수면과 휴식을 취하여라. 주량과 카페인 양을 줄이도록 하라. 담배를 피워라. 진정제 사용을 피하도록 하라(아래에 있는 사별란을 참조하여라).	이혼도 일종의 사별에 속하므로 아래에 있는 사별란의 충고를 따르도록 하라. 외출도 하고 친구들도 만나라. 여행을 떠나라. 새로운 기술을 배우라. 직업을 바꾸어라.
사별	실컷 울어라. 자신의 슬픔을 털어놓아라. 자신의 감정을 인정하고 그것을 표현하도록 하라. 진정제 사용은 피하라. 만약 복용하고 있다면 약 한 달 이상은 즐기지 말라. 중독성이 있으며 나중에 당신의 감정표현 능력을 방해할 것이기 때문이다. 사실은 그렇지 않은데 잘 대처해 나가는 척하지 말라. 도움이 필요하다면 가까운 이를 잃은 사람들을 위한 단체에 연락을 취하여라.	죽은 이를 생각하며 수시로 슬픔에 잠길 앞으로의 2~3년간을 잘 견디어낼 준비를 갖추어라. 이 기간 중에 스트레스와 관련하여 신체상의 병, 통증, 고통이 생겨날 수 있음을 알아두어라. 사람들과의 접촉을 시작하여라. 카운셀러나 치료학자를 찾아가도록 하라. 충분한 수면과 휴식을 취하여라. 건강하고 균형잡힌 식사를 하여라. 스트레스를 막기 위하여 비타민 B 복합체, 아연을 특별히 섭취하도록 하라. 명상(p. 145~151)을 하며 충분한 운동을 하여라.
결혼	모든 것을 신중하게 계획하라. 결혼식 바로	자신이나 배우자가 판별하기를 기대하지 말

문제	단기 해결책	장기 해결책
	전날에 너무 많은 사교모임을 약속해 놓지 말며, 막바지 약속들을 이행할 넉넉한 시간을 마련해 놓아라. 잠을 많이 자도록 하라. 배우자가 될 사람과 가족들과의 논쟁을 피하여라. 결혼식날에 너무 많은 술을 마시지 말라. 이쯤해서는 편두통이나 알레르기를 일으키는 음식들은 피하여라. 결혼식날을 월경 전 긴장일이나 월경기간과 겹치지 않도록 잡아라.	라. 같이 이야기를 나누고 웃어라. 서로간에 공통된 관심사를 찾아라. 어린아이, 종교, 과일, 돈, 그리고 다른 실질적인 일들에 대해 서로간의 견해를 나누어라.
부부싸움	신경을 딴 데로 돌려 마음을 가라앉힌 뒤 자신의 호흡에 집중하라(p. 125~129). 혼자서 조용히 일들을 곰곰이 따져보아라. 유머감각을 발휘하라. 집 밖으로 나가 달리기를 하라. 뾰루퉁해 있지 말고 집 밖의 양지에 나가 앉아 침착하게 자신들이 왜 싸우게 됐는지를 생각해 보아라. 과거의 일까지 들춰내지 말고 지금 당장 싸운 것에 대해서만 문제를 국한시켜라. 마음이 진정되면 둘이 마주 앉아서 조용히 이야기를 쭉 풀어나가라. 화해하고 난 뒤에는 사랑을 나누어라. 단 섹스를 문제해결의 대용품으로 사용하지 말라.	자신의 태도가 과연 옳바른 것이었나를 따져보아라. 습관적으로 자기 자신 또는 상대방에게 책임을 돌리는 일은 하지 말아라. 이후에 마음이 진정되었을 때 문제가 되는 부분에 대해 허심탄회하게 이야기를 나누라. 양보할 것은 양보하고, 후에 가서 찾을 것은 찾아라. 좀더 당당해져라. 그렇다고 공격적으로 되지는 말라.
아이들과의 싸움	가능하기만 하다면 언제든지 정면으로 맞붙는 것을 피하여라. 언쟁이 있을 땐, '아니다'라고 조용하지만 단호하게 말하라. 아이가 잘못했을 땐 사과를 받아내라. 당신이 잘못되었을 땐 당신쪽에서 사과를 하여라. 조용하고 분명하게 설명해 주어라. 감정이 격해져서 서로 고함지르며 싸우지 말라. 자제력을 잃지 말고 문제의 핵심을 놓치지 말라.	가능하다면 문제가 되는 논쟁을 피하여라. 한결같이 지켜야 할 규칙과 규범을 정해놓아라. 더 엄격해져라. 좀더 단호해져라. 누가 먼저 자제력을 잃는가는 시험이다. 정면으로 부딪히기보다는 절충안을 내거나 협상을 하도록 하라.
자꾸 보채는 아이	아기가 따분해하는 것을 막기 위해 당신이 할 수 있는 모든 것을 하라. 아기의 연령에 맞는 장난감을 주라.	아기의 정신을 뺏을 수 있는 것, 무엇인가 가지고 놀거나 지켜볼 것을 주라. 친구들을 더 많이 만들어주라. 새로운 상황에 접할 때는 아기가 접먹지 않았음을 확인하라. 만약 그렇다면 아기가 새로운 것에 익숙해지도록 좀더 많은 시간을 주도록 하라. 먹는 것에 문제가 없는지를 확인하여라. 아기가 배고파할 때는, 원할 때마다 먹이도록 하라. 아기가 음식을 입에 대지 않을 때는 소아과의사에게 진찰을 받아보아라.
아기의 잠버릇	아기가 원할 때마다 먹이도록 하라. 입에 고무	잠자리에 가기 직전에 아기를 깨워 마지막 우

문제	단기 해결책	장기 해결책
	젖꼭지를 물려주라. 기저귀를 갈아주어라. 아기에게 자장가를 불러주거나 요람을 흔들어주어라. 아기를 안전하게 싼 뒤 잠자리에 내려 놓아라. 아기가 충분할 만큼 따뜻한지를 확인하여라.	유 또는 모유를 먹여라. 아기를 당신이 잠자는 방 밖으로 옮겨 당신 자신이 충분한 잠을 잘 수 있도록 하라. 아기의 방은 따뜻하고, 어둡고, 조용하게 하라.
시댁과의 불화	화를 내지 말아라. 다른 친구들을 주말이나 저녁식사 그리고 가족모임들에 초대하라. 집 밖에서 무언가 다 같이 할 수 있는 일을 해보아라. 가족사진이나 비디오 모아둔 것을 다 같이 둘러앉아서 보아라.	배우자와 함께 이 문제에 대해 이야기를 나누라. 남편과 시댁식구들에게 기를 꺾이지 말라. 당당하게 행동하며 자신감을 가지도록 하라. 가장된 역할이나 게임에는 저항하도록 하라. 가족간의 화목을 위해 때로는 양보하기도 하라.
배우자의 부정	문제가 되는 일에 대해 숨기지 말고 터놓고 이야기를 나누어보라. 당신이 진실로 대답을 듣고자 원한다면 단도직입적으로 알고자 하는 바를 물어보아라. 당장 취해야 할 행동을 결정한 뒤 거기에 따라 적절히 행동해 나가라. 자신의 분노와 슬픔을 인정하고 그것을 밖으로 드러내어라. 배우자에게 직접적으로 대놓고 하지 못했을 경우에는 생명 없는 물건에다 화풀이를 하라. 잠시 동안 집을 떠나 친구나 가족 집에 머무르도록 하라.	서로 상대방의 잘못으로 돌리거나 죄책감, 절망감을 피하라. 진정제 복용이나 폭음, 과식을 피하라. 별거를 하거나 새 애인을 구하라. 참고 기다려보라. 대부분의 바람은 6~8개월 후에는 가라앉는다.

대변동

문제	단기 해결책	장기 해결책
이사갈 집 찾기	이사갈 곳을 찾아나서기 전에 자신의 모든 주요 요구사항들을 적어내려가도록 하라. 완성되면 부동산 중개인들에게 그것을 건네주어라. 매일 부동산에 전화를 걸어 그들이 당신의 대리인으로서 일을 잘 해나가고 있는지 확인하여라. 가격에 관해 흔들리지 말라. 당신이 다른 집들을 방문하기에 가장 편리한 시간을 부동산에 이야기해두라. 만약 봐야 할 집이나 토지들이 멀리 떨어져 있거나 각기 다른 지역들에 흩어져 있다면 부동산에 차량을 제공해 줄 것을 부탁하라. 만약 당신 자신이 직접 찾아가거나 약속을 맞출 수가 없을 경우에는 친구에게 대신 가서 봐달라고 하라. 당신이 지금 살고 있는 집을 살 사람이 있는가를 확실히 한 뒤 다른 집을 계약하라.	마지막 순간까지 양도증서를 지니고 있어라. 부동산 양도수속을 저렴한 가격에 신속히 밟아줄 변호사를 찾아라. 계약서를 서로 주고받기 전에는 짐을 꾸리거나 이사갈 어떠한 시도도 하지 말아라. '집이 안 나가 발이 묶임'이라고 하거나 '연기'라고 말하는 것이 자주 마주치는 위험들이다.
이사가기	벽장 하나와 방의 짐을 한꺼번에 꾸리도록 하라. 일을 체계적으로 하라. 버릴 수 있는 것은 내버려라. 이사 당일날의 혼잡을 피하기 위해 할 수 있는 한 미리 준비를 해두어라. 돈을 아껴야 할 필요가 있다면 당신 스스로 모든 짐을 싸라. 시간과 힘을 아끼고자 할 때에는 이삿짐 센터에 연락해 짐을 꾸리게 하라. 충분한 수면과 휴식을 취하여라.	이사간 집에 한꺼번에 짐을 정리하려고 하지 말아라. 짐만 옮기는 데 하루 온종일을 잡아라. 짐을 싸고 푸는 데 가족들과 친구들의 도움을 받아라.
도둑	즉시 경찰에 신고하라. 아무것도 손대지 마라. 술을 한 잔 마시거나 차를 한 잔 마셔라. 자신의 분노와 적개심을 밖으로 드러내어라. 울고, 소리지르라. 없어진 물건들의 목록을 작성하라. 집을 정리하는데 친구들의 도움을 받아라. 열쇠공을 불러 문 열쇠를 다른 것으로 바꾸라. 신용카드회사와 은행에 전화를 걸어 즉시 카드와 통장을 파기시키고 새 구좌를 개설하라. 보험회사에 전화를 걸라.	문과 창문들에 더 안전한 열쇠를 다는 등 집의 안전에 각별한 주의를 기울여라. 외출할 때는 라디오나 전깃불을 켜놓고 나가고 오랫동안 집을 비울 때는 타임스위치를 이용하라. 울타리를 설치하고 정원으로 난 거실의 큰 창문과 문에도 샷시를 설치하여라. 신문을 끊고 친구들에게 우편물을 들여다달라고 하며, 당신의 집을 점검하게 하라. 소지품에 일련번호를 적어두고 자신의 것임을 확실히 해두라. 귀중품을 차 안에 두고 내리지 말라.
강도나 강간	경찰에 신고하라. 병원에 가거나 담당의사를 찾아가라. 강간신고센터나 폭력범죄의 희생자들을 돕는 지원모임에 전화를 걸어라. 고소를 할 예정이라면 유능한 변호사를 구하여라.	호신술을 익히고 작은 경보장치를 구입하라. 어둡고 인적 없는 거리, 시골길 또는 밤 늦게 주차장에 혼자 걸어다니는 것을 피하여라. 주차장이 크거나 지하실에 있을 경우에는 항상

문제	단기 해결책	장기 해결책
괴전화	비용이 문제가 된다면 법적인 도움을 청하라. 당신이 혼자 살 경우에는 친구나 가족을 불러 같이 지내도록 하라. 끊어버려라. 멸시하거나 장난섞인 말로 응수하라. 자주 걸려오거든, 전화국에 전화를 하여 전화들을 감시하도록 요청하라. 전화번호를 바꾸어라. 당신이 여성일 경우에는 남자를 시켜 전화를 받도록 하라. 전화번호부를 뒤져 주소를 알아낼 수 있으니 자동응답기에 전화번호 뿐만 아니라 이름도 녹음시켜 두지 말아라. 당신이 여성일 경우 자동응답기에 남자목소리를 녹음시켜 놓아라. 전화번호부에 없는 전화번호를 신청하라.	조심하도록 하라. 충격에서 벗어나기 위해 치료의사를 찾아가 도움을 구하여라. 당황하지 말라. 대부분의 괴전화들은 예방할 길이 없으나 상대방은 대개 당신이 어디 사는지를 모르고 있다. 계속 걸려올 경우에는 전화번호를 바꾸든지 전화번호부에는 없는 전화번호를 신청하라.
일자리를 못 구함	사회보장을 신청하라. 직업소개소에 문의해 보아라. 임시 고용알선 단체를 찾아가라. 친구들이나 동료들에게 전화를 해 일자리를 알아보아라. 신문을 사 구직난을 읽어보아라. 라디오 방송에 귀를 기울여 자기에게 적합한 일자리가 있는지 알아보아라.	지금 가지고 있는 기술들을 확장시켜라. 새로운 기술들은 익혀라. 국가에서 주관하는 훈련과정에 참가하여 새로운 직업을 가질 수 있는 공부를 하여라. 집에서 할 수 있는 자기 자신의 사업을 시작하여라. 실직자를 돕는 지원모임에 가입하라. 매일의 일상을 계획하라. 축 쳐지거나 나태하지 말고 활발히 움직여라. 아침에 늦잠을 자지 말라. 일자리를 얻을 가능성이 높은 곳으로 이사가는 것을 고려해 보아라.

환경문제

문제	단기 해결책	장기 해결책
소음	방에 또는 가능하다면 일하는 동안에도 귀마개를 착용하도록 하라. 직장에서의 소음을 경영자측에 보고하라. 거리의 소음과 밤에 끊임없이 울려대는 사이렌소리나 경보음 등을 시의회나 경찰에 알리라. 이웃이 시끄럽게 굴 때는 정중히 글로 써서 항의하라. 만약 이것으로 시정되지 않을 때에는 얼굴을 직접 마주하고 고충을 털어놓아라. 만약 한 건물에 세들어 살 경우에는 집주인에게 알릴 뜻을 비춰라. 당신이 집주인일 경우에는 다른 사람들의 요청에 따라 그들을 내보낼 수도 있음을 시사하라. 집에 카펫을 깔고, 아이들과 나머지 식구들에게 TV, 라디오 또는 전축의 볼륨을 낮추게끔 하라. 외부의 미세한 소음을 없애기 위해 귀에 꽂고 다니는 휴대용 카셋트를 이용할 수도 있지만, 볼륨을 너무 높이지 않도록 주의하라─음악소리가 크면 다른 소음 못지 않게 건강을 해칠 수 있다.	소음이 견딜 수 없는 경지에 이르러 짜증이 나고 화가 치밀어오르는 것을 가라 앉히는 데에는 마음을 편히 갖기와 명상하기(p.145 ~.151), 긍정적인 태도가 도움이 된다.
악취	원인을 추적하여 제거하여라. 집안을 자주 환기시켜라. 향초를 태우거나, 방향유를 연소시키든지 방향제를 뿌려라. 히아신스와 같은 향기나는 식물들을 재배하라. 담배재털이를 자주 비우도록 하라. 쓰레기통과 개나 고양이 등 동물의 밥그릇을 매일 비우라. 빨랫감들은 뚜껑을 닫은 용기에 보관하라. 말린 꽃가루 주머니들을 옷 속에 달아놓아라. 냄새나는 음식들은 랩이나 호일 등에 싸두어라. 밀폐용기들을 사용하라. 집에 오는 사람들에게 담배를 피우지 말라고 부탁하라. 혹은 따로 담배 피우는 장소를 만들어라. 효과적인 방취제를 사용하라. 목욕을 자주하라.	공기이온(전리) 장치를 구입하라. 부엌과 욕실에는 환풍기를 사용하라.
조명불량	엷은 색안경을 껴라. 눈에 거슬리는 조명은 끄도록 하라. 빛을 눈에 집중시키지 말고 책상 위에 빛이 오도록 하라.	조명기의 스위치를 조절한다. 빛이 부드럽고 연한 전구를 쓰도록 한다. 밝은 낮에는 색안경을 끼지 말고 밖에 나간다. 창문을 열고 앉아 있는다.
러시아워	가능하다면 운전을 하거나 대중교통 수단을 이용하기보다는 자전거를 타고 다니거나 걸어	러시아워를 피해 스케줄을 잡아라. 지하철의 첫차나 막차를 이용하라. 버스나 지하철에서

문제	단기 해결책	장기 해결책
	다녀라. 버스와 지하철 안에서는 책을 읽고, 미소를 띠고 할 수 있는 한 느긋하게 마음 먹어라. 차를 몰아야만 하는 처지라면 서두르지 말라. 앞 차와의 거리를 충분히 가지면서 양보 운전을 하도록 하라. 그 시간을 생각하고, 쉬는 시간으로 이용하고 자신만의 공간을 즐기라. 차 안에 아이들이 타고 있으면, 창 밖으로 스쳐가는 풍경에 주의를 돌리게 하여 당신의 정신을 빼앗아 운전을 방해하는 일이 없도록 하라. 자동차가 제자리 걸음일 때는 핸드브레이크와 중립기어를 더 많이 사용하여, 발을 쉬게끔 하라. 핸들 쪽으로 몸을 구부리지 말라. 창문을 닫아 바깥의 소음을 차단하고 라디오에서 흘러나오는 감미로운 음악에 귀를 기울여라. 화가 나고 차가 막히는 것에 짜증이 날 때에는 차를 멈추고 밖으로 나와 마음을 가라앉힌 뒤 다시 운전을 시작하라. 호흡운동 (p. 127~129) , '멈춤'운동(p. 44) 또는 지압(p. 164~165) 을 해보아라.	는 금연석을 이용하라. 시간이 더 걸리더라도 붐비지 않는 뒷길을 따라 걸어가라. 점심식사는 간이음식점이나 덜 북적거리는 식당에서 조금 이르거나 늦은 시간에 하라. 이른 아침이나 주중에 장을 보도록 하라. 봄이나 가을에 휴가를 가도록 하라. 7월과 8월에는 휴양지들이 가장 붐비는 때이며, 이때에는 비행기와 다른 모든 교통수단들이 매우 혼잡하기 쉽다. 아침 출근시간에는 충분한 시간여유를 두어, 지각할까봐 겁을 먹거나 안달하는 일이 없도록 하라. 핏대를 올리고 안달복달한다고 목적지에 더 빨리 도달할 수 있는 것은 아니며 단지 건강만 해칠 뿐이다.
비행기 시간의 지연	비행하는 동안이나 후에는 술을 마시지 말라. 일정한 양의 물, 과일, 주스, 녹차 등을 마셔 몸의 탈수를 막아라. 홍차와 커피는 피하는데 이들은 이뇨작용을 하기 때문이다. 헐렁하고 편안한 옷을 입어라. 기내에서는 등받이를 뒤로 하고 누워 잠을 자며, 주위 사람들에게 깨우지 말아달라고 부탁하라. 자지 않고 앉아 있을 때에는 매시간마다 일어나 팔, 다리, 등을 쭉 펴서 근육을 풀어주도록 하라. 도착하면 잠잘 곳을 찾아 자도록 하며, 그곳 시간에 맞춰 식사를 하도록 하라. 잠을 잘 자기 위하여 탄수화물이 풍부한 음식과 프로테인을 섭취하도록 하라. 새로운 시간대에 좀더 쉽게 적응할 수 있도록 요가, 긴장을 풀어주는 운동, 명상들을 행하라.	출발하기 며칠 전 밤부터 매일 밤 잠자리에 드는 시간을 한 시간 앞 또는 뒤로 당기도록 하라. 목적지에 도착할 때쯤에 당신의 신체리듬이 새로운 시간대에 좀더 맞아야 한다. 만약 목적지로의 여행이 다섯 시간대를 넘는 것일 경우에는 4일 동안 하루씩 번갈아 가면서 하루는 실컷 먹고 다음날은 굶는 식이요법을 시행하여 새로운 시간대에 생리적인 '시계'를 미리 조절해 두도록 하라. 첫째날 : 단백질, 탄수화물이 풍부한 음식들로 식사를 하여라. 카페인 음료는 오후 3시와 5시 사이에만 마시도록 하라. 둘째날 : 가능한 대로 굶어라. 가벼운 단백질 음식만 먹어라. 카페인 음료는 오후 3시와 5시 사이에만 마시도록 하라. 셋째날 : 첫째날과 같이 포식하라. 넷째날 : 둘째날과 같이 굶어라. 도착지의 아침식사에 맞춰 비행기 안이든 집안이든 상관 없이 단식을 풀도록 하라.

직장문제

문제	단기 해결책	장기 해결책
강등	즉시 받아들이든지 불평을 털어놓든지 하라. 상사와 같이 그 이유를 명백히 따져보아라.	다른 직업을 찾아보든지 새로운 직책에 최선을 다하든지 하라. 탁월함을 보여 승진을 하도록 하라.
직장에서의 불화	가능하다면 언제든지 정면으로 부딪히는 것은 피하라. 단호하게 행동하지만 적의를 표하지는 말라. 바로 윗 상사에게 문제가 되고 있는 점을 알려라. 문제점들이 어떠한 것들인지를 알리는 정식 항의서를 작성하라. 문제가 되고 있는 사람과 만날 약속을 하여 당신이 보기에는 무엇이 문제인지를 정중하고도 명백히 이야기하라. 상대방의 견해에 귀 기울일 준비를 하는 것도 물론이지만 자신의 처지도 분명하고 솔직하게 털어놓아라.	직장을 그만두어라. 문제가 되는 상대방을 다른 부서로 옮겨가게 하라. 문제가 진짜로 심각하고 다른 사람들이 당신의 결정을 지지할 경우, 그 사람을 떠나가게 하라.
과중한 업무	때로는 '아니오'라는 말도 하여라. 너무 많은 책임량을 떠맡거나 자신을 너무 심하게 몰아붙이지 말아라. 다른 사람에게 위임하든지, 위임할 사람이 없을 경우에는 상사에게 특별 도움을 요청하라. 시간을 좀더 효율적으로 관리하여 한 번에 한 가지 일에만 집중하라. 매 시간마다 5분씩 쉬고 세 시간마다 20분간의 휴식을 취하여라. 집중력을 가장 많이 요하는 일은 당신의 에너지 곡선이 가장 높은 곳을 그릴 때 하도록 하라.	당신의 목표와 기대치를 다시 정하고 경계를 긋도록 하라. 조수나 비서의 도움을 받도록 하라. 일하는 방식을 재정립하라. 충분한 수면을 취하고 여가시간과 휴식을 가져보아라. 명확히 구분을 지어 일정시간과 장소에서는 절대로 일에 손대지 않으며 일과 관계된 사람도 만나지 말라. 이때에는 일과 관계된 생각은 마음에서 몰아내어라. 건강한 식생활을 가져라.
인터뷰	약속시간 전에 적어도 10분간 의식적으로 마음을 가라앉히는 시간을 가지라. 호흡에 집중하고 턱, 목 그리고 어깨근육의 긴장을 풀어주는 운동을 하라. 일이 잘 되어가는 모습을 마음속에 그려보는 심상화기법을 이용하라. 단정하고 깨끗한 복장을 하라. 그러나 평상시에는 입지 않던 옷차림은 하지 말라. 머리스타일과 화장을 매만져라. 그러나 지금까지와는 다르거나 화려한 것은 삼가라. 약속장소로 들어가기 전에 화장실을 들르라.	자율신경조절요법 실기를 공부하고 명상(p. 145~151)과 다른 긴장이완기법들을 행하고, 긴장이 되는 것을 막기 위해 자신이 인터뷰하는 모습들을 그려보아라(p. 150~151) 사람들 앞에서 당당해지는 법을 익히도록 하라.

각종 요법들과 기법들의 용어해설

다음의 용어해설은 약간의 상보적인 요법과 운동들, 그리고 특히
스트레스에 시달리고 스트레스와 관련된 병으로 고통받는
사람들에게 유익한 재융합 기법들에 대한 내용을 간략히 설명하고
있다. 아래의 것들 중 대부분은 자격 있는 치료전문가나
전문지도교사의 방문을 필요로 한다.

침술요법

사람의 기(氣)는 신체의 특정부위들을 통해
흘러다닌다는 원리에 입각한 고대 동양의
의학체계이다. 병이란 어떤 특정부위의 흐름이
불균형 상태이고—어떤 부위에 지나치게 많고
나머지 부위에는 모자라는—침은 신체의
특정부위에 놓음으로써 에너지 흐름을
자극시키거나 또는 진정시킨다. 지압의
경우에는 침을 놓는 자리에 대신 손가락을
눌러 비슷한 효과를 낸다(p. 163~165)

알렉산더 테크닉

몸과 마음의 재교육체계로써 자신을 바라보고
사용하는 새로운 방법을 길러준다. 알렉산더
테크닉의 지도교사들은 학생과 일대일로
대면하여, 이 방법으로 어떻게 해야 몸에
해로움이 되는 긴장들을 제어하는지, 그리고
어떻게 해야 몸과 마음을 좀더 자연스럽게
사용하는 방식으로 할 수 있는가를 가르친다.

자율신경조절요법

자기암시를 통해 신체부위의 긴장을 풀어주는
독특한 원리에 바탕을 둔 마음을 통한
육체조절방법이다. 자율신경조절요법은
수주일에 걸쳐 훈련을 해야 되지만, 일단
익히고 나면 실행하는 데 매일 몇 분밖에
걸리지 않는다. 자율신경조절요법의 매력은
이것을 통해 얻을 수 있는 몸 전체의 깊은
편안함에 있다.

생체자기제어(Biofeedback)

스스로 이완정도를 측정하고, 자신을 제어할
수 있도록 돕는 방법이다. 생체자기제어
측정장비는 매우 정확하게 손가락의 온도변화,
피부저항, 뇌파형태, 그리고 혈압을 측정해
내는데 이것으로 당신이 얼마만큼 긴장해
있는지, 또는 풀려 있는지를 알 수 있다.
생체자기제어 훈련은 측정장비에 의해 제공된
정보에 의지하는데 이것으로 당신이
자발적으로 자신의 반응을 변화시켜 몸과
마음의 편안함을 증진시키도록 해준다.

척추교정요법(Chiropractic)

근육골격 장애와 이와 관련된 문제들을
치료하는 것이 목적인 교정요법이다.
척추교정요법이 사용되는 치료방법은
정골요법(整骨療法)과 비슷한 경향이 있다.
관절문제 뿐만 아니라 두통, 편두통, 천식,
소화장애와 같은 다른 스트레스 관련 질병들
또한 어떤 경우에 있어서는 이 유형의
치료방법이 효과가 있다.

춤요법

건강을 증진시키고 좋은 자세와 정서적
안정감을 얻기 위해 춤과 동작을 이용하는
방법이다. 어떤 치료학자들은 여러 근육운동의
자세와 연결에서 얻어지는 이점들을 강조하고,
일련의 학자들은 억제된 것을 터뜨리고
마음속의 감정을 분출시킬 수 있는 자유롭고
즉흥적인 면을 장려한다.

펠덴크라시스 (Feldenkrasis) 기법

자세와 전반적인 건강상태를 증진시키기 위해 고안된 육체 재교육 방법이다. 이 기법은 자신의 신체상 나쁜 버릇들을 인식하고 그것을 시정하는 것을 돕자는 데 그 목적이 있다. 이것은 두 가지 단계로 이루어진다. 동작을 통한 인식의 단계에서는 많은 사람들이 따라할 수 있는 간단한 운동들이 소개된다. 다음 단계에서는 기능적인 통합이 이루어지는데, 여기에서는 지도자가 훈련생과 일대일로 대면하여 가르친다.

중력요법

육체의 스트레스와 긴장을 풀어주고 자세를 향상시키기 위한 기법이다. 이 방법은 육체에 부담을 주는 요인들 중 많은 부분이 중력에 의해 생겨나며 이것이 자세를 망가뜨린다는 전제하에 이루어진다. 그래서 우리는 이 힘을 오히려 부정적인 중압감을 역전시키는데 사용하려 하는 것이다. 이 기법을 행하는 주요 방법은 단지 거꾸로 매달리는 것이다. 이렇게 하면 정형외과의 수축법과 비슷한 효과를 내며 등뼈와 목에 이상이 있는 사람에게 도움이 된다.

동종요법

'그 병이 그 병을 치료한다'라는 원리에 기초를 둔 의학체계이다. 동종요법 전문가들은 어떤 병의 증상들을, 그 병으로부터 자신을 보호하려는 육체의 자기방어방법의 일부로 본다. 그래서 건강한 사람이 동종요법치료를 받을 때에는 투약한 약이나 주사와 관련된 질병을 앓을 수도 있다. 그러나 병을 앓고 있는 사람에게 투약한 경우에는 그 사람 내부의 생명력을 일깨워 질병과 싸우게 만든다. 동종요법의 지침이 되는 나머지는 약을 희석시키고 휘저어주는 것이 약효를 떨어뜨리기보다 오히려 더 효험 있게 만든다는 것이다.

물요법

물을 치료법에 사용하는 것이다. 물을 마신다거나 또는 뜨거운 물이나 찬물로 목욕하기, 증기목욕과 사우나 등의 방법도 여기에 속한다. 뜨거운 물로 목욕했을 때 몸과 마음이 풀어지고 사우나를 하면 기분이 좋아지는 등의 효과는 이미 잘 알려져 있다. 그리고 등의 통증을 덜어주며 또한 긴장을 풀어주고 마음을 편안하게 하여 스트레스와 관련되어 일어나는 질병을 예방해 줄 수 있다.

최면요법

최면술은 치료를 목적으로 이용하는 것이다. 당신이 최면상태에 있는 동안 치료학자가 당신의 잠재의식에 영향을 끼치는 제안들을 한다. 최면요법은 사람들이 담배를 끊는 것과 같이 하고는 싶지만 할 수 없다고 느끼는 목표를 달성할 수 있게 돕는 데 효과적이다.

자연요법

건강을 증진시키고 장차 앓게 될지도 모를 질병을 예방하기 위해서는 자신의 생활방식을 어떻게 변화시킬 수 있는가를 가르쳐주기 위한 일련의 자연건강 수련법들이 사용된다. 여기에는 물요법, 식이요법 그리고 긴장이완요법들이 포함된다. 자연요법은 육체와 감정상의 균형을 유지하는 것, 그리고 몸 내부의 여러 변화에 주의를 기울이는 것과 관련이 있다.

정골요법

육체의 구조적, 기계적 장애들과 관련이 있는 의학체계이다. 정골요법은 뼈, 근육 그리고 그것을 뒷받침하는 다른 조직들—즉 신체의 골격에 관심을 집중한다. 그것들을 부드럽고 교묘하게 다룸으로써 몸 전체의 기능을 올바르게 돕는다.

옮긴이

심백心伯 박지명朴志明

●

수십 차례 인도와 히말라야를 방문하여
여러 요가 스승들을 만나 가르침을 사사받았다.
현재는 요가와 명상을 강의하면서, 정신과학에 관한 책을 집필·번역하고 있으며,
'히말라야 명상요가센터(Himalayan Meditation Center)'(전화 : 02-725-6884)를 운영 중이다.
역서로는 『히말라야의 성자들』『깊은 지혜의 길을 찾아서』『요가』
『감각 깨우기』『건강 마사지』 등이 있다.

21세기 자연건강시리즈
③ 스트레스 풀기

초판 발행일 · 2001년 5월 15일
저자 · 알릭스 키르스타(Alix Kirsta)
옮긴이 · 박지명
발행인 · 배기순
등록번호 · 제10-221호
등록일 · 1988년 5월 2일
발행처 · 하남출판사
주소 · 서울시 종로구 관훈동 198-16
전화 · 720-3211 팩스 · 720-0312
홈페이지 · www.hnp.co.kr
E-mail · hanamp@chollian.net

ISBN 89-7534-201-8

* 본 저작물의 한국어판 저작권은 에릭양 에이전시를
통한 독점계약으로 하남출판사에 있습니다.

하남출판사는 여러분과 함께 좋은 책 만들기만을 고집합니다
여러분들이 보내주시는 정성 어린 한 장의 엽서는
좋은 책의 기획에서부터 출간까지 소중한 자료로 쓰여집니다

우 편 엽 서

우편요금
수취인 후납 부담

발송 유효기간
2000. 6. 15~2002. 6. 14

광화문 우체국
제2141호

보내는 사람

이름 : ____________________

주소 : ____________________

____

□□□-□□□

받는 사람

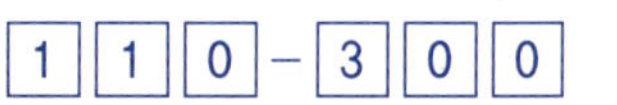
하남출판사

서울시 종로구 관훈동 198-16(남도빌딩 302호)

110-300

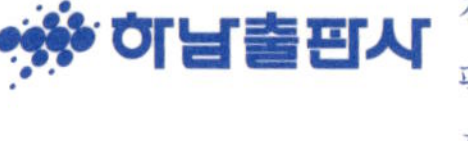 **하남출판사**

전화 : (02)720-3211
팩스 : (02)720-0312
홈페이지 : www.hnp.co.kr / E-메일 : hanam@hnp.co.kr

· 성명 :	· 나이 :	· 성별 :	· 직업 :
· 전화 :		· E-mail :	

《 **구입한 책 이름** ＿＿＿＿＿＿＿＿＿＿＿＿＿＿＿＿＿＿＿＿＿＿

《 **구입동기** ① 서점에서 눈에 띄어서(지역 · 서점명:　　　　　　　　　　）
　　　　　② 주위의 권유로(　　　　　　　　　　　　　　　로부터)
　　　　　③ 신간안내나 광고를 보고(매체명:　　　　　　　　　　）
　　　　　④ 기타(　　　　　　　　　　　　　　　　　　　　　）

《 **책에 대한 평가**(내용 · 제목 · 편집체제 · 표지 등) **및 고쳐졌으면 하는 점**

《 **하남출판사에서 앞으로 출간을 했으면 하는 책**

《 **하남출판사에게 하시고 싶은 말씀**

● 하남출판사에서는 여러분들의 원고를 기다리고 있습니다. 어떠한 장르의 원고라도 소중하게 검토하겠습니다 ●